Flüsterkinder

Mona Michaelsen
Ulla Michaelsen

Flüsterkinder

Dein Mann hat uns missbraucht
Ein Brief an unsere Mutter

Erweiterte Neuausgabe

Schwarzkopf & Schwarzkopf

Die Namen wurden von den Autorinnen geändert.

Inhalt

Vorwort

Liebe Leserin, lieber Leser,

Du hältst nun die erweiterte Neuausgabe meines Buches in Händen. Im März 2010 erschien der Brief an meine Mutter erstmals unter dem Titel *Flüsterkind. Dein Mann hat mich missbraucht. Ein Brief an meine Mutter*. Dieser Brief, der ursprünglich nur für die Augen einer Person gedacht gewesen war, hat seitdem – was ich mir damals nie hätte träumen lassen – viele Tausend Leser gefunden. Da während und nach der Veröffentlichung so viel geschehen ist, haben mein Verlag und ich uns entschlossen, den Brief jetzt als erweiterte Neuausgabe herauszubringen. Hier findest Du nicht nur den Brief an meine Mutter in voller Länge, sondern ich erzähle auch, wie der Brief überhaupt entstanden ist, und lasse Dich an dem Danach teilhaben.

Rund um die Veröffentlichung des Buches gab es sehr viele bewegende Momente. Zum einen war da die Pressearbeit, die anfänglich sehr aufregend für mich war, mich aber auch weiter motiviert und gestärkt hat. Ich bin viele Wochen lang für Interviews durch die Republik gereist und habe mich mit Radio- und Fernsehauftritten auf absolutes Neuland begeben.

Zum anderen waren da auch die vielseitigen Reaktionen der Leser, insbesondere die von anderen Betroffenen. Ich habe sehr rührende, sehr ehrliche und teilweise auch sehr ergreifende Briefe und Mails bekommen. Ich musste dabei einmal mehr erkennen, dass das, was zum Thema Missbrauch an die Öffentlichkeit gelangt, wirklich nur die Spitze eines riesigen Eisberges ist. Diese erweiterte Neuausgabe des *Flüsterkindes* erzählt Dir auch von meiner persönlichen Weiterentwicklung, von meinem inneren Wachstum, von der Kraft und dem Mut, den auch Du als Leser mir gegeben hast.

Und auch ich will in dieser erweiterten Ausgabe noch einmal Mut machen: all den anderen Flüsterkindern, die Mut brauchen für ihren eigenen Befreiungsschlag, für ihr – nennen wir es ruhig so – Coming-out.

Das Schönste, was mir das *Flüsterkind* gebracht hat, war die Versöhnung mit meiner Schwester Ulla, zu der ich über drei Jahre lang keinen Kontakt gehabt hatte. Sie, die dasselbe erleiden musste wie ich, hat auch endlich den Mut gefasst, ihre inneren Barrieren zu überwinden und über den Missbrauch zu sprechen. Ich bin darüber sehr, sehr glücklich! In unzähligen Gesprächen und Telefonaten haben wir seitdem über unsere Vergangenheit geredet. In dieser Ausgabe schildert sie nun auch ihren Blick auf die Dinge und erzählt, wie es ihr heute geht und was sie bewegt. So wurde aus dem *Flüsterkind* nun die *Flüsterkinder*. Und aus dem »Ich« wurde ein »Wir«.

Man kann den Anlass nicht wirklich als »erfreulich« bezeichnen, aber wir freuen uns trotzdem, dass Du, lieber Leser, uns heute wieder begleitest und Anteil an unserer Geschichte nimmst.

Mona Michaelsen und Ulla Michaelsen
im Juni 2011

Zeitreise

1

Irma,
es widerstrebt mir, Dich Irma zu nennen. Es widerstrebt mir aber noch mehr, Dich Mama zu nennen. Irgendeine Anrede muss ich aber benutzen, sonst fühlst Du Dich am Ende gar nicht angesprochen.

Ich weiß, Du wunderst Dich, nach so vielen Jahren von mir zu hören. Egal, wie viel Zeit inzwischen vergangen ist, ich kann mir ganz genau vorstellen, was für ein Gesicht Du jetzt machst. Ich weiß sogar ziemlich genau, was Du gesagt hast, als Du dieses Schreiben in die Hand bekommen hast: »Hmm ... was will die denn von mir?«

Ich sag's Dir, Irma, endlich aufräumen will ich. Mit meiner Vergangenheit.

Ausschlaggebend dafür war ein Radiomoderator. Er hat vor ein paar Tagen die allerscheußlichsten Schmalzlieder aller Zeiten präsentiert. Und auf einem der vorderen Plätze, weißt Du, wer da rangierte? Der gute alte Hein Simons, früher hieß er Heintje.

Heidschi Bumbeidschi.

Während der Zeit, die das Lied dauerte, war ich nicht mehr vierundvierzig Jahre alt, ich war wieder fünf. Ich habe hier in meiner Küche gestanden, habe mich nicht bewegt, habe vielleicht auch nicht geatmet. Ich stand einfach da und machte diese Zeitreise zurück in meine Kindheit.

Spätestens jetzt, schätze ich, weißt Du, auf was ich hinauswill. Diese Zeitreise hat mir mit einem gewaltigen Schlag klargemacht, dass ich mein Trauma, meine Leiden, meine Angst und meine Albträume niemals bewältigen werde, wenn ich nicht endlich, endlich anfange, die Spinnweben der Vergangenheit zu zerreißen. Wenn ich nicht versuche, wenigstens ein klein wenig Ordnung in das Chaos meines Ichs zu bringen, wenn ich nicht endlich den Mut aufbringe, mein von Euch verbogenes Rückgrat zu straffen und mich so aufrecht wie möglich hinzustellen.

Therapien haben nichts gebracht, Verdrängung funktioniert nur zeitweise. Es ist völlig gleichgültig, wie alt ich werde, es wird immer Momente geben, in denen ich mich plötzlich in meiner Kindheit wiederfinde. *Es* wird mich mein ganzes Leben lang begleiten.

Ich werde es nie vergessen.

Und ich werde es nie verzeihen.

Wie könnte ich auch vergessen, was er mir angetan hat?

Wie könnte ich auch verzeihen, dass Du es ihm erlaubt hast?

Sexueller Kindesmissbrauch, Irma.

Lass Dir das auf der Zunge zergehen.

Angst. Verzweiflung. Hilflosigkeit. Scham. Einsamkeit.

Lass diese Worte in feuerroten Buchstaben vor Deinem geistigen Auge erscheinen.

Heute muss man darüber nicht mehr schweigen, um nicht etwa Schande über die Familie zu bringen, um nicht auszusprechen, was nicht ausgesprochen werden darf. Heute gibt es Organisationen, die den Missbrauch bekämpfen, die versuchen, den Opfern zu helfen. Heute gibt es Internetforen, in denen sich die Opfer treffen und sprechen können über das, was sie nie vergessen werden. Und, oh Gott, wir sind so viele!

Menschen wie uns, Kinder wie uns wird es immer geben, aber vielleicht, ganz vielleicht wird sich in Zukunft der ein oder andere pädophile Mistkerl ganz genau überlegen, was er einem Kind antut. Heute werden solche Verbrecher an die Öffentlichkeit gezerrt, heute wird ihre Gier nach Kinderfleisch in den Medien breitgetreten, ihre Fotos werden im Fernsehen gezeigt und im Radio wird vermeldet, dass der Polizei wieder so ein Verbrecher ins Netz gegangen ist.

Die Welt steht auf der Seite der Kinder und das ist richtig so! Heute dürfen Leute wie ich darüber reden. Und mich wird davon nichts abhalten! Ich werde reden und Dir all das erzählen, was Du so detailliert nie hast wissen wollen. Was Du nie, auch nicht in späteren Jahren, hinterfragt hast und was Du abgeblockt hast, wann immer ich die Sprache darauf gebracht habe. Ich werde kein Blatt vor den Mund nehmen und die Dinge beim Namen nennen, und es wird mir nicht leidtun, Dich zu schockieren. Ich werde Dir haarklein all das erzählen, was Dein Mann, mein Stiefvater, mir angetan hat. Ich werde Dich, wenigstens durch meine Erinnerungen, teilhaben lassen an dem Elend, an der Scheiße, an der Kindheit, die keine war. Ich bin vierundvierzig Jahre alt, und ich bin seit fast vierzig Jahren erwachsen. Mein Kindsein war vorbei, als der Missbrauch begann.

Jetzt, ob Du willst oder nicht, wirst Du das alles erfahren. Und Du, Irma, wirst das alles lesen, Wort für Wort, bis zum Ende. Hin und wieder wirst Du sicher in Versuchung geraten, meinen Brief einfach zu zerreißen, besonders, wenn Du Dinge über Dich selbst liest, die Du nur allzu gern vergessen hast und die Dir nicht sonderlich gefallen. Aber ich weiß, es wird bei der Versuchung bleiben. Ich baue auf Deine Neugier.

Du wirst Dich vielleicht fragen, warum Du es bist, die diesen Brief bekommt, und nicht Deine Müllhaufenratte von Mann, denn schließlich war er es ja, der mir das alles angetan hat. Die Antwort ist einfach: *Er* kennt die Details. Ihm muss ich nicht erzählen, was er getan hat. Er weiß es.

Und obwohl Du die Einzelheiten (noch) nicht kennst, bist Du in meinen Augen genauso schlimm wie er! Du hast jahrelang von meinem und dem Elend meiner Schwester gewusst, Du hast immer gewusst, dass alles wahr ist, was ich Dir erzählt habe. Und Du hast nichts unternommen, um dem ein Ende zu setzen und uns zu beschützen.

So, ich schlage vor, Du lässt Dir jetzt von Antje oder von Deiner Enkelin Irma III. eine Schachtel Zigaretten und ein paar Pralinen bringen und machst es Dir bequem, das hier wird nämlich einige Zeit in Anspruch nehmen. Am besten legst Du auch gleich ein paar Deiner Pillen zurecht: die fürs Herz, die für den Blutdruck und wegen der Pralinen auch gleich die für Deinen Blutzucker. Und dann lehne Dich zurück und lies.

2

Heidschi Bumbeidschi hat mich, wie gesagt, ohne jede Vorwarnung in meine Kindheit zurückkatapultiert. Ich war ganz plötzlich wieder in der Wohnküche des Hauses, das die Leute gemeinhin das Armenhaus nannten. Du erinnerst Dich, ein paar Schritte aus der Haustür nach rechts und man stand auf dem Friedhof. Ganz früher hat mir die unmittelbare Nähe all der Gräber nichts ausgemacht, ich war es gewohnt. Später bekam ich Albträume von frisch ausgehobenen Gruben und Leichenzügen.

Aber um ehrlich zu sein, war und ist meine Kindheit ein noch viel schlimmerer Albtraum. Ich hatte gedacht, dass das irgendwann aufhören würde, dass ich aufwachen würde, erwachsen wäre und alles wäre gut. Aber das Einzige, was irgendwann aufhörte, waren die tatsächlichen Übergriffe. Die Angst davor, die Panik, die ständige Unruhe und sogar die Erwartung *Er kommt gleich!* sind mir in meinen Träumen bis heute geblieben.

3

Ich war fünf, als Dein Kretin von Mann anfing, mich zu streicheln. Nicht meine Hand oder meinen Kopf, sondern meinen Rücken, meinen Bauch, dann an den Oberschenkeln und schließlich zwischen den Beinen und unter meiner Unterhose. Er tat das, während Du im selben Raum warst! Sehen konntest Du es nicht. Der Küchentisch, der vor dem Sofa stand, hat das, was seine Hand unter meinem Schlüpfer tat, gut verborgen.

Jeden Abend nach dem Essen musste ich zu ihm auf den Schoß und ihm was erzählen oder vorsingen, während seine Hand stetig von den Knien bis zu meiner Unterhose hinaufwanderte. Kannst Du Dir vorstellen, wie unangenehm mir diese Berührungen waren? Einerseits kamen sie mir nicht richtig vor, ich mochte sie nicht, habe mich geschämt. Andererseits konnte es ja aber nichts Schlimmes sein, denn er tat es, während alle dabei waren. Du warst da, Antje und Klein-Irma, Ulla lag schlafend auf der anderen Seite des Sofas.

Weißt Du noch, was Du gesagt hast, als ich nicht mehr bei ihm, sondern lieber bei Dir sitzen wollte? Warum ich so bockig sei, hast Du gefragt. Und dann gemeint, ich solle lieber froh sein, einen so guten Papa zu haben, der sich so um mich kümmert. Also musste ich weiter auf seinen Schoß und singen, während er an mir herumfingerte. Lange Zeit ging das so: Ich sang, er fummelte.

Jetzt weiß ich natürlich, dass ich spätestens zu dem Zeitpunkt ein Riesengeschrei hätte veranstalten müssen. Vielleicht wäre mir einiges erspart geblieben, hätte ich den Mut gehabt, aufzustehen und zu sagen: »Ich will nicht, dass du deine Hand in meine Unterhose steckst!«

Warum ich es nicht gesagt habe? Nun ja, ich war fünf, ich wusste nicht, was das alles zu bedeuten hatte, und ich hatte gelernt, dass Erwachsene, besonders Mama und Papa, immer recht haben und keine Fehler machen, und erst recht wusste ich, dass Ungehorsam und dumme Fragen bestraft werden.

4

Weißt Du noch, wie es damals bei uns aussah? Ich weiß es noch genau. Das erste Zimmer, der Raum, in dem auch die meisten Übergriffe stattfanden, war Wohnküche, Badestube und Dein und sein Schlafzimmer zugleich. In der linken Ecke stand das Ehebett, rechts neben dem Eingang war eine Badewanne aufgestellt. Unter der Woche wurde darin die Schmutzwäsche aufbewahrt, eine große Sperrholzplatte lag als Abdeckung darüber und an manchen Wochenenden wurde sie mit auf dem Kohleherd erhitztem Wasser gefüllt, damit wir Kinder uns baden konnten. An der Wand gegenüber dem Eingang stand das Sofa, davor ein Küchentisch und ein paar Stühle. Außerdem zwei alte Küchenschränke. In einem hast Du Geschirr aufbewahrt, in dem anderen standen unsere Lebensmittel. Auf dem Tisch und den Schränken standen die Kerzen für die abendliche Beleuchtung, die auf leere Flaschen gesteckt waren.

Strom hat es nicht gegeben und um auf die Toilette zu gehen, musste man in den Hausflur hinaus. Dort gab es einen weiteren Flur, an dessen rechter Wand vier Türen waren, dahinter je eine Toilette. Eine für jede Familie im Haus. Im Erdgeschoss wohnten nur wir, die anderen drei Wohnungen befanden sich im ersten Stock. An der linken Wand des Flurs gab es ein Waschbecken, das einzige im Haus mit fließendem Wasser. Wenn man den Flur ganz hinunterging, kam man an ein Fenster, von dem aus man in den Innenhof schaute. Dort hingen die Wäscheleinen aller Familien. Es war ekelig, dort die Wäsche aufzuhängen oder abzunehmen, weil der ganze Hof mit Hühnerkacke übersät war, und egal, wie sehr man aufpasste, man trat immer in mehrere Haufen.

Hinter der Wohnküche gab es noch zwei Kammern, die durch einen Mauerdurchbruch miteinander verbunden waren, es war also eigentlich nur eine einzige große Kammer. In dieser Kammer gab es zwei Fenster. Das eine war von innen mit Draht festgezurrt, es war so verrottet, dass es sonst einfach aus dem Rahmen gekippt wäre. Das andere Fenster war mehr eine Luke und so weit oben, dass man nur mit Mühe hinaussehen konnte, wenn man sich auf das Bett darunter stellte. Aber so großartig war die Aussicht sowieso nicht: Man blickte direkt auf den Friedhof. Ihr habt uns erzählt, dass die Luke immer zu sein müsse, weil sonst die Geister aus ihren Gräbern steigen und uns holen würden.

Vor jedem dieser beiden Fenster hing eine Stalldecke, die einfach mit großen Nägeln an der Wand befestigt worden war. Die Decken sollten abends der Verdunkelung dienen, sorgten aber auch dafür, dass es tagsüber düster war, weil Du Dir nie die Mühe gemacht hast, sie abzunehmen, um wenigstens hin und wieder ein wenig Tageslicht hereinzulassen.

Muffig war es obendrein. Muffig ist nicht der richtige Ausdruck – es stank. In einer Ecke stand nämlich, Du wirst Dich erinnern, unser Nachteimer, falls wir mal Pipi mussten. Aufstehen durften wir nach dem Zubettgehen auf keinen Fall mehr. Dieser Eimer wurde nicht regelmäßig geleert, es kam durchaus vor, dass er einige Tage lang halbvoll mit Urin und Exkrementen dastand.

Die Tür zur Kammer hatte keine Klinken, sie war nur an der Wohnküchenseite mit einem Riegel versehen, der abends, wenn wir alle im Bett waren, geschlossen und erst am nächsten Vormittag, wenn wir aufstehen durften, wieder geöffnet wurde. Bettzeit hieß bei uns also im wahrsten Sinne des Wortes »Ruhe im Karton«.

Mit diesem Riegel hast Du es ganz schön gut gehabt. Der Alte ging morgens zur Arbeit, wir verhielten uns aufgrund unserer Erziehung still und Du konntest schlafen, solange Du wolltest. Ich habe Opa einige Male fragen hören, warum denn die Kinder zur Mittagszeit noch nicht auf wären. Was hast Du ihm dann eigentlich erzählt? Dass wir so lange schlafen wollten?

Ein richtiges Frühstück gab es bei uns nicht. Nach dem Aufstehen bekam jede von uns ein Marmeladenbrot in die Hand gedrückt und wir wurden zum Spielen nach draußen geschickt.

Die Kammer war jahrelang Schlafgemach für uns vier Schwestern. Ich als die älteste durfte direkt neben der Tür in dem einzigen normalen Bett schlafen, die anderen drei waren verteilt auf eine Art Reisebett und ein altes Ehebett, in dem kein Erwachsener mehr hätte liegen können, es wäre sonst einfach zusammengekracht. Die Kammer konnte nicht beheizt werden, im Winter stand darum die Tür den ganzen Tag offen, damit etwas von der Wärme aus der Wohnküche hineinkam. Das Bettzeug war trotzdem immer klamm und roch unangenehm. Nicht nur wegen der Feuchtigkeit, sondern auch, weil die Decken und Kissen nur sehr selten frisch bezogen wurden.

An den Wänden waren verschiedene Tapeten, die überhaupt nicht zusammenpassten; an mehreren Stellen wellten sie sich oder lösten sich wegen der Feuchtigkeit sogar ganz. Wenn wir aus Langeweile ein wenig daran zupften, fielen nicht nur Papierstücke ab, sondern auch der darunter liegende Putz bröckelte ab.

Unter unseren Betten lag Kleidung – milde Gaben von Nachbarn und der Fürsorge –, die Du dort gelagert hast, bis wir eines Tages hineinpassen sollten. Es kam aber häufig vor, dass die Sachen dann entweder verschimmelt waren oder von ganzen Kolonien von Kellerasseln bevölkert wurden.

5

Die Monate vergingen, aber die Streicheleinheiten blieben, sie waren zur Regelmäßigkeit geworden und es verging kaum ein Tag, an dem ich nicht zu ihm auf den Schoß musste. Bis hierher will ich aber sogar noch glauben, dass Du nichts bemerkt hast. Obwohl ich mich natürlich frage, ob ich nicht ein wenig merkwürdig aus der Wäsche geschaut habe, wenn ich da bei ihm saß. Ich kann gar nicht so recht glauben, dass ich mich absolut normal benommen habe. Hast Du wirklich nie gesehen, wie lieb er mich immer unter dem Schlüpfer gestreichelt hat?

Zu dem Streicheln kam dann bald das samstägliche Baden. Plötzlich entdeckte nämlich Dein Scheißkerl seinen Sinn für Sauberkeit und wir mussten nun jedes Wochenende gebadet werden statt wie bisher nur alle paar Wochen einmal.

Den Job hat er übernommen, wahrscheinlich, um Dich zu entlasten, gutherzig, wie er war. Er hat uns in die Wanne gesteckt und tüchtig geschrubbt, besonders zwischen den Beinen. Meine Scheide schien stets besonders dreckig zu sein, er fuhrwerkte mit seinen Fingern darin herum, als gelte es, mich von hartnäckigem Ungeziefer zu befreien. Dabei hat er mir den Finger mal mehr, mal weniger tief reingesteckt. Das war nicht schön, Irma! Es hat mir wehgetan, ich wollte das nicht! Aber während er es tat, hat er mich mit zu Schlitzen verengten Augen angesehen und ich wusste, ich bin lieber still.

Ich weiß nicht, ob er das mit Antje, Klein-Irma und Ulla auch gemacht hat, ich war froh, wenn ich endlich aus der Wanne durfte und habe nicht mehr so genau hingesehen.

Manchmal denke ich, dass Dir doch einfach aufgefallen sein muss, wie lange er immer an mir herumgewaschen hat, Du warst doch meistens im selben Raum, hast Zeitung gelesen oder das Abendbrot auf den Tisch gestellt. Ich hatte das wirklich starke Gefühl, dass das, was Deine Dreckschleuder da mit mir tat, nicht in Ordnung war. Ich hatte aber auch das Gefühl, dass ich besser schweigen sollte, eben *weil* es etwas Unrechtes sein könnte. Und wenn es unrecht wäre, dann müsste es meine Schuld sein, denn die Erwachsenen tun nichts Unrechtes. Du glaubst gar nicht, wie oft ich mich gefragt habe, was ich wohl falsch mache.

Ich hätte Dir so gern von meinem Kummer erzählt, aber Du selbst hattest mir doch klargemacht, wie froh und glücklich ich sein müsste, einen so guten Papa zu haben. Den anderen hattest Du das nicht extra sagen müssen, die machten keinen Ärger. Vielleicht, so dachte ich auch, würden das alle Papas tun. Vielleicht gehörte das alles so? Du warst doch dabei, wenn er mich angefasst hat, und Du hättest doch sicher nicht zugelassen, dass er etwas Böses mit mir tut? Und wenn es wirklich normal war, dann musste er mich doch von allen Kindern am liebsten mögen, denn weder Antje noch Klein-Irma oder Ulla mussten je zu ihm auf den Schoß.

Ich fing an zu wünschen, er würde mich weniger mögen. Ich fing an zu wünschen, er würde Antje statt mich zu sich auf den Schoß holen und dass sie ihm dann was vorsingen sollte. Als ich wagte, ihm das vorzuschlagen, schrie er mich an, er mache sich doch nicht vor mir Drecksgöre zum Affen, ich könne es auch anders haben, was ich mir denn einbildete, manche Kinder wären froh, so einen Vater zu haben.

Du warst zwar im ersten Moment wegen seiner Lautstärke erschrocken, hast aber dann mit ihm an einem Strang gezogen, hast mich beschimpft als undankbares Gör, frech und aufsässig. Es änderte sich also nichts.

Je mehr er mich wusch, desto schmutziger fühlte ich mich. Ich fragte mich oft, ob es anderen Kindern auch so ging, ob deren Väter auch so waren, ob sie alle wirklich *das* mit ihren Kindern machten und ob die das womöglich schön fanden, und wenn ja, warum war ich dann anders? Warum fand ich es eklig? Warum hatte ich Angst davor? Warum, warum, warum???

Ich hatte tausend Fragen und keine Antworten. Wem hätte ich sie auch stellen sollen?

Absoluter und unbedingter Gehorsam war Dein einziger Anspruch an uns Kinder. Und den haben wir Dir erfüllt, gern sogar. Denn wenn wir nur recht brav waren, dann hast Du auch kein Kopf- oder Magenweh bekommen, dann musstest Du nicht über Rückenschmerzen klagen. An all diesen schlimmen Schmerzen waren ja wir Mädchen schuld, weil Du so viel Arbeit und Ärger mit uns hattest.

Denk mal zurück, Irma, brave Kinder sind wir doch immer gewesen, oder? Wir waren still, wenn wir in die Kammer gesperrt wurden, wir haben nicht gezankt, wir haben leise gesprochen, wenn wir drinnen waren, wir haben allen Befehlen sofort Folge geleistet, wir haben uns nie beklagt, wenn wir wieder einmal sehr früh ins Bett mussten, dafür aber sehr spät aufstehen durften.

Ich als Älteste war immer sehr bemüht, den anderen vorzumachen, wie man dafür sorgt, dass es Dir gut geht, Dich unterstützt, Dich bei Laune hält. Ich konnte schon vor meinem fünften Geburtstag den Abwasch erledigen, ich konnte die Abendbrotwurst wieder so einpacken, dass keine Luft drankam, und den Tisch perfekt von Krümeln und Käserinden reinigen. Als ich sechs war, konnte ich allein den Kaffee für Dich aufbrühen, ich wusste, wie man die Asche aus dem Kohleherd holt und ein neues Feuer anmacht. Ich bin für Dich in den vollgekackten Hof gegangen und habe die Wäsche von der Leine genommen, ich habe für Dich eingekauft und Deine Zigaretten aus dem Automaten gezogen. Ich habe den Piss-Eimer geleert, wann immer Du es verlangt hast, und ich habe Dich bedient, wenn Du vor lauter

Rückenschmerzen nichts anderes tun konntest, als auf dem Sofa zu liegen und Illustrierte zu lesen, Du weißt schon, die mit den ganzen nackten Männern und Frauen, die Ihr immer vor uns versteckt habt.

Pralinen mochtest Du schon damals gern, ich habe sie Dir oft auf den Tisch gelegt, in der Reihenfolge, in der Du sie am liebsten mochtest. Du hast mir dafür dann immer eine Praline geschenkt, manchmal sogar zwei. Sie mussten ja auch immer in einem Rutsch gegessen werden, aus irgendeinem Grund durfte Dein Vollidiot nichts davon wissen. Ich fand es wunderbar verschwörerisch von uns beiden, wenn ich dann, mit dem Schokoladengeschmack noch im Mund, die leere Schachtel ins Feuer gesteckt habe. Zum Dank hast Du mich angelächelt und mir wurde dabei so richtig warm ums Herz. Ich kam mir wichtig vor, weil wir beide ein Geheimnis hatten, von dem niemand außer uns etwas wusste.

Oh, wie gern hätte ich Dir auch von dem anderen Geheimnis erzählt! Ich weiß noch genau, wie ich mich gefühlt habe. Ich dachte: Jetzt erzähl ich es, jetzt erzähl ich meiner Mama, dass ich nicht leiden kann, was er mit mir macht! Ich wollte es Dir so gern erzählen, aber die Angst, dass Du mich dann nie wieder anlächeln würdest, ließ mich die Worte, die mir schon auf der Zunge lagen, wieder hinunterschlucken.

Ich habe mich oft gefragt, ob es irgendwas geändert hätte, wenn ich es Dir da schon erzählt hätte. Ich glaube aber, dass Deine Reaktion die gleiche gewesen wäre wie zu dem Zeitpunkt, als ich es Dir tatsächlich gesagt habe.

Aber dazu später.

6

Kurz vor meiner Einschulung kam ein Mann zu uns. Du hattest mir gesagt, dass er kommen würde, auch, was ich ihm erzählen sollte. An dem Vormittag hast Du mich sehr zeitig aus der

Kammer geholt, damit ich Dir beim Saubermachen helfen konnte. Du hast gesagt, es sei wichtig, dass für diesen Besuch alles sauber und ordentlich sei, es sei ein wichtiger Besuch für Dich und erst recht für mich, denn der Mann wollte sehen, ob er mir erlauben könne, mit Nachnamen so zu heißen wie Du und Papa und alle meine Schwestern.

Ich hatte Dich schon früher gefragt, warum ich Jahnke heiße wie Oma und Opa, und nicht Pagel wie Du, Dein Dreckskerl und meine Schwestern. Deine Antwort, dass das eben so sei, war wenig aufschlussreich, und auch Oma und Opa waren nicht sehr auskunftsfreudig. Ich sollte also sagen, dass ich unbedingt auch Pagel heißen wolle, genau wie alle anderen. Dass ich schon ganz traurig sei, weil ich nicht so heiße, und ich aber wolle, dass wir endlich eine richtige Familie sein könnten. Wenn ich das nicht täte, könnte es sein, dass ich ins Kinderheim käme und Dich nie wiedersehen würde.

So richtig erklären konnte ich mir das nicht, trotzdem war ich aufgeregt, weil ich einen wichtigen Auftrag hatte und um Himmels willen nichts Falsches sagen durfte. Du hast meine Schwestern und mich eigenhändig gewaschen, gekämmt und in unsere guten Kleider gesteckt. Die anderen wurden angewiesen, nur zu reden, wenn sie etwas gefragt wurden. Sie saßen wie die Orgelpfeifen in ihren guten Sachen auf dem Sofa und gaben keinen Mucks von sich.

Als der Mann erschien, war ich mächtig beeindruckt: Er trug eine dicke Aktentasche, einen Anzug und eine golden glänzende Uhr. Er roch sehr vornehm, und so blanke Schuhe hatte ich mein Lebtag noch nicht gesehen. Er gab uns allen die Hand und begann dann eine Unterhaltung, indem er meine Schultüte lobte, die für meine Einschulung bereit auf einem der Küchenschränke lag. Ob ich mich denn auf die Schule freue, wollte er wissen, und ob Mama und Papa und meine Schwestern mit mir gemeinsam zur Einschulung gehen würden. Ob ich vielleicht sogar schon meinen Namen schreiben könne. Ich platzte fast vor Stolz, als ich sein Staunen sah über Deine Aussage, ich könne sogar schon richtig lesen. Der Stolz verwandelte sich aber schnell in Panik, denn jetzt fing er an mich auszufragen. Ob ich denn meine Mama und meinen Papa lieb hätte? Ob Mama und besonders Papa denn auch lieb zu mir seien, ob ich gern wolle, dass alles so bliebe, wie es jetzt war?

Kannst Du Dir auch nur annähernd vorstellen, was diese Fragen in mir bewirkt haben? Ich dachte ernsthaft, er wüsste, was mit mir los war. Ich dachte, gleich bekomme ich Ärger. Und nein, ich wollte natürlich nicht, dass alles so blieb, wie es war. Sollte ich ihm jetzt erzählen, *wie* lieb Papa tatsächlich immer zu mir war?

Jetzt weißt Du also, warum ich damals so »verstockt« war und gar nicht recht etwas sagen konnte. Der Mann wiederholte seine Fragen und Du hast mich mit dem Finger in den Rücken gepikst.

Ja, hab ich gesagt.

Ja, mein Papa hat mich lieb und ich will, dass alles so bleibt, wie es jetzt ist.

Damit war ich entlassen, ich musste mit den Kleinen nach draußen und kurz darauf verließ der Mann unsere Wohnung.

Wir mussten unsere guten Sachen wieder ausziehen und ich bekam nun wirklich Ärger, weil Du der Ansicht warst, ich hätte mich wie eine Bekloppte angestellt, wie ich da vor dem Mann stand und Maul und Augen aufgerissen habe. Dabei hätte ich doch gewusst, was er wollte und um was es ging.

Einen Dreck habe ich gewusst, Irma! Ich hatte nicht gewusst, dass Dein Klaps-Kalli nicht mein Vater ist. Ich hatte nicht die leiseste Ahnung, dass es hier um eine Adoption ging, geschweige denn, was eine Adoption überhaupt war.

Du hast mich eine Mistgöre genannt, zu blöd zum Scheißen, und wenn es jetzt Probleme gäbe, dann wüssten wir ja, wessen Schuld das wäre. Wenigstens hast Du nicht auch noch Deinem Penner erzählt, dass ich zu blöd zum Scheißen war, so blieb mir ein weiteres Donnerwetter erspart.

7

Am Tag meiner Einschulung wurde meine aufgeregte Vorfreude gedämpft, weil Dir nicht wohl war und Du nicht mit in die Kirche gehen konntest. Opa schien das irgendwie gewusst zu haben, er kam, angetan mit seinem braunen Anzug und sogar einem Schlips, um mit mir zusammen meinen Einschulungsgottesdienst zu feiern. An Opas Hand, ausgerüstet mit Ranzen und Schultüte und mit richtig sauberen Fingernägeln, war ich einen Vormittag lang ein fast normales Kind. Die vielen Leute in der Kirche, all die Kinder mit ihren schönen Sachen, der Klassenraum, der mit Blumen geschmückt war – es war alles neu und sauber und schön.

Opa war die ganze Zeit bei mir, hat mir gesagt, was für ein großes Mädchen ich jetzt sei, wie schön meine Schultüte sei, viel schöner als die der anderen Kinder, und wie er sich freue, dass ich jetzt ordentlich was lernen könne. Und wenn ich das auch immer recht brav täte, dann könnte ich mal Verkäuferin werden oder sogar Krankenschwester.

Auf dem Weg nach Hause kaufte er mir erst ein Eis, dann eine große Schachtel mit Wachsmalstiften und zum Schluss schenkte er mir zwei Mark. Hui, war das viel Geld! So viel hatte ich noch nie besessen, und Opa erklärte mir, dass ich das Geld ganz unten in meiner Schultasche aufbewahren solle. »Und sag man Mama nichts davon!«, fügte er abschließend hinzu.

Du hast Dich nicht so sehr mit mir gefreut, hast mir auch nicht erzählt, was ich mal werden könnte. Du hast mir nur gesagt, was ich jetzt sofort tun könnte, nämlich die Wäsche von der Leine nehmen.

Ich wundere mich manchmal, ob Du damals schon so abgestumpft, gleichgültig und auch gefühlskalt warst, wie ich Dich aus späteren Jahren in Erinnerung habe.

8

Ein paar Wochen später hieß es: Mama kriegt ein Baby. Du hast es uns erst gesagt, als Dein Bauch schon kugelrund war. Wir Mädchen hatten uns nur gewundert, was Du wohl gegessen hattest, um so dick zu werden. Was wussten wir auch schon vom Kinderkriegen, so was war bei uns kein Thema. Über Sexualität wurde nicht gesprochen und wir fragten auch nichts. Zwar hätte ich das eine oder andere gern gewusst, aber meine »gute Erziehung« ließ mich Fragen vermeiden.

Ich wunderte mich zum Beispiel oft, was das wohl für Dinger waren, die ich manchmal für Dich kaufen musste. Camelia hießen die, und viel mehr stand auf der Packung auch nicht drauf, jedenfalls nichts, was ich verstanden hätte. Einmal fragte ich die Verkäuferin, was das sei, aber sie meinte, das müsse mir meine Mutti schon selbst erklären. Ich hatte gesehen, dass Du Dir manchmal eins von diesen langen, weißen, weichen Dingern in die Unterhose gestopft hast, was das aber da zu suchen hatte, blieb mir ein Rätsel.

Manchmal stand auch neben der Badewanne eine Schüssel, in der Stücke von alten Bettlaken waren. Sie waren offensichtlich blutig, denn das Wasser war mal mehr, mal weniger rot. Auf meine erschrockene Frage, was das denn sei, kam aber nur ein ruppiges »Nichts!«.

Diese Schüsseln standen auch Jahre später noch neben der Wanne oder in der neuen Wohnung unter dem Waschbecken. Wenn Du Deine Periode hattest, hast Du Dir in geldknappen Zeiten Stücke von Bettlaken oder Handtüchern in die Hose gesteckt. Wenn sie vollgesogen waren, wurden sie eingeweicht und ausgewaschen.

Rätselhaft war auch, dass Du ins Krankenhaus musstest, um ausgerechnet von dort unser neues Geschwisterkind zu holen. Als Du in die Klinik kamst, waren wir Mädchen aufgeregt. Direkt gefreut haben wir uns wohl nicht, aber es war eine spannende

Angelegenheit. Wir stöberten vorsichtig durch die Sachen, die in den letzten Tagen zusammengekommen waren: Babycreme und Öl und duftige bunte Strampelhosen.

Die ersten zwei, drei Tage, nachdem Du ins Krankenhaus gekommen warst, waren wir meist uns selbst überlassen. Der Drecksack war die meiste Zeit bei Dir und nur zum Essen gingen wir nach oben zu den Großeltern. Die einzige Information, die er uns zukommen ließ, lautete: »Ihr habt'n Bruder.«

An einem Abend wurden wir sehr früh von ihm ins Bett geschickt. Wir mutmaßten, dass er jetzt sicher Dich und das neue Baby aus dem Krankenhaus abholen ging, und über verschiedene Namensvorschläge für das Geschwisterchen schliefen wir ein.

Ich wachte wieder auf, als ich spürte, dass jemand an meinem Bett war. Ich dachte erst, dass eine der Kleinen nicht schlafen konnte oder mal musste und dabei meine Hilfe brauchte. Ich setzte mich auf und fühlte im selben Moment, wie sich eine Hand über meinen Mund legte. Ich hatte entsetzliche Angst, weil ich dachte, es wäre ein Räuber oder ein »Kinderklauer«. Dann aber seine Stimme, halb flüsternd, halb zischend: »Halt's Maul, ich bin das nur, leg dich wieder hin!«

Ich musste mich mit dem Gesicht zur Wand drehen, merkte, wie er hinter mir ins Bett kroch. Meine Gedanken wirbelten in meinem Kopf herum. Angst hatte ich, ja, natürlich hatte ich Angst. Gleichzeitig die Gewissheit, dass Du doch noch nicht zu Hause warst, und die Ahnung, dass nun etwas geschehen würde, das ganz sicher nicht in Ordnung war.

Schon fing er an, mich unter dem Nachthemd zu befummeln, sein Atem roch nach Zigaretten und Bier. Er keuchte. Seine Finger taten mir weh und ich fing an zu weinen.

»Halt bloß die Fresse, sonst mach ich dich kalt!«

Mein Jammern kümmerte ihn nicht, er schob seinen Finger in meiner Scheide hin und her und befahl mir flüsternd, ihm zu sagen, wie schön mich das kitzelte. Weil ich das nicht tun wollte, legte er seine Hand um meinen Hals und drohte wieder, mich kaltzumachen. Ich wusste nicht genau, was »kaltmachen« bedeutete, stellte es mir dem Klang seiner Stimme nach aber nicht sehr angenehm vor.

Er rieb seinen Unterleib an meinem Hintern, presste seinen Finger fest in meine Scheidenspalte und atmete dabei so heftig, dass mir seine Spucketropfen ins Ohr und auf den Hals fielen. Es dauerte sicher nicht viel länger als vielleicht zehn Minuten, aber mir kam es vor, als hätte er mich stundenlang mit seinen dreckigen Pfoten gequält. Als er genug hatte, ließ er von mir ab und ich konnte hören, wie er sich etwas anzog. Er beugte sich noch einmal über mich, um mir zuzuraunen, dass etwas Fürchterliches passieren würde, wenn ich nicht meine Fresse hielte. Dann war er verschwunden. Ich hörte den Riegel zuschnappen und war mir selbst überlassen.

Antje, die im Bett gegenüber lag, schlief tief und fest, die anderen Mädchen ebenso. Aber selbst, wenn eine von ihnen aufgewacht wäre, was hätten sie tun sollen? Es war viel zu dunkel, um etwas zu sehen, und außerdem hätte er schon zu verhindern gewusst, dass jemand etwas mitbekam.

Während Du also im Krankenhaus warst, um ein weiteres seiner Kinder in die Welt zu setzen, rieb Dein ehrenwerter Mann seinen Drecksschwanz an Deiner ältesten Tochter, die zu diesem Zeitpunkt sechs Jahre alt war. Er befriedigte sich an Deinem kleinen Mädchen und drohte ihr die übelsten Dinge an.

Mir rannen Tränen über das Gesicht und ich weiß noch, dass ich mich darüber wunderte, denn eigentlich weinte ich gar nicht. Es waren Tränen ohne Traurigsein. Ich konnte meine Arme und Beine nicht ruhig halten, mir schlugen die Zähne aufeinander und ich biss mir auf die Zunge, weil ich so sehr zitterte. Meine Scheide tat mir weh und meine Augen brannten. Einschlafen konnte ich nicht mehr, aus Angst, er käme noch einmal zurück.

Als es endlich hell war, wurde der Riegel zurückgeschoben und er kam, um mir zu sagen, dass ich aufstehen solle. Ich drückte mich an ihm vorbei durch den Türspalt, darauf bedacht, ihn ja nicht zu berühren. Dann stand ich in der Wohnküche, wusste nicht, was tun oder wohin mit meinem Blick. Ich stand da und musste mich von ihm anstarren lassen.

Wenn ich den »bösen Blick« einer Märchenhexe beschreiben sollte, würde ich seine Augen beschreiben. Schlitze, die bösartig glitzernd an mir hingen, die Augäpfel mehr rot als weiß, und so voller Hass, dass ich mich fragte, was ich bloß verbrochen hatte.

Als ich es endlich schaffte, meine Augen von ihm zu wenden, fiel mein Blick auf die Badewanne und nun blieb mir wirklich die Spucke weg: Da war ja Wasser drin. Für wen, blieb nicht lange unklar. Er befahl mir, mich auszuziehen und in die Wanne zu steigen. Nie wieder in meinem Leben habe ich mich so nackt, so schutzlos und so peinlich berührt gefühlt wie bei diesem Bad. Das Wasser war kalt, natürlich, aber es hätte für mich wohl auch keine Bedeutung gehabt, wäre es kochend heiß gewesen.

Er instruierte mich, viel Seife zu benutzen und mit dem Seifenstück in meiner Scheidenspalte hin und her zu fahren, ebenso in der Poritze. Als es ihm nicht schnell genug ging, packte er mich am Arm, hieß mich breitbeinig hinstellen und rubbelte mit der Seife an meinem Unterleib herum. Als ich anfing zu weinen, schlug er mir die Seife an den Kopf und meinte, er würde mich elendes Dreckstück ersäufen, wenn ich nicht endlich meine verfluchte Fresse hielte.

Mitten in meinem Schluchzen und seinem Fluchen ging die Tür auf und Oma stand vor uns. Sie staunte nicht schlecht, als sie mich mitten in der Woche, noch dazu am frühen Morgen in der Badewanne stehen sah.

Ob Dein Mistschwein in dem Moment Angst hatte – ich weiß es nicht. Wenn, dann hat er es sehr gut überspielt. Er erzählte Oma, dass ich Schwein ins Bett gepisst hätte, und er nun sehen könne, wie die Sauerei wieder in Ordnung käme. Oma sah mich halb strafend, halb mitleidig an, legte einen Stapel Stoffwindeln auf das Bett und war wieder verschwunden. Er zerrte mich aus der

Wanne, warf mir ein Handtuch aus dem Schmutzwäschehaufen hin und steckte sich eine Zigarette an.

»Wenn du auch nur ein Wort sagst, mach ich dich alle! Ich steck dir den Pimmel in dein Drecksloch und reiß dich auseinander! Ich bring euch alle um! Du wirst Mama nachher erzählen, dass du geträumt und dabei ins Bett gepisst hast!«

Er drückte die Kippe aus, verschwand in unserer Kammer und kam kurz darauf mit unserem Eimer zurück.

»Sauber machen!«

Als ich das erledigt hatte, sperrte er mich wieder in die Kammer und ich hörte, wie er die Wohnung verließ. Offensichtlich brauchte ich an diesem Morgen nicht in die Schule, aber das war mir ganz recht so, ich hätte mich ohnehin nicht konzentrieren können. Antje, Irma und Ulla schliefen noch und auch ich wollte mich wieder in mein Bett verkriechen. Das ging aber nicht. Unter der Bettdecke kam ein großer, nasser, stinkender Fleck zum Vorschein. Das Schwein hatte etwas von dem Urin aus dem Eimer in mein Bett geschüttet.

9

Du bist aus dem Krankenhaus gekommen und hast Dich zur Erholung gleich wieder ins Bett gelegt. Wir durften uns alle um Dich herum versammeln, um den kleinen Paul zu bestaunen, wie er da rosig und mümmelnd und nagelneu neben Dir im Bett lag.

»Na, und du, Mona, was sagst du denn zu deinem Bruder?«

»Schön.«

Nicht mal gewundert hast Du Dich über meine Wortkargheit, hast sogar noch gelacht, als er meinte, ich sei einfach nur eifersüchtig, dass ich nun erst einmal nicht mehr im Mittelpunkt stehen würde. Gott, wenn's nach mir gegangen wäre, hätte ich gern Mäuschen gespielt und dem ganzen »Familientreiben« aus sicherer Entfernung von meinem Mauseloch aus zugesehen. Es lag mir ganz sicher nichts daran, im Mittelpunkt zu stehen.

Ich stand vor Deinem Bett und war felsenfest davon überzeugt, dass Du es mir ansehen würdest. Du musstest doch einfach sehen, dass etwas geschehen war. Ich habe mich nicht gefragt, ob er vielleicht auch dachte, dass man es ihm ansehen könnte, es ging allein um mich, um meine Schuld. Mein Körper fühlte sich heiß und taub an, so als hätte ich mich in einem Riesenhaufen Brennnesseln gewälzt, und ich hatte Schwierigkeiten, mich auf den schlafenden Paul zu konzentrieren.

Er schlief ungefähr die ersten drei Monate bei Dir, aber dann übersiedelte auch er zu uns anderen in die Kammer. Der Kinderwagen wurde neben mein Bett gestellt und ich hatte den Auftrag, ihn zu schaukeln, wenn er anfing zu weinen.

Ich hatte nun schon wochenlang Ruhe vor Deinem Schwein von Mann gehabt, es gab zwar immer noch die samstäglichen Bäder, aber auch die waren seltener geworden. Ich war immer noch auf der Hut, schöpfte aber tatsächlich neue Hoffnung, dass er mich nicht mehr mögen und infolge dessen auch nicht mehr anfassen würde.

Zu kämpfen hatte ich jetzt allerdings mit Paulchen. Mein sanftes Schaukeln konnte ihn nur selten dazu bewegen, Ruhe zu geben und die Nacht durchzuschlafen. Ich verstärkte meine Bemühungen, schuckelte und ruckelte den Kinderwagen, und wenn Paulchen still war, dann lag es sicher nur daran, dass der Schreck ihm die Stimme verschlug. Der arme Junge muss ständig Gefahr gelaufen sein, ein Schleudertrauma zu erleiden. Die Federung des Wagens quietschte wie verrückt und das Ende vom Lied war oft, dass nicht nur Paul und ich keinen Schlaf fanden, sondern auch Antje, Irma und Ulla hellwach in ihren Betten lagen, Hunger bekamen, ihre Decken aus dem Bett fallen ließen oder meine Hilfe beim Auf-den-Eimer-Gehen brauchten.

Manche Nächte waren schlimm, andere waren schlimmer: Paul wimmerte, Irma übergab sich auf ihr Kopfkissen und Ulla musste dringend Kacka. Es war ziemlich schwierig, im Dunkeln alles zu koordinieren. Der Kinderwagen musste in Bewegung gehalten werden, damit aus dem Wimmern kein lautstarkes Geschrei wurde, Ulla musste auf den Eimer gebracht werden. Irma stand irgendwo im Raum und weigerte sich genauso wie Antje, sich wieder hinzulegen, weil es in dem Doppelbett nun nass und stinkig und vollgekotzt war. Ulla wollte nach erledigtem Geschäft endlich wieder von dem Eimer herunter und für mich tauchte noch ein neues Problem auf: womit ihr den Hintern abputzen? Toilettenpapier gab es nicht in der Kammer. Es war uns nur in Notfällen gestattet, nachts mal »groß« zu müssen. Wenn wir vor dem Zubettgehen noch mal aufs Klo gehen würden, müssten wir nachts auch nicht scheißen, hattet Ihr uns gesagt. Mein Tasten in der Dunkelheit war aber von Erfolg gekrönt, ich fand ein Buch – dünnes Papier zum Glück, und wenigstens Ulla konnte zurück in ihr Bett. Na ja, Irma, und jetzt weißt Du auch, warum Deine Hochzeitsbibel so zerfleddert war. Sie musste herhalten für die Kinderärsche, um die Du Dich nicht gekümmert hast.

Paul waren unsere Probleme völlig egal, er stimmte ein nicht mehr zu überschaukelndes Geschrei an, er hatte Hunger und wollte trotz der unpassenden Tageszeit gefüttert werden. Ich versuchte, ihn aus dem Wagen zu heben, ließ es aber dann doch bleiben, weil er nicht nur hungrig, sondern auch tropfnass war.

Ich war so erledigt, dass mir der Ärger fast egal war, den ich bekam, als Du Dich endlich, schlaftrunken und übellaunig, zu uns in die Kammer bemüht hast. Du hast mir vorgeworfen, ich sei zu blöd, um für Ruhe zu sorgen. Ich hätte ja nur den Wagen ganz sachte schaukeln müssen, dann hätte der Bengel auch geschlafen. Du Ärmste musstest Dich jetzt nicht nur um den Kleinen kümmern, Du musstest auch noch Kotze wegwischen und zwei Kissen neu beziehen. Und das mitten in der Nacht.

Das Feuer im Kohleherd wurde zu der Zeit ständig mit Briketts in Gang gehalten, sodass man nur etwas trockenes Holz drauflegen musste, um es wieder auflodern zu lassen. Ich hörte

Dich mit einem Topf hantieren, die Kammertür war offen und der warme Schein der Kerze hatte etwas so Tröstliches, dass ich einfach die Augen zumachte. Kurz vor dem Einschlafen hörte ich Dich meinen Namen sagen. Ich sei doch schon ein großes und vernünftiges Mädchen. Ob ich nicht mal versuchen wolle, Paul die Flasche zu geben? Dann könntest Du das Bett sauber machen und wir könnte alle miteinander bald wieder schlafen.

Du ahnst nicht, *wie* gern ich Dir den Gefallen tun wollte! So konnte ich doch wiedergutmachen, dass Du extra wegen mir aufstehen musstest, obwohl Du doch so müde warst. Ein großes und vernünftiges Mädchen – was für ein Lob aus Deinem Mund! Ich überschlug mich fast darin, meinen Bruder zu füttern, und mein Bruder überschlug sich fast darin, mir dabei mit heftigem Nuckeln behilflich zu sein. Mann, hatte das gut geklappt! Sogar ein Bäuerchen hatte ich ihm abgerungen, und zwar ohne dass die Hälfte der Schmelzflocken wieder herauskam. Ganz erstaunt bist Du gewesen.

»Höö, das ging ja schnell. Gut, denn schlaf man wieder!«

Die Nacht hatte so schlimm begonnen, ich war erschöpft und müde, konnte aber nun nicht wieder einschlafen, weil ich so glücklich war. Ich zählte auf, was für tolle Sachen passiert waren:

Keine von uns hatte einen Arsch voll bekommen.

Dein Spinner war von dem ganzen Tumult nicht aufgewacht und …

Du hattest mich gelobt!

Dreimal was Schönes, das gab's nicht alle Tage!

Plus: Ich war wirklich groß und vernünftig und auch wichtig! Ich war imstande, dem Bruder die Flasche zu geben, bis er zufrieden rülpste.

Mit der Zeit wurden mir meine Größe, Vernunft und Wichtigkeit etwas zu viel. Du hast mich fast jede Nacht geweckt, damit ich Paul fütterte. Ich war also in der Schule oft unausgeschlafen und unkonzentriert, konnte dem Unterricht nicht folgen. Als Argument für eine ungestörte Nachtruhe zählte das bei Dir aber nicht. Du wusstest mein schlechtes Gewissen sehr schnell und sehr nachhaltig zu wecken, indem Du mir vor Augen führtest, dass Du schließlich auch nie ausschlafen konntest. Wir Kinder waren jetzt zu fünft, machten nichts als Arbeit und woher, zum Teufel, nahm ich das Recht, mich über ein bisschen Schaukeln und Füttern zu beschweren? Immerhin war das ja auch mein Bruder. Du dumme Gans! Als hätte ich darum gebettelt, dass ein neues Baby ins Haus kam, und als hättest Du es nur mir zu Gefallen bekommen.

Du hast immer so getan, als würden Deine Tage ausschließlich aus Arbeit bestehen. Als würdest Du Dich für uns aufreiben. Dich märtyrerhaft und heiligengleich im Kampf des täglichen Lebens behaupten. Dir war immer daran gelegen, alle Welt glauben zu machen, dass Du als Mutter von fünf Kindern natürlich sehr belastet, aber auch stets und ständig bemüht warst, ihnen eine schöne Kindheit zu bieten. Sie behütet aufwachsen zu lassen, sie zu hegen und zu pflegen und immer ein offenes Ohr für ihre Sorgen, Nöte und Bedürfnisse zu haben. Nach außen hast Du die arme, aber ehrenwerte Frau gegeben. Zum Kotzen!

In Wirklichkeit hast Du sehr viele Stunden auf dem Sofa liegend verbracht, entweder schlafend oder Zeitung lesend. Zigaretten und Pralinen in Reichweite, und, wenn Du (und damit wir) einen guten Tag hattest, auch mit einer Flasche Keller Geister. Wenn wir sahen, dass Du eine aufgemacht hast, dann wussten wir, wir konnten jetzt ganz in Ruhe den Tag verbringen, mussten nichts im Haushalt tun, wurden nicht beschimpft oder gekniffen, bekamen sogar Süßigkeiten. Du hast uns aus Deiner Kindheit erzählt, was für ein liebes Mädchen Du stets warst und wie stolz Oma und Opa waren, dass Du so ein hübsches Kind gewesen bist.

Du hast uns manchmal Stellen aus einem Deiner Schundromane vorgelesen und uns gesagt, dass Du, wenn es uns nicht gäbe, sicher ein ähnlich luxuriöses Leben hättest wie die Carmen, Lola, Evita oder wie immer die jeweilige Hauptfigur Deines Romans gerade hieß.

Je mehr Du getrunken hast, desto pathetischer bist Du geworden. Von Pathetik wussten wir aber wenig und es wäre uns auch egal gewesen, wir Mädchen waren ja zufrieden damit und liebten solche Nachmittage, weil Du mit weicher, warmer, wenn auch ein wenig lallender Stimme zu uns gesprochen hast. Einmal hast Du Antje beauftragt, zum Automaten zu laufen und eine neue Schachtel Zigaretten für Dich zu ziehen, die mit dem Kamelbild drauf. Du hast ihr eine Mark fünfzig gegeben und gesagt: »Lauf, meine Kleine, beeil dich, die fünfzig Pfennig sind für dich!«

In Tausenden von Jahren wirst Du keine Idee haben, wie neidisch ich war! Nicht auf die fünfzig Pfennig, was natürlich eine Menge Geld war. Aber auf das »meine Kleine«. Warum Antje, warum nicht ich? So eine große, atemberaubende Zärtlichkeit kam ja nun wirklich kaum je aus Dir heraus.

Wenn Du nicht Keller Geister getrunken hast, waren die Tage eher eintönig, langweilig, geschäftig, angefüllt mit Haushaltspflichten und ich musste auf meine Geschwister aufpassen. Wir alle waren von klein auf darauf gedrillt, Dir so viel wie irgend möglich abzunehmen. Konnten wir etwas nicht, waren wir »dumm wie Bohnenstroh« oder »zum Scheißen zu blöd«.

Wenn die Arbeit erledigt war, hieß es »Ab nach draußen!«, und zwar bei jedem Wetter! Kinder brauchen frische Luft, das Drinnen-Herumsitzen ist nichts für sie! Meine Geschwister hatte ich ständig im Schlepptau, ich war ja die Große, die das nur zu gern machte.

Du warst zwar meist leidend oder schlechter Laune, aber Du warst mir trotzdem noch tausendmal lieber als Dein nichtsnutziger Lump von Ehemann. Du hast mich nicht befummelt. Deine Kniffe in die Oberarme, die Kopfnüsse und Beleidigungen gehörten so sehr zu unserem Alltag, dass wir uns nichts dabei dachten.

10

Und dann, eines Tages beim Abendbrot, hast Du uns gesagt, dass Du nun auch arbeiten müsstest. Papa würde es allein einfach nicht schaffen, so viele Mäuler zu stopfen, und wenn wir nicht verhungern wollten, müsste etwas geschehen. Du würdest jetzt alle ein oder zwei Wochen Hühner fangen gehen. Wir Mädchen haben uns angesehen und mussten – ganz entgegen unserer Erziehung – einfach loskichern. Ich glaube, wir alle haben uns in dem Moment so etwas wie unseren Hinterhof mit der ganzen Hühnerkacke vorgestellt und wie Du darin herumwetzt und versuchst, die Viecher am Schlafittchen zu packen. Weil es uns hier ganz eindeutig am nötigen Respekt fehlte, wurden wir von Deinem Mistkerl lautstark darauf hingewiesen, dass das ganze Elend einzig und allein unsere Schuld war. Fressen wie die Scheunendrescher würden wir, mit nichts wären wir zufrieden, ständig würden wir um Süßigkeiten betteln ... Wer sollte das alles bezahlen? Wenn es uns nicht gäbe, wäre alles viel leichter. Wir waren anscheinend selbst schuld daran, dass es uns überhaupt gab.

Warum bist Du ihm nie über sein Maul gefahren? Du kannst doch seine Meinung unmöglich geteilt haben. Oder doch? Und Dir hat er doch nie etwas getan, noch nicht einmal, wenn er besoffen war, die Schläge haben nur wir abbekommen. Schläge für angeblichen Ungehorsam, Schläge für freche Antworten, Schläge für verstocktes Schweigen, Schläge für angebliches unverschämtes Grinsen oder auch einfach nur für unbefugtes Atmen oder weil wir gerade in Reichweite waren.

Ob er nüchtern oder betrunken war, seine Laune war fast ausschließlich übel. Seine »gute« Laune und die damit verbundenen Scherze und Späße gingen zu Lasten von uns Kindern. Er fand es zum Beispiel extrem lustig, uns bei Tisch sein breiig gekautes Brot in den Halsausschnitt zu stopfen und dann noch mit der Hand auf den Pullover zu klopfen, damit sich alles schön verteilte. So mussten wir sitzen bleiben, bis das Abendbrot beendet war! Was hast Du dazu gesagt?! »Stell dich nicht so an, Papa macht nur Spaß!«

Oder wenn er sich in die Hand spuckte und den ganzen Rotz in unseren Gesichtern verteilte: »Hab dich nicht so, das ist nur ein bisschen Spucke!«

Wenn er uns ins Gesicht rülpste oder in unseren Pfefferminztee spuckte: »Hör auf zu würgen! Wenn du hier über den Tisch kotzt, dann setzt es was!«

Weinen durften wir zu solchen Gelegenheiten nicht, dann gab es Schläge auf den Kopf oder eine deftige Ohrfeige, damit sich das Heulen auch lohnte.

Er dachte, es wäre ein großer Jux, mir abends die Schnürsenkel meiner Schuhe so fest zusammenzuknoten, dass ich deswegen morgens in Tränen aufgelöst zu spät in die Schule kam. Er konnte sich halb tot lachen über unsere »dummen Visagen«, wenn er sich in der Nase bohrte, um uns dann mit seinen Popeln zu beschmieren.

In mein Aufgabenheft schrieb er: »Mona ist dick, dumm, faul und gefräßig!« Ein anderes Mal stand in meinem Lesebuch: »Mona scheißt noch in die Hose!« Er gab uns absichtlich saure Milch zu trinken, um sich an unserem Ekel zu weiden. Es war eine tolle Gaudi für ihn, uns rohe Eier auf dem Kopf zu zerschlagen.

Ein einziges Mal bist Du eingeschritten. Das war, als er Irma eine tote Kellerassel auf ihr Marmeladenbrot legte und sie aufforderte, das »leckere Fresschen« doch mal zu kosten.

Du wirst Dich sicher gut daran erinnern, wie es war, als wir es ihm einmal mit gleicher Münze heimzahlen wollten: Du hast Dich von hinten angeschlichen, hast das Ei über seinen Kopf gehalten und hast es dann zerdrückt. Wir haben gelacht, weil es unserer Mama gelungen war, einmal einen Witz auf seine Kosten zu machen.

Ich dachte, er explodiert! Plötzlich war so etwas kein Witz mehr, sondern eine todernste Sache und eine unglaubliche Schweinerei! Kein Respekt vor dem Ernährer der Familie. Wir wollten uns auf seine Kosten lustig machen? Bitte schön, dann könnten wir asoziales Pack auch sehen, wie wir ohne ihn zurechtkämen. Er fluchte, er schrie, er zeterte. Und alles wegen einem »Spaß«, den er sich mit uns ständig erlaubte.

11

Er trank in letzter Zeit überreichlich viel und kam oft sturzbetrunken von seiner Arbeit als Stallknecht auf einem Gestüt nach Hause. Ich versuchte jeden Tag zu erraten, ob er wohl nüchtern wäre, wenn er käme, und wenn nicht, ob er mit Gegenständen nach uns werfen oder ob er gleich zu Bett gehen würde. Meist schrie er aber nur ein wenig herum und legte sich schlafen. Dann wussten wir Kinder, dass wir sehr leise zu sein hatten, denn wenn er wegen uns womöglich wieder aufwachte, gab es richtig Ärger. Dann wurde er fuchsteufelswild, warf mit Flaschen, mit Aschenbechern, mit allem, was ihm zwischen die Finger kam. Wir wurden beschimpft als Dreckstücke, eins größer als das andere, Paul war eine nichtsnutzige, plärrende Blage, wir alle nichts weiter als Parasiten, die sich an ihm festgesaugt hatten. Wenn es zu schlimm wurde, flüchteten wir alle nach oben zu Oma und Opa, die genau über uns wohnten und jeden seiner Anfälle mitbekamen. Sie hatten aber zu viel Angst, als dass sie je nach unten gekommen wären, um nach dem Rechten zu sehen.

Wenn wir sicher sein konnten, dass er endlich schlief, gingen wir wieder nach unten, leise, leise in unsere Betten und hofften, dass er nicht wieder aufwachen würde. In unserer Kammer waren wir relativ sicher, sein Zorn richtete sich gegen die Menschen in seiner unmittelbaren Nähe, also der Wohnküche. Das war fast immer so, aber es gab auch Ausnahmen. Eines Nachts zum Beispiel wachte ich auf, weil ich ihn krakeelen hörte. Ich tat, was ich in so einem Fall immer zu tun pflegte: Ich zog mir die Decke über den Kopf und wartete, dass es vorbeiging. Dasselbe nahm ich auch von meinen Geschwistern an, sie würden, genau wie ich, mucksmäuschenstill in ihren Betten liegen und hoffen, dass es nicht allzu lange dauern würde. Ich machte mir also nicht die geringsten Gedanken darüber, warum es in unserer Kammer totenstill war.

Plötzlich wurde die Tür aufgestoßen. Sprichwörtlich starr vor Schreck kniff ich meine Augen zusammen in dem Bemühen, mich schlafend zu stellen, hoffend, er würde wieder verschwinden, wenn er sah, dass wir alle brav waren und schliefen. Einen Moment herrschte Stille. Dann wurde mit einem Ruck meine Bettdecke weggezogen, ich riss die Augen auf, er stand vor meinem Bett und schwenkte die Petroleumlampe hin und her.

»Wo ist das Pack hin, verdammt noch mal, sag mir das oder du kannst was erleben!«

Jetzt dämmerte mir auch allmählich, dass ich allein in der Wohnung war. Allein mit ihm. Ganz allein mit ihm! Und dann sah ich noch etwas ... in der anderen Hand hielt er das Beil, das er sonst zum Holzhacken benutzte. Mein Stiefvater stand vor meinem Bett und wedelte mit einem Beil, Irma.

Sein Gesicht glänzte im Schein der Petroleumlampe und ich schwöre Dir, ich habe nie wieder etwas so Grausiges gesehen! Ich war überzeugt davon, dass ich jetzt sterben würde. Ich hatte Wolle im Mund und große Motten in meinem Herzen, ich merkte, wie ich ins Bett pinkelte. Ich dachte, ich wüsste: Jetzt schlägt er mich tot.

Mein Schweigen machte ihn noch rasender und er schrie mich an, ich solle ihm endlich sagen, wo die alte Sau sich verkrochen habe. Irgendetwas musste ich sagen, Irma, verstehst Du, ich durfte nicht verstockt sein, ihn nicht dazu bringen, dass er vollends die Kontrolle verlor, ich durfte aber auch nicht weinen ... Weißt Du eigentlich, wie schwer es war, all diese Dinge zu berücksichtigen?

»Papa, bitte tu mir jetzt nichts, ich kauf dir morgen ganz viel Bier, das wollte ich sowieso, um dich zu überraschen. Die sind bestimmt oben bei Oma und Opa (feige Verräterin!). Ich weiß das nicht, ich hab doch geschlafen, ich bin doch hier bei dir, ich kauf dir ganz viele Flaschen von deinem Bier!«

Er stand da, der Speichel rann aus seinen Mundwinkeln, seine Augen, die Lider, es war alles ganz rot, es sah aus, als würden seine Augen bluten. Dann, nach einer gefühlten Ewigkeit, ließ er das Beil sinken und begann ... zu weinen. Er stand da und heulte, der Rotz lief ihm aus der Nase, an seinem Mund bildeten sich Spuckeblasen, die Hand mit dem Beil hing herunter, aber die Lampe hielt er immer noch hoch. Er sah mich an und ich sah, dass richtig echte Tränen aus seinen Augen quollen.

Er ließ das Beil einfach fallen, mit einem dumpfen Geräusch fiel es irgendwo auf den Boden, er kam noch näher, stierte mich an und setzte sich auf den Bettrand. Er begann, mir sein Leid zu klagen: wie schlimm es für ihn sei, dass er immer nur arbeiten müsse, keine Freude habe am Leben, dabei könnte es so schön sein, wenn es die ganzen Gören nicht gäbe. Aber eines Tages würden wir uns wundern, dann nämlich, wenn er nicht mehr da sei, um unsere Mäuler zu stopfen. Dann könnten wir uns einen anderen Blöden suchen!

Ich hatte mich während der ganzen Zeit nicht gerührt, weil ich befürchtete, dass ihn jede Bewegung dazu verleiten könnte, mir etwas anzutun. Ich wurde noch ein bisschen steifer, als er plötzlich meine Hand nahm und richtig ergriffen flüsterte: »Dann hast du keinen Papa mehr!« Trotz aller Panik durchlief mich bei diesem Gedanken ein kleiner Freudenschauer, ich hoffte, er würde gleich jetzt ernst machen und einfach aus meinem, aus unser aller Leben verschwinden.

Er stand wieder auf, nahm die Lampe, die er neben meinem Bett abgestellt hatte, und ließ mich allein und unversehrt zurück, er vergaß sogar, die Tür wieder zu verriegeln. Ich hörte, wie er die Haustür zuschlug, blieb aber zur Sicherheit und immer noch stocksteif in meinem Bett liegen. Ich fing an, mich zu fragen, ob Ihr anderen wohl wirklich oben wart, und wenn ja, warum Ihr mich allein hier unten zurückgelassen hattet. Wir waren doch sonst immer alle zusammen abgehauen, warum hattest Du mich nicht mitgenommen?

Nachdem ich noch eine ganze Weile still dagelegen hatte, wagte ich es aufzustehen und mich, mit nassem Nachthemd, durch die Wohnküche, über den Flur, die Treppe nach oben zu Omas Tür zu schleichen. Auf mein leises Klopfen wurde gleich geöffnet und richtig, da wart Ihr alle. Du mit Paul auf dem Schoß, meine Schwestern und Oma und Opa. Jetzt wurde ich erst einmal ausgefragt, was er gesagt oder getan hatte, hatte er etwas kaputt gemacht und wo war er jetzt hin? Du hättest mich nicht geweckt, weil ich so schön geschlafen hätte, und immerhin konntest Du mit so etwas ja wohl kaum rechnen.

Als ich von dem Beil erzählte, sagte mein Opa: »Arme Deern!« Dieses »Arme Deern« tat mir so unglaublich gut, zeigte es mir doch, dass jemand verstand, was ich eben mitgemacht hatte. Du hast nichts dergleichen gesagt. Die ganze Zeit über war ich tapfer gewesen, hatte kein bisschen geweint und nun reichten zwei Worte von Opa, um die Schleusen zu öffnen, jetzt konnte ich heulen und, oh, *wie* ich geheult habe, einen schier unerschöpflichen Tränenvorrat entließ ich aus meinen Augen. Ich heulte so sehr, dass Antje, Irma, Ulla und sogar Paul in mein Weinen einstimmten. Oma sah sich genötigt, uns allen ein Stück von ihrer guten Schokolade anzubieten, und Opa schob noch gleich eins hinterher.

Ich weiß nicht, wie viel Zeit vergangen war, Paul schlief auf Deinem Schoß und irgendwann bist Du mit uns zurück nach unten in die Wohnung gegangen. Ich war so müde, dass ich trotz meiner Angst, er könnte zurückkommen, sofort einschlief.

Als wir am nächsten Vormittag aufstanden, saß er in der Wohnküche, vor sich eine Tasse Kaffee. Ihr hattet Euch mal wieder ausgesprochen, es war mal wieder alles gut. Ich hatte also doch noch einen Papa. Vergessen sein Versprechen, zu verschwinden, vergessen der Suff und vergessen, dass er mit dem Beil vor mir gestanden hatte.

Hast Du ihn eigentlich darauf angesprochen? Hast Du ihn gefragt, was ihm eigentlich eingefallen ist, mit einem Beil herumzulaufen und Dein Kind damit zu Tode zu ängstigen? Ich glaube, er selbst hat sich gar nicht daran erinnert, er war einfach zu besoffen gewesen. Ob er sich erinnert hätte, wenn er mich tatsächlich erschlagen hätte? Und wie ist es mit Dir, Irma, wäre es schlimm für Dich gewesen, wenn er es getan hätte? Oder hättest Du nur um Deine beste Arbeitskraft getrauert? Er jedenfalls grinste, als wir in die Wohnküche kamen und ihn mit großen Augen ansahen.

»Na, Mona, gar keine Schule heute?«

12

Dann kam der Abend, an dem Du zum ersten Mal zu Deiner neuen Arbeitsstelle musstest. »Hühner fangen« bedeutete, dass Du zur nahe gelegenen Geflügelfarm geradelt bist und dort Hunderte von Hühnern in einen Lastwagen verladen hast, der sie dann zur Schlachterei schaffte. Diese Arbeit dauerte von zehn Uhr abends bis um sechs am nächsten Morgen. Du hattest mir gesagt, dass Du mich aus der Kammer lassen würdest, wenn Du heimkämst, damit ich noch Paul füttern könne, bevor ich zur Schule müsse. Du seist dann zu müde und kaputt und irgendwann müssest Du ja auch mal schlafen. Allein der Gedanke daran, dass Du richtig arbeiten solltest, trieb Dir schon vorher den Schweiß der Erschöpfung auf die Stirn.

Wir mussten früh ins Bett, damit Du Dich vorher noch ein paar Stunden erholen konntest. Ich war unruhig bei dem Gedanken, dass wir bald mit ihm allein sein würden, lauschte die ganze Zeit, ob ich hören könnte, wann Du das Haus verlässt, schlief aber irgendwann ein.

Ich wurde wach, als ich den Riegel hörte. Er kam an mein Bett und zischte mich an, ich solle gefälligst aufstehen und den Dreck wegmachen, den ich nach dem Abendbrot hätte liegen lassen.

Welchen Dreck er meinte, wusste ich nicht, hoffte aber inständig, dass das wirklich der einzige Grund war, warum er mich aus dem Bett holte. Ich betete, dass es noch früh wäre und Du noch zu Haus wärst, aber als ich in die Wohnküche kam, sah ich, dass ich allein mit ihm war.

Ich erinnere mich, dass ich so ein kaltes Zittern in mir hatte, als ich darauf wartete, was er zu mir sagen würde. Er befahl mir, den Tisch zu säubern, also nahm ich einen Lappen und wischte den Tisch, auf dem kein einziger Krümel lag. Mein Mund war trocken und in meinen Ohren rauschte es.

»Zieh dich aus und leg dich in mein Bett!«

»Ich bin müde, ich muss zur Schule, ich will schlafen!«

Er riss mich an den Armen.

»Wenn ich sage, zieh dich aus, dann ziehst du dich aus, du Stück Dreck, ich mach dich alle, hör ja auf zu plärren!«

Meine Hände zitterten mittlerweile so sehr, dass ich nicht imstande war, auch nur einen einzigen Knopf an meinem Nachthemd zu öffnen. Als es ihm nicht schnell genug ging, zog er selbst mir das Hemd über den Kopf und warf mich auf Euer Bett. Er zog sich aus, legte sich neben mich und verlangte, dass ich endlich mit dem verfluchten Geplärre aufhören solle.

Er fragte mich, ob ich denn nicht wieder so ein schönes Kitzeln wie beim letzten Mal haben wolle, ich hätte doch selbst gesagt, dass ich das schön gefunden hätte. Alle anderen kleinen Mädchen würden das schön finden und nicht so ein Theater machen wie ich. Also, noch einmal: Wollte ich mich jetzt darüber freuen, dass er lieb zu mir sein wollte, oder wäre es mir lieber, dass er Paul und den anderen den Hals umdrehen würde? Ich konnte nicht antworten, wollte auch gar nicht. Aber weil er hören wollte, dass das Kitzeln schön gewesen sei, musste ich es sagen. Mehr noch, er zwang mich zu sagen, dass ich das unbedingt wieder haben wolle.

Mir liefen Tränen über das Gesicht, meine Nase war vom Weinen so verstopft, dass ich kaum atmen konnte, und ich zitterte, während ich ihm sagte, dass es mir gefiele, was er da mit mir machte. Ich musste mich auf seinen linken Arm legen, während er mit der rechten Hand zwischen meine Beine griff. Ich lag mit dem Kopf in seiner Armbeuge, er hielt mich an der Stirn fest. Wenn ihm mein Wimmern zu sehr auf die Nerven ging, drückte er mir seine nach Tabak stinkende Hand auf den Mund, damit ich nicht zu laut war …

Ich presste meine Beine so fest zusammen, wie ich konnte, aber er schlug mir mit der flachen Hand auf die Schenkel, um sie wieder zu öffnen. Dann verlangte er von mir, ihn zu küssen. Ich sollte dabei den Mund aufmachen und mit der Zunge wackeln. Als er merkte, dass ich würgen musste, schlug er mir ins Gesicht. Er drückte mir sein widerliches Maul über den Mund und beleckte mich, dass ich dachte, ich müsste ersticken. Immer wilder wurde er, immer heftiger fuhr seine Hand zwischen meinen Beinen hin und her, sein Unterkörper stieß gegen meine Seite. Plötzlich stöhnte er auf, ich spürte etwas Warmes, Nasses an meiner Seite und glaubte wirklich, er hätte mich angepinkelt.

Als sich sein Atem wieder beruhigt hatte, stand er auf und zog seine Unterhose an. Er zerrte mich vom Bett und zog mich an den Haaren zur Badewanne, neben der eine Schüssel mit Wasser stand. Wieder musste ich mich nackt und breitbeinig vor ihn hinstellen und als er mich wusch, beschimpfte er mich als ekelerregendes Stück Scheiße, nicht wert zu leben. Er drohte mir, mich umzubringen, sollte ich auch nur ein Sterbenswörtchen darüber zu irgendjemand verlieren. Dann stieß er mich in die Kammer, verriegelte die Tür und kurze Zeit später hörte ich den Plopp einer Flasche Schaumwein.

Paul war wach geworden und ich tat mein Bestes, um ihn wieder zu beruhigen, damit er nur ja nicht noch einmal hereinkam. Ich muss die Stunden in einer Art Dämmerzustand verbracht haben, irgendwo zwischen Schlafen und Wachen.

Irgendwann hörte ich Deine Stimme, Du warst wieder da! Ich konnte hören, dass Du ihn angemeckert hast, weil die ganze Bude mal wieder nach Alkohol stank. Ich dachte, Du würdest nun gleich kommen, um mich aus der Kammer zu lassen, aber nichts geschah, kein Laut mehr, nur sein Türenknallen, als er endlich zur Arbeit ging. Es schien, als seist Du eingeschlafen, und ich war froh darüber. Ich schämte mich so und ekelte mich, vor ihm, aber auch vor mir selbst. Wie konnte ich Dir je wieder unter die Augen treten, wie sollte ich mich verhalten, was zu Dir sagen?

Nach dieser bisher schlimmsten aller Nächte schlief ich sehr schlecht, wachte häufig auf, um zu lauschen, immer in der Angst, er könnte mich jetzt gleich holen oder würde zu mir ins Bett kommen. Das tat er nämlich jetzt häufiger, nachdem Du eingeschlafen warst, und ich wundere mich, dass Du nie, und sei es durch Zufall, etwas davon bemerkt hast. Es geschah doch mehrere Male in der Woche und irgendwann hättest Du doch einmal aufwachen und Dich wundern müssen, dass er nicht neben Dir lag.

Ich war auch mittlerweile zu dem Schluss gekommen, dass er log, dass so etwas gar nicht erlaubt sein konnte und dass andere Väter das bestimmt nicht mit ihren Kindern taten. Einmal, nachdem er wieder mal bei mir im Bett gewesen war und es besonders widerlich gewesen war, war ich überzeugt, dass Du es jetzt merken würdest. Heute würdest Du mich fragen, was ich getan hatte. Du würdest alles wissen und dann würde etwas passieren. Vielleicht würde er mich jetzt kaltmachen. Was Kaltmachen bedeutete, wusste ich inzwischen, er hatte es mir in allen schrecklichen Einzelheiten beschrieben.

All diese Aussichten ließen mich so sehr verzweifeln, dass ich lieber jetzt gleich freiwillig sterben wollte, bevor Du mich morgen fragen würdest. Ich wollte mir einfach ein Kissen auf mein Gesicht drücken, dazu noch die Luft anhalten und so lange liegen bleiben, bis ich erstickt wäre. Ich hielt den Atem an, bis mein Kopf heiß wurde und ich Sterne hinter meinen geschlossenen Augenlidern sah. Nach dem dritten Versuch musste ich einsehen, dass das Sterben doch nicht ganz so einfach war, wie ich es mir vorgestellt hatte, und dass ich sicher noch ein bisschen Übung brauchte, bis ich ganz tot wäre.

Als der Riegel am Morgen endlich aufging, hast Du mir gesagt, ich bräuchte heute (schon wieder) nicht in die Schule, ich sollte dableiben und Dir mit den Kleinen helfen, damit Du Dich ausruhen könntest. Dann hast Du mir Pauls Flasche mit den obligatorischen Schmelzflocken in die Hand gedrückt und warst schon wieder verschwunden. Eben hatte ich noch das Sterben geübt und nun saß ich schon wieder vor der Kinderkarre und fütterte meinen Bruder.

Du hast nichts bemerkt. Du hast mich angesehen, mit mir gesprochen und für Dich war alles so normal wie immer. Du hattest keine Ahnung von meiner Angst, von meinem Willen zu sterben und erst recht nicht von dem, was er letzte Nacht mit mir gemacht hatte.

Ich bin immer noch geneigt, Dir zu glauben, dass Du bis hierhin nichts gewusst hast. Du hast nicht bemerkt, dass es mir schlecht ging. Wie solltest Du auch, Du hast Dich nie mit uns beschäftigt, Du hast Dich nie besonders für Deine Brut interessiert.

Wider Erwarten verging also der Tag, ohne dass etwas Schreckliches geschah. Paul war weinerlich, sein Hintern und seine Oberschenkel waren wegen der ständig nassen Stoffwindeln und der Gummihosen völlig wund. Du selbst warst unausgeschlafen und mürrisch. Hättest Du Dir die Mühe gemacht und mich etwas genauer angesehen, wäre Dir vielleicht sogar aufgefallen, dass mit mir etwas nicht in Ordnung war. So aber entging Dir meine Unruhe und Dir fiel nur auf, dass ich mich heute mal wieder besonders blöde anstellte. Ich zerbrach ein Senfglas, es wollte mir einfach nicht gelingen, das Feuer im Herd neu zu entfachen, und Paul quengelte, egal wie sehr ich versuchte, ihn zu beruhigen. Das Mittagessen, matschig gekochte Nudeln mit Margarine, endete mit Tränen, weil Irma versehentlich ihren Teller vom Tisch fegte und dafür von Dir eine schallende Ohrfeige bekam.

Wenn ich nicht in der Schule war, durfte ich nicht nach draußen, damit mich niemand sah. Und mit mir mussten auch meine Geschwister drinnen bleiben, weil es sonst niemanden gegeben hätte, der auf sie aufpasst. So musste ich den Kleinen Bauklötze aufstellen, mit ihnen malen, ihnen etwas erzählen. Aber immer flüsternd, um Dich nicht zu stören. Wir haben ständig geflüstert, wir haben sogar flüsternd geweint.

Der Nachmittag kam, es roch schon förmlich nach Feierabend. Ich überlegte, wie ich es anstellen könnte, sehr zeitig ins Bett zu kommen, damit ich ihm wenigstens nicht schon an diesem Tag begegnen musste. Ich erzählte Dir, ich sei krank, hätte schlimme Bauchschmerzen und würde gern ins Bett gehen. Aber nein, das ging natürlich nicht, wer sollte den Abendbrottisch decken, wer die Stullen für die Schwestern schmieren? Wie hast Du nur all die Arbeit bewältigt, als ich zum Helfen noch zu klein war? Wer hat Dir all diese Dinge abgenommen?

Diese ganzen Kleinkinder, fast jedes Jahr kam ein neues dazu, Du musst Dich ja in einem Jahre andauernden Erschöpfungszustand befunden haben! Nicht so erschöpft, dass Du Dich abends nicht von ihm bespringen lassen konntest, natürlich.

Meine Güte, Irma, Präservative hat es auch in den Sechzigern schon gegeben, Du hättest Dir Dein »mieses« Leben leicht ersparen können. Und uns auch! Ich sehe meine Geschwister und mich als eine Gruppe von zufällig zusammengewürfelten Leuten, die ein so schlechtes Karma hatten, dass sie ausgerechnet als Eure Kinder wieder auf die Welt kamen.

13

Ich sollte also den Tisch decken und Brote schmieren. Die Feierabendzeit kam und ging, er tauchte nicht auf. Aus Erfahrung wussten wir, was das zu bedeuten hatte: Er soff Bier und Schnaps mit seinem Kollegen. Sie saßen entweder in einem Pferdestall oder sie waren in einer der drei Kneipen im Ort und ließen sich dort volllaufen.

»Mona, lauf ins Dorf und sieh nach, ob er in den Kneipen ist. Sag ihm, er soll sofort nach Hause kommen!«

»Bitte nicht, Mama, es ist schon fast ganz dunkel. Ich trau mich nicht, ich hab Angst, dass er mich haut.«

»Ach was, der tut dir nichts, wenn andere dabei sind, geh jetzt endlich!«

Damit war die Diskussion beendet, ich musste Schuhe und Jacke anziehen und mich auf die Suche machen.

Fündig wurde ich schon in der ersten Kneipe. Ich sah durch das Fenster, wie er mit seinem Kollegen Karl lachend und gestikulierend am Tresen saß. Vor ihnen standen Bier und Schnapsgläser und sie schienen recht guter Dinge zu sein. Karl war schon ein paar Mal bei uns zu Hause gewesen, er und Dein Scheißer hatten zusammen Bier getrunken, Du hast mit ihm getanzt zu Musik aus dem Radio, das ohne Strom funktionierte. Er war ein schleimiger, unrasierter, bierbäuchiger, kriecherischer, lauter, übel riechender Kerl mit Augen, die genauso aussahen wie die der Hühner auf unserem Hinterhof. Die beiden passten so richtig zusammen ... in jeder Beziehung!

Ich überlegte, einfach nach Hause zu laufen und Dir zu sagen, ich hätte ihn nicht gefunden. Allerdings war mir klar, dass Du mich dann eine halbe Stunde später noch einmal losschicken würdest. Ich stand vor dem Fenster und konnte einfach zu keiner Entscheidung kommen. Ich wusste, ich *konnte* da nicht in die Gaststube gehen und mit ihm sprechen. Ich konnte aber auch nicht ohne Neuigkeiten zurück zu Dir. Meinen Überlegungen wurde ein Ende gesetzt, als ich sah, wie er sich schwankend von seinem Hocker erhob und seine Brieftasche hervorkramte, um die Zeche zu bezahlen. So schnell ich konnte, rannte ich nach Hause, um Dir völlig außer Atem mitzuteilen, dass er auf dem Weg sei.

»Wo war er?«

»In Bergmanns Kneipe.«

»Hat er Geld?«

»Ja.«

»Besoffen?«

»Ja.«

Ich musste länger weg gewesen sein, als ich gedacht hatte, die anderen waren schon im Bett und ohne viel Federlesens wurde auch ich in die Kammer geschickt. Geschlafen hat nur Paul. Antje, Irma und Ulla waren noch wach und wollten unbedingt von mir wissen, was los war. Wo war ich so lange gewesen, hatte ich ihn gesehen und war er böse oder nicht? Ulla weinte vor Angst. Antje gestand mir, dass sie Dir eine Kerze geklaut hatte, und bat mich, sie anzuzünden; wenn es etwas heller wäre, hätte sie ein bisschen weniger Angst. Leider hatte sie vergessen, Dir auch eine Schachtel Streichhölzer zu stehlen.

Wir hielten in der Dunkelheit Wache, setzten uns hin, damit wir nicht aus Versehen einschliefen, und flüsterten abwechselnd unsere Namen, um uns zu überzeugen, dass wir noch wach waren. Zu meiner Überraschung empfand Antje ähnlich wie ich. Sie gestand mir, dass sie diesen Papa am liebsten nicht mehr haben wollte. Er hatte ihr am Vortag auf den Kopf geschlagen und sie dann gegen den Schrank geschubst, nur weil sie ihm den Aschenbecher nicht schnell genug gebracht hatte.

Sie fing an zu weinen, aber alles, was ich ihr zum Trost sagen konnte, war, dass sie nicht traurig sein solle, vielleicht würde er ja doch eines Tages abhauen und dann würden wir alle unsere Ruhe haben. Ich habe sie nicht umarmt, auf den Gedanken kam ich überhaupt nicht. Wir waren keine Zärtlichkeiten gewohnt und ich war zu der Zeit nicht imstande, »grundlos« eines meiner Geschwister zu berühren. Berührungen fanden statt, wenn ich ihnen beim Anziehen oder beim Auf-die-Toilette-Gehen behilflich war oder wenn ich Paul fütterte. Einander in den Arm zu nehmen war bei uns nicht Usus und so saßen wir jede in ihrem Bett und warteten, was geschehen würde.

Antjes Schluchzen verstummte, als wir ihn poltern hörten. Eine Tür wurde geknallt und dann ging das Geschrei auch schon los. Er schrie Dich an, ob Du vielleicht Ärger haben wolltest, wenn nicht, solltest Du aufhören, ihn so blöde anzuglotzen. Er würde ja wohl noch mal ein Bier trinken können, ohne dass Du gleich so ein Affentheater veranstalten müsstest. Sein Geschrei ging in ein Kreischen über, etwas zerbrach und dann war es still. Antje und ich bekamen furchtbare Angst, wir schlichen zur Tür und versuchten durch einen Spalt etwas zu sehen. Nichts.

Wie auf Kommando schrien wir los: »Mama!«, brüllten wir: »Mama, sag was, bitte, Mama, wo bist du?«

Eine Weile geschah nichts, dann hörten wir den Riegel. Wir hatten Angst, er könnte Dir etwas getan haben, aber bis auf Dein zerzaustes Haar warst Du anscheinend unversehrt. Wir waren alle fünf längst wach, Ulla weinte leise und aus Pauls mittlerweile zu kleinem Wagen kam ein sich ständig wiederholendes »Mam Mam Mam«. Ausgerechnet jetzt fing er an zu sprechen!

Du hast Paul auf den Arm genommen, uns Zeichen gemacht, ganz leise zu sein und Dir zu folgen. Als wir in die Wohnküche kamen, hätte Ulla fast aufgeschrien, er war nicht etwa weg, er saß auf einem Sessel und war einfach eingeschlafen. Sein Kopf lag auf der Rückenlehne, sein Maul stand weit offen, ein Spuckerinnsal lief aus seinem Mundwinkel und seine Augen waren nur halb geschlossen; es sah aus, als würde er uns beobachten. Ich hielt meiner Schwester den Mund zu und wir schlichen an ihm vorbei nach oben zu unseren Großeltern.

Es hatte etwas Gruseliges, wie wir da so alle in der Küche hockten. Oma saß auf dem Sessel neben dem Kohleherd, sie hatte die Hände vor der Brust verschränkt und schaute mit Duldermiene auf ihre Daumen, die sich unablässig umeinander drehten. Opa saß auf einem Küchenstuhl und schlug mit dem Fuß den Takt zu einer Melodie, die nur er hören konnte. Auch in dieser Küche gab es ein Sofa, aber im Gegensatz zu uns hatten Oma und Opa außerdem noch ein Schlafzimmer und ein richtiges Wohnzimmer, in dem man aber nicht sitzen durfte, um nichts kaputt zu machen oder zu beschmutzen. Auf einem kleinen Tisch im Wohnzimmer stand eine Puppe. Damals kam sie mir riesig vor, aber in Wirklichkeit mag sie etwa einen halben Meter gemessen haben. Sie hatte feuerrote, glänzende Korkenzieherlocken, über die sich ein riesiger lila Hut spannte, und unter ihrem Kleid, das farblich genau zum Hut passte, trug sie eine Krinoline. Unter dieser versteckte Oma ihre Süßigkeiten.

Die Tür zum Wohnzimmer stand offen und ich konnte die Puppe von meinem Platz auf dem Küchensofa sehen. Ich schaute in ihr aufgemaltes freundliches Gesicht und fragte mich, was sie wohl von uns dachte. Opa folgte meinem Blick, ging zur Puppe und hob lächelnd ihren Rock ein wenig hoch, um Sahnebonbons darunter hervorzuzaubern. Er gab sie uns, setzte sich und fing wieder an, einen Takt zu schlagen, diesmal mit den Fingern auf der Tischplatte.

Gesprochen wurde nicht, kein Wort von einem von uns. Wir saßen einfach da und warteten. Wie Fremde, die zufällig nebeneinander in einem Bus sitzen oder im Vorzimmer eines Arztes. Das Wartezimmerschweigen, das Ticken der Uhr und Opas Taktschläge wirkten so einschläfernd, dass ich schon fast mit dem Kopf auf der Tischplatte lag.

Plötzlich meinte ich, etwas von unten zu hören, ich fuhr in die Höhe und, richtig, die anderen hatten es auch gehört: Er fing unten wieder an zu rumoren. Er war aufgewacht, hatte wohl bemerkt, dass er allein war, und war so wütend über unsere Flucht, dass er mit Gegenständen um sich warf, um sich abzureagieren. Schon hörten wir ihn die Treppe heraufpoltern und gegen die Tür hämmern.

Opa holte einen Hammer aus der Tischschublade hervor und legte ihn vor sich auf den Tisch. Dein liebreizender Gatte trat und schlug gegen die Tür und schwor, dass er es uns Dreckspack schon heimzahlen würde. Dann wieder seine Schritte, diesmal treppab, die letzten Stufen schien er den Geräuschen nach zu urteilen eher zu fallen. Wir Kinder saßen da wie kleine Steinfiguren und hörten Euch Erwachsenen zu, wie Ihr Vermutungen darüber anstelltet, was als Nächstes passieren würde.

Er könnte eine Axt holen und die Tür aufbrechen.

Er könnte uns das Dach über dem Kopf anzünden.

Er könnte weiter saufen, falls noch etwas im Haus war.

Er könnte aber auch einfach wieder einschlafen.

Die Tür wurde nicht aufgebrochen und uns brannte auch nicht die Bude ab. Es geschah überhaupt nichts und nach einer endlos langen Zeit des Wartens sank mein Kopf wirklich auf den Tisch.

Mein Schlaf war kurz. Du hast mich geweckt, weil Du dringend in Erfahrung bringen wolltest, was da unten jetzt los war. Ob ich nicht mal eben runtergehen und nachsehen wolle? Nein, wollte ich natürlich auf keinen Fall.

»Doch, geh man ruhig, ich hab ihn weggehen hören, los, geh schon!«

Wenn Du ihn wirklich hattest weggehen hören, warum zum Teufel hast Du dann Deinen Arsch nicht selbst in Bewegung gesetzt, Irma? Was für ein feiges und egoistisches Stück Du doch warst, es eher in Kauf zu nehmen, dass Deiner kleinen Tochter etwas passiert, als selbst auch nur das geringste Risiko einzugehen!

Niemand kann sich vorstellen, wie mein Herz pochte, als ich ganz langsam die Treppe hinunterschlich. Ich hörte, wie Ihr die Tür hinter mir wieder abgeschlossen habt, machte mir aber selbst Mut, indem ich mir sagte, Ihr würdet schon wieder aufschließen, wenn ich ganz laut schrie. Die Hoffnung stirbt zuletzt!

Im unteren Flur angekommen, meinte ich, ich würde etwas hören, und lief die Treppe wieder halb nach oben, wo ich verharrte. Dann entschied ich, ich hätte mich getäuscht. Ich schlich wieder nach unten, tastete mich mit den Füßen von Stufe zu Stufe, ängstlich darauf bedacht, dass keines der ausgetretenen Holzbretter knarrte. Die Haustür stand offen, das Schlüsselbund steckte innen im Schloss und schaukelte sacht hin und her.

Ich stand reglos eine lange Weile einfach nur da, musste ein paar Mal tief einatmen und dann meinen ganzen Mut zusammennehmen, bis ich mich endlich traute, um die Ecke zu sehen. Er lag vor dem Küchentisch, reglos, mit dem Rücken zu mir. Ich schlug mir beide Hände vor den Mund, um ihn nicht durch unbedachte Laute zu wecken. Irgendetwas schien sonderbar zu sein, ich wusste aber nicht was und konnte mich auch nicht überwinden, noch einmal zu ihm hineinzusehen.

So schnell ich konnte, trat ich den Rückzug an, Opa stand schon oben an der Treppe und wartete auf mich. Er hatte es mit der Angst zu tun bekommen, weil ich so lange weg gewesen war. Oben erstattete ich Bericht, es wurde beraten und entschieden, dass nun Opa derjenige sei, der noch einmal nachsehen musste. Er sollte herausfinden, ob der Scheißkerl nun wirklich fest schlief, und dann entscheiden, ob er vielleicht die Polizei holen sollte. Das erste Mal wäre es nicht gewesen, in mancher Nacht waren entweder Opa oder ich zur Polizeistation gelaufen, um ihn zum Ausnüchtern abholen zu lassen.

Opa ging, war aber schon eine Minute später wieder da, um uns mitzuteilen, dass Dein Mann sich die Pulsadern aufgeschnitten und schon ziemlich viel Blut verloren hatte. Opa würde jetzt Doktor Eilmann holen, der ganz in der Nähe wohnte, wir anderen sollten einfach in der Küche sitzen bleiben.

Blut. Das war das Sonderbare gewesen, das ich gesehen hatte. Auf dem Tisch mit der grün-weiß karierten Wachsdecke hatte sich eine Lache gebildet gehabt.

Der Doktor kam und mit ihm auch gleich der Krankenwagen. Wir standen im oberen Flur und sahen durch das Fenster zu, wie er abtransportiert wurde. Paul lag immer noch oben und schlief tief und fest. Er sollte auch den Rest der Nacht bei Oma und Opa verbringen, wir anderen sollten nun endlich in unsere eigenen Betten zurückkehren. Du hattest auf dem Flur gestanden, während die Sanitäter ihn wegschafften, und als Du endlich in die Wohnung gehen wolltest, fiel Dein Blick sofort auf das Blut. Auf dem Tisch, viel mehr noch auf dem Fußboden, ein umgekippter Küchenstuhl – alles war voller blutiger Abdrücke. Ganz grün bist Du geworden.

»Das musst du wegmachen, Mona, ich kann das auf keinen Fall, mir ist ganz schlecht!«

Du wolltest wirklich, dass ich sein Blut wegwische, ich konnte es nicht glauben. Da musste ich ja auch noch sein Innerstes anfassen! Doch heulen und mich weigern wäre zwecklos, ich konnte ebenso gut gleich an die Arbeit gehen. Du hast mir empfohlen, viel Prilwasser zu nehmen, das Blut erst ordentlich mit einem Schüsseltuch aufzunehmen und dann mit der harten Bürste den Teppich so lange zu schrubben, bis kein Rot mehr herauskam.

Entgegen meiner Befürchtung war es nur halb so schlimm. Das meiste Blut war im Teppich versickert, es roch genau wie die rostige Eisenstange, die ich draußen gefunden hatte. Wenn man den Finger in das Blut tauchte und ganz langsam wieder herausnahm, zog es Fäden. Ein bisschen wie bei heißem Käse, nur dass die Fäden nicht so lang wurden.

Ich wusste, dass wenn man stark blutete, man leicht *ver*bluten konnte. Das bedeutete, dass alles Blut aus dem Körper herauslief und man deswegen nicht mehr leben konnte. Die Frage war jetzt nur, wie viel Blut in so einem Menschen war. Vielleicht, so meinte ich, wäre es eine Milchkanne voll. Viel mehr konnte es ja kaum sein, das meiste an einem Menschen waren ja Fleisch und Knochen. Wenn es tatsächlich eine Milchkanne voll war, dann müsste er jetzt so gut wie leer sein. Die Hoffnung, er könnte leer geblutet sein und sterben, verlieh mir eine unglaubliche Energie. Ich putzte wie wild drauflos und war am Ende selbst über und über besudelt mit unzähligen Spritzern Seifenlauge-Blut-Gemisch.

14

Du warst jeden Tag bei ihm im Krankenhaus und wenn Du wiederkamst, habe ich Dich gefragt, wie es ihm ginge. Du musst gedacht haben, er täte mir leid, aber in Wirklichkeit hoffte ich, Du würdest sagen: »Er war leider zu blutleer und ist gestorben!«

Eines Tage hörte ich, wie Du mit Oma und Opa über die Angelegenheit gesprochen hast. Oma gab Dir zu verstehen, dass sie dieses ganze Theater satt hätte und wir nicht mehr zu ihr kommen bräuchten, wenn wir mal wieder Unterschlupf benötigten. Du solltest den Kerl endlich zum Teufel jagen, er würde sich nie ändern und schlimmer könnte es ohne ihn ganz gewiss nicht kommen. Wozu gab es die Fürsorge, die kümmerten sich um so was. Ins Armenhaus würden wir nicht kommen, da wären wir ja schon.

Ich drückte mein Ohr gegen die Tür, damit ich das Gespräch gut belauschen konnte. Ich hörte, wie Du Deinen Eltern versichertest, dass ab sofort alles ganz anders werden würde. Ihr hättet beide Zeit zum Nachdenken gehabt, hättet miteinander geredet, er sei einsichtig und auch der behandelnde Arzt sei der Ansicht, dass Ihr es auf jeden Fall noch einmal miteinander versuchen solltet. Die Kinder bräuchten den Vater und das Alkoholproblem sei auch in den Griff zu bekommen. Du hast Dich angehört, als seist Du Dir all der Dinge, die Du da erzähltest, wirklich sicher.

Ich auf meinem Lauschposten hinter der Tür war mir nicht so sicher, ich habe kein Wort geglaubt. Er würde gar nichts einsehen, er würde weiter Bier saufen und er würde weiter ein Schwein sein!

Wir Kinder, besonders ich, brauchten ihn ganz sicher nicht. Wir brauchten und wollten niemand, der uns beschimpft, beleidigt, demütigt und schlägt. Wir wären sehr viel glücklicher ohne ihn! Aber so, wie es sich anhörte, würden wir nicht mehr lange ohne ihn sein. Schöne Aussichten!

15

Ungefähr zwei Wochen später kam ich mittags aus der Schule und hörte Euch vom Flur aus tuscheln: »Pst, sie kommt!«

Ich trat ein, schaute in die Runde, wie Ihr verschmitzt grinsend um den Tisch versammelt wart … und dann sah ich es: Über dem Tisch hing eine Lampe. Du hast an dem Schalter neben der Tür gedreht und die Lampe ging an. Was für ein Wunder! Ich brachte den Mund nicht wieder zu. Richtiges elektrisches Licht.

Dazu noch vier Steckdosen, in denen richtiger Strom drin war. Die Gemeinde hatte nun endlich auch die letzte Wohung des Armenhauses mit Elektrizität versorgt. Nur für die Wohnküche allerdings, für die Kammer waren keine Leitungen vorgesehen, aber was machte das schon. Jetzt musste man nicht erst nach einem Kerzenstummel suchen oder die stinkige Petroleumlampe anzünden, wenn man es hell haben wollte.

Die Freude über die funktionierende Lampe hätte sicher noch ein wenig länger gedauert, hättest Du nicht angemerkt, dass das doch eine tolle Überraschung für Papa sei, wenn er aus dem Krankenhaus nach Hause komme. Für die nächsten Tage hast Du uns noch zwei weitere Überraschungen angekündigt, aber was das war, wolltest Du nicht verraten. Du hattest so gute Laune, dass Du ständig am Singen und Summen warst, hast uns den Tag über immer mal wieder mit Süßigkeiten beglückt und mich gelobt, als ich Dir meine Hausaufgaben zeigte.

Auf die Offenbarung der nächsten Überraschung brauchte ich nicht lange zu warten. Als ich am übernächsten Tag aus der Schule kam, saß Dein armer, vom Leben so gebeutelter und darum bemitleidenswerter Gatte am Küchentisch. Ich muss wie vom Donner gerührt gestanden haben. Er saß da und schaute mich mit etwas an, das wohl ein freundliches Lächeln sein sollte. Sein Gesicht war schmaler geworden, dadurch sah die ohnehin höckerige, knollige Nase noch größer aus. Die wenigen rötlichblonden Haare waren mit Pomade nach hinten gekämmt und die Augen, die schon von Natur aus schmal waren, wirkten noch kleiner, weil sie tiefer in den Höhlen zu liegen schienen. Seine Unterarme waren bandagiert und der ganze Raum roch genauso wie das Behandlungszimmer beim Doktor.

Du hast ihm gegenübergesessen, auf der anderen Seite des Tisches, Paul auf dem Schoß. Die Mädchen saßen auf dem Sofa – ganz die Familienidylle. Du hast mich erwartungsvoll angesehen, also brachte ich ein »Tag, Papa« über die Lippen.

»Na, willst du Papa denn nicht ein Küssi geben?«

Deine Stimme war schon wieder leicht ungehalten, also musste ich zu ihm gehen und ihm die Hand geben und einen Kuss auf die Wange drücken. Das schien zufriedenstellend gewesen zu sein, ich wurde aufgefordert, mich zu den anderen auf das Sofa zu setzen, Ihr hattet mit uns zu reden. Er selbst hatte uns nicht viel zu sagen, Dein Mund hingegen stand überhaupt nicht mehr still. Du hast uns ausgemalt, wie schön es ab jetzt immer bei uns sein würde. Wir wollten uns immer alle vertragen und lieb miteinander sein. Wir Kinder würden es richtig gut haben, wir müssten nur ganz viel Rücksicht auf den armen Papa nehmen, wir dürften ihm nun nicht mehr so sehr auf die Nerven fallen. Wir sollten nur immer schön tun, was uns gesagt wurde, dann hätten wir nichts auszustehen. Papa musste geschont werden, weil er sonst krank werden würde und nicht mehr für uns da sein könne.

Sag mal, hast Du den Dünnschiss, den Du da geredet hast, eigentlich wirklich geglaubt? Was haben wir denn je anderes getan als Rücksicht nehmen und gehorchen? Wir waren kleine Kinder, wie konntest Du uns so einen Mist erzählen?

Für uns hat es sich so angehört, als hättest Du gesagt: Wenn Papa krank wird oder wieder säuft oder uns gar verlässt und Du darum unglücklich wirst, dann ist das unsere Schuld. Du hast uns die Verantwortung für Deine Ehe aufgehalst! Hast Du denn wirklich angenommen, es sei unsere Schuld, dass er soff? Hast Du wirklich geglaubt, es sei unsere Schuld, wenn er uns schlug, verspottete und erniedrigte? Wenn dem so ist, Irma, dann muss es tatsächlich auch meine eigene Schuld gewesen sein, dass er mich missbrauchte.

Er schwieg die meiste Zeit, sonnte sich in der respektvollen Aufmerksamkeit, die ihm zuteil wurde, und nickte hin und wieder bestätigend zu dem, was Du uns erzählt hast. Er schaute uns abwechselnd an, um festzustellen, ob Deine Worte auch wirklich zu uns durchdrangen, ob wir die Wichtigkeit des Gesagten auch richtig verstanden.

Für uns waren Deine Worte und sein zustimmendes Nicken so etwas wie die Gewissheit, dass er sich das viele Blut wegen uns hatte rauslaufen lassen. Ich weiß nicht mit Sicherheit, wie es den anderen ging, aber ihren niedergeschlagenen Blicken nach zu urteilen, fühlten sie sich genauso schuldig wie ich. Wir dachten, wir allein seien schuld an seinem Selbstmordversuch. Wir dachten, wir seien so schlimm, dass er wegen uns nicht mehr leben wollte.

Was war es, das Ihr da im Krankenhaus besprochen habt? Hat er Dir vielleicht gedroht, er würde nur zurückkommen, wenn Du uns Kinder dazu bringen konntest, uns so zu verhalten, als wären wir gar nicht da? Wollte er wie ein König behandelt werden dafür, dass er einen Hungerlohn nach Hause brachte, von dem er die Hälfte noch versoff? Hat er Dich glauben gemacht, dass er so sehr unter unserer bloßen Anwesenheit litt, dass er lieber tot sein wollte, als sich weiterhin durch uns belästigen zu lassen?

Wir taten auf jeden Fall wie uns geheißen, von jetzt an sprachen wir auch tagsüber nur noch flüsternd miteinander. Jeder normal laute Ton, jedes Lachen und jedes kleine Gebrabbel von Paul hatten ein genervtes Augenrollen von ihm und einen strafenden Blick von Dir zur Folge. Besonders schlimm, seit die letzte Überraschung, ein Fernseher, bei uns eingetroffen war. Er wurde angestellt, wenn das Programm am Nachmittag begann, und dann hatte absolute Ruhe zu herrschen. Das Gerät, schwarzweiß und natürlich noch ohne Fernbedienung, wurde in der Ecke aufgestellt, in der sich auch Euer Bett befand. Direkt neben das Bett wurde ein kleiner Tisch gestellt, auf dem er alles zu seiner Bequemlichkeit vorfand: Getränke, Naschzeug, seine Zigaretten und Aschenbecher und seine Fernsehzeitung. Sagte ich, er hätte keine Fernbedienung gehabt? Das ist nicht ganz richtig, er hatte ja uns.

»Mach mal lauter!«

»Mach mal leiser!«

»Stell mal das Programm um!«

Wir funktionierten auf Zuruf. Bisweilen warf er uns zur Belohnung ein Bonbon hin, so wie man einem Hund etwas von seinen Tischabfällen hinwirft.

Die erste Woche nach seiner Heimkehr verlief ohne nennenswerte Zwischenfälle. Er riss sich zusammen, trank Brause statt Bier, schrie kaum und ließ sogar mich unbehelligt, als Du in der Nacht zur Arbeit musstest. Bis auf knappe Anweisungen oder Befehle sprach er kaum mit uns, ließ sich bedienen und umsorgen, sah fern oder schlief. An manchen Abenden machtet Ihr Spaziergänge, nachdem wir zu Bett geschickt worden waren. Später erfuhr ich, dass Ihr bei diesen Spaziergängen oft in einer Kneipe wart und Du ihm dort erlaubt hast, ein oder zwei Bier zu trinken. Vielleicht hast Du ja wirklich daran geglaubt, dass Du ihn so unter Kontrolle hättest und er Deine Großzügigkeit zu schätzen wüsste.

16

Der Juli kam und mit ihm sein Geburtstag. Sein Bruder reiste mit seiner Frau, die wir nur Tante nannten, aus Bremerhaven an und es sollte eine richtige Familienfeier stattfinden. Sein Geburtstag, so hast Du verlauten lassen, sei dieses Jahr etwas ganz Besonderes, fast habe er ihn nicht mehr erlebt und dass er es nun doch tat, war Dir eine Feier mit allem Drum und Dran wert. Ich persönlich hätte lieber den Jahrestag seines Verblutens gefeiert!

Er bekam einen Plattenspieler und jede Menge Schallplatten geschenkt, Du hast Wurst und Käsehäppchen hergerichtet und schon am Nachmittag standen Flaschen mit Likör, Bier und Sekt auf dem Tisch. Spät nachmittags kam als Überraschungsgast noch Tante Marina an, seine jüngere Schwester, Oma und Opa kamen zum Kaffee herunter, blieben aber nicht sehr lange, weil sie die Verwandtschaft ihres Schwiegersohnes nicht sehr mochten. Etwas windig und krumm kamen die ihnen vor. Sie arbeiteten nicht und niemand wusste so genau, woher sie so viel Geld hatten, dass sie sich sogar ein Auto leisten konnten.

Gegen Abend wurde die Stimmung immer gelöster, der Plattenspieler wurde lauter gestellt, und die Erwachsenen sangen: »Er hat ein knallrotes Gummiboot«. Ihr habt Euch Witze erzählt, die wir nicht verstanden. Schmutzige Witze waren es, Zoten, aber Ihr konntet sie Euch unbesorgt erzählen: Wir hatten keine Ahnung, was »Pflaume«, »wichsen« oder »vögeln« bedeutete. Gelacht haben wir trotzdem, es war zu schön, dass wir bei Euch sitzen und mitfeiern durften.

Die Großen tanzten mit den Kleinen, wir bekamen so viele Wurstbrote, wie wir nur wollten, wir durften uns jeder Musik aussuchen und wir bekamen Aufmerksamkeit von Onkel und Tanten. Antje, die im nächsten Monat eingeschult werden sollte, durfte ihren Ranzen vorführen, Paul wurde wegen seinem kugelrunden Bauch bewundert, ich wegen meiner Lesekünste, kurz, wir wurden alle mit einbezogen.

Irgendwann hast Du vorgeschlagen, dass Ulla uns etwas vorsingen soll. »Sie hat so eine helle, hübsche Stimme, sie zwitschert wie ein Vögelchen!«

»Ja!«, sagte das Geburtstagsmonster. »Sie soll uns etwas singen, Irma, mach Musik!« Er nahm sie auf den Schoß und aus dem Plattenspieler ertönte *Heidschi Bumbeidschi*.

Ruf Dir das bitte in Erinnerung, Irma. Begreifst Du jetzt, warum ich ab dem Moment nicht mehr lustig war? Ich hatte mir immer gewünscht, er möge sich jemand anders aussuchen, aber jetzt, wo genau das geschah, war es mir auch nicht recht. Ich hatte einen Kloß im Hals und wollte nicht hören, wie Ulla wie ein Vögelchen zwitscherte. Ich schielte aus den Augenwinkeln, ob er sie anfasste, ob er sie an den Schenkeln streichelte, so wie es bei mir auch angefangen hatte. Ich behielt ihn im Auge, so gut ich konnte, und Dir fiel auf, dass ich immer stiller wurde. Du hast mich sogar noch aufgezogen, hast gemeint, ich sei eifersüchtig, weil diesmal nicht ich es war, die bei ihm sitzen durfte.

»Man muss seinen Geschwistern auch mal was gönnen!«, hast Du gesagt.

Himmel, Du hattest ja keine Ahnung! Ich wollte Ulla alles Mögliche gönnen, aber doch nicht das! Ich hab Dir versichert, dass es nur die Müdigkeit sei und ein bisschen auch der Zigarettenrauch. Mir brannten die Augen und ich wollte jetzt meine Geschwister und mich bettfertig machen.

Für uns war der Abend hier zu Ende. Ich war froh, dass wir, allen voran natürlich Ulla, in unseren Betten lagen. Wie sollte ich es nur anstellen, in Zukunft auf sie aufzupassen? Ich war morgens in der Schule und konnte nicht kontrollieren, ob er sie anfasste. Und was, wenn er das nächste Mal Ulla aus dem Bett holte, wenn Du zur Arbeit warst? Was sollte ich dann tun? Sollte ich mich schlafend stellen? Sollte ich sagen, dass er nicht Ulla, sondern mich nehmen sollte? Und wie würde Ulla reagieren, wenn er sie tatsächlich holte? Sie war ein zartes kleines Wesen, fast mager. Hellhäutig mit fast weißen Haaren. Sie war außerdem sehr sensibel, von uns Kindern war sie diejenige, die am meisten unter den Umständen litt, und abends im Bett weinte sie oft leise vor sich hin. Ulla war schon als ganz kleines Mädchen eine Putzfrau. Ständig wollte sie Hände oder Gesicht gewaschen bekommen, sie fegte mit ihrem kleinen gelben Plastikbesen täglich den Boden, den Tritt vor der Haustür oder die Treppe. Ein Fleck auf ihrem Kleid oder herumliegende Fusseln konnten sie rasend machen. Wenn ich mich nach seinen Übergriffen schmutzig fühlte, wie würde es dann erst Ulla ergehen, wenn er sie mit seinen Dreckspfoten begrabschte? Ich beschloss, abzuwarten und meine kleine Schwester genau zu beobachten.

In dieser Nacht gab es keinen Streit. Es war im Gegenteil eher unnatürlich ruhig. Einmal meinte ich, ich hörte Dich weinen, glaubte aber, ich hätte mich getäuscht, vielleicht hattest Du nur vor Dich hin gesummt.

Der nächste Tag war ein Sonntag, deshalb und auch wegen der Feier am Vorabend durften wir erst sehr spät aufstehen. Wir kamen gerade noch rechtzeitig, um Onkel und Tante zu verabschieden. Sie schienen ausgesprochen kurz angebunden, von der Herzlichkeit des vergangenen Tages fehlte jede Spur. Tante Marina schien schon weg zu sein, von Deiner Amöbe war zum Glück ebenfalls nichts zu sehen. Onkel gab uns die Hand, Tante merkte an, ihr sei schon gestern aufgefallen, dass die Kinder ein wenig streng röchen, und schon waren sie mit ihrem roten Auto um die Ecke verschwunden.

Wir Kinder winkten ihnen nach, jede von uns mit einem leichten Gefühl von Trauer. Es kam fast nie vor, dass wir Besuch oder gar eine Familienfeier hatten, und es konnte nun wieder sehr lange dauern, bis wir es einmal wieder so lustig hatten. Mir fiel auf, dass Du aussahst, als hättest Du Schmerzen. Deine Augen waren ganz rot und geschwollen und man konnte sehen, dass Du geweint hattest. Von uns konnte Dich niemand geärgert haben, wir waren gerade erst aufgestanden, und so fragte ich Dich, ob Du vielleicht Rückenschmerzen hättest. Keine Antwort, nur stummes Kopfschütteln und ein Blick, als seist Du gar nicht richtig anwesend. Du warst die Königin hier und wenn es uns nicht gelänge, schnell für bessere Laune zu sorgen, würden wir es ausbaden müssen.

Ich machte meine Schwestern mobil, verteilte Aufgaben und gemeinsam machten wir uns ans Werk, die Wohnung wieder einigermaßen sauber zu kriegen. Irma und Ulla stellten alle Flaschen zusammen, säuberlich getrennt nach Pfandflaschen und Nichtpfandflaschen, sammelten Papierfetzen, Zigarettenstummel und Essensreste vom Boden und Antje und ich kümmerten uns um den Abwasch. Zum Schluss fegten wir zusammen den Teppich ab und betrachteten stolz unser Werk. Während der ganzen Zeit hast Du nur dagesessen und vor Dich hin gebrütet.

»Mama, was hast du denn? Sag doch. Wir machen doch alles für dich, guck mal, ist alles wieder sauber!«

»Was ich hab? Das musst du deinen sauberen Vater fragen!«

Als ich wissen wollte, ob er Dir etwas getan habe, hast Du geschnauft und wütend geschaut. Es war keine Erklärung aus Dir herauszubekommen und ich musste mich mit dem Gedanken zufriedengeben, dass wenigstens keine von uns für Deine Wut und die Tränen verantwortlich war.

Oma war hartnäckiger. Als sie nach unten kam und Dich weinen sah, bohrte sie so lange nach, bis Du endlich mit der Sprache herausgerückt bist.

»Mit seiner eigenen Schwester hat er was!«

Da musste sich sogar Oma erst einmal setzen. Ihr wart so in Euer Gespräch vertieft, dass Ihr völlig vergessen habt, uns nach draußen zu schicken, und so war es leicht, Euch zu belauschen. Es stellte sich heraus, dass gestern Abend plötzlich Tante Marina und Dein geliebter Schatz im Kreis der Feiernden fehlten. Du bist mit Tante nach draußen gegangen, um nachzusehen, ob sie vielleicht vor der Tür stünden, um frische Luft zu schnappen. Aber erst hinter dem Haus, bei Opas Kaninchenställen, seid Ihr fündig geworden: Dort standen sie, beide mit heruntergelassenen Hosen und gerade so richtig schön bei der Sache. So sehr, dass sie Eure Anwesenheit vor lauter Stöhnen und Seufzen überhaupt nicht bemerkt haben. Ihr seid wieder zu Onkel hineingegangen und nach gut zwanzig Minuten kamen auch Brüderchen und Schwesterchen wieder herein, herrlich unschuldig, und sprachen von der schönen, wunderbar erfrischenden Nachtluft.

Die Feier war natürlich gelaufen und der Besuch verzog sich nach oben, um die Nacht auf Omas geheiligtem Wohnzimmerfußboden zu verbringen. Darum also der plötzliche Aufbruch von Onkel und Tante, und darum war auch Tante Marina nicht mehr da.

Oma konnte sich überhaupt nicht erklären, warum Du nicht sofort dazwischengegangen warst. Sie hat Dich nicht oft gescholten, jedenfalls nicht in meiner Gegenwart, aber nun musstest Du Dir ein ums andere Mal anhören, dass sie Dich für eine selten dumme Kuh hielt. Ha! Was für Töne gegen meine Mutter! Halb erwartete ich, dass Du ihr jeden Moment eine runterhauen würdest, aber das ging ja nicht gut, sie war Deine Mutter und konnte folglich mit Dir meckern, wie sie wollte.

Auf die Frage, wo er jetzt sei, musstest Du ihr die Antwort schuldig bleiben. Er ließ sich den ganzen Tag nicht blicken. Du warst unruhig, bist ständig zur Tür gelaufen, um Ausschau zu halten, und hast uns schließlich sehr früh zu Bett geschickt.

Hier fällt mir auf, wie oft ich das erwähne: Wir wurden ins Bett geschickt. Was schätzt Du, wie viel Zeit unserer Kindheit haben wir in diesem Loch verbracht? Es muss weit über die Hälfte gewesen sein.

Ich weiß nicht, wie spät es war, als ich von Stimmen in der Wohnküche aufwachte. Ich bezog Lauschposten hinter der Tür. Von dort konnte ich nicht nur besser hören, ich konnte durch einen schmalen Spalt auch teilweise sehen, was bei Euch vor sich ging. Er hing wie ein nasser Sack auf seinem Platz am Küchentisch, ich konnte nur seinen Rücken sehen, hörte aber an seiner Stimme, dass er vollkommen besoffen war. Du hast am Schrank gestanden und Dir unablässig mit einem Taschentuch die Augen abgetupft. Es ging ums Saufen, darum, dass er sein Versprechen gebrochen hatte, und schließlich bist Du auf Tante Marina gekommen. Als er merkte, dass er sich nicht so ohne Weiteres aus der Affäre würde ziehen können, sprang er auf und schlug mit der Faust auf den Tisch.

»Du hast doch selbst schuld! Liegst da wie ein steifes Brett und nimmst noch nicht mal meinen Schwanz in den Mund. Die kann wenigstens anständig ficken!«

Er torkelte um den Tisch herum auf Dich zu und ich musste mir selbst den Mund zuhalten, um nicht aufzuschreien. Aber anstatt Dich zu schlagen, legte er die Arme um Dich und vergrub seinen Kopf in Deiner Halsbeuge. Ich verstand nicht alles, was er stammelte, er schien zu flennen und um Verzeihung zu bitten. Ich hörte, wie er sagte, er würde Dich doch lieben, er faselte etwas von Kurzschluss und davon, wie leid ihm das Ganze täte. Und anstatt jetzt den dicken Aschenbecher vom Tisch zu nehmen und ihm über seinen hohlen Schädel zu ziehen, hast Du ihn in den Arm genommen. Ihr habt dagestanden, Euch gegenseitig hin und her gewiegt und dabei geheult. Ich habe auch geheult.

Es geht weiter

17

Antjes Einschulung war ähnlich wenig feierlich wie meine eigene. Du bist zwar dieses Mal in der Schule erschienen, aber in der Kirche war es wieder nur Opa, der neben dem frischgebackenen Schulkind saß. Sie war schon sieben, als sie eingeschult wurde, sie war vorher noch nicht »reif« genug, was immer das auch bedeutet haben mag. Von Deinem Idioten wurde ihr gesagt, sie wäre eben zu blöd für die Schule und so wie er das sähe, würde sich das auch nicht ändern.

Ich war in die dritte Klasse versetzt worden, keine besonders gute Schülerin, aber trotz meiner Fehlzeiten auch nicht die schlechteste. In Mathematik war ich schwach, aber das Schreiben klappte recht gut und lesen konnte ich, so wurde mir von allen Seiten bestätigt, »wie eine Große«.

Paul war im Krabbelalter, er kroch unermüdlich durch die Wohnung, zog sich an den Möbeln hoch und hielt uns Mädchen durch seinen Eifer, alles erkunden zu wollen, gehörig auf Trab.

Am Ende dieses Sommers wurde dein Mann wegen wiederholter Trunkenheit während der Arbeitszeit fristlos entlassen. Er war jetzt tagein, tagaus immer zu Hause. Du wirst eine schwache Vorstellung davon haben, wie schwer das Leben dadurch für uns wurde, war es doch auch für Dich selbst nicht eben angenehm, ihn ständig im Haus zu haben. Regelmäßig kochen, ihn bedienen, uns ständig zur Nichtanwesenheit zu ermahnen, da blieben natürlich Deine eigenen gemütlichen Stunden auf der Strecke. Er lag oft noch im Bett und schlief, wenn ich mittags nach Hause kam. Zum Essen erhob er sich großherzig, um uns am Tisch Gesellschaft zu leisten, und wenn es denn gar nicht anders ging, sägte oder hackte er am Nachmittag Holz für den Kohleherd in der Küche. Seine Hauptbeschäftigung war aber weiterhin das Fernsehen. Er lag, meist nur mit Unterwäsche bekleidet, auf oder unter seiner Bettdecke, unrasiert, mit fettigen Haaren und eine widerliche Duftmischung aus Schweiß, Tabak und Bier verströmend. Er rülpste, furzte, meckerte und ließ sich bedienen und es war mir immer völlig schleierhaft, wie Du die Abende und Nächte an seiner Seite verbringen konntest. Hast Du ihn so sehr geliebt oder warst Du ihm so hörig, dass Dich sein Gestank nicht angeekelt hat? Seine weißgeblümte Decke war voller Flecken und klamm von seinem Schweiß; wenn er schlief, sickerte Speichel aus seinem offenen Mund in das Kopfkissen, und sein Bettlaken war am Fußende schwarz von seinen Füßen.

Wenn er sehr gut gelaunt war, »durften« wir alle zu ihm auf das Bett, um uns gemeinsam mit ihm eine Fernsehsendung anzuschauen. Glücklicherweise waren diese Anfälle von Freundlichkeit und Großmut selten und hörten schließlich ganz auf, als Ulla einmal unbedacht äußerte, dass Papa stinken würde. Er warf sie brutal vom Bett, uns andere gleich hinterher und das war das unwiderrufliche Ende der trauten Vater-Kinder-Idylle auf dem Bett.

Ein Tag war so trost- und freudlos wie der andere. Wir hielten uns so viel wie möglich draußen auf, spielten Gummitwist, Himmel und Hölle oder Busfahrer. Ein paar Apfelkisten waren die Sitzbänke, ein alter Küchenhocker der Fahrersitz und das Rad eines alten Rollers musste als Lenkrad herhalten. Die Passagiere mussten auf Zurufe wie: »Bitte alles aussteigen!« oder »Achtung, gut festhalten, ich muss bremsen!« reagieren.

»Da steht Papa!«, rief Antje. »Los, fahr ihn um!«

Und ich fuhr, brumm, brumm, wie wild auf ihn los!

Wir lachten darüber so sehr, dass »Papa umfahren« zu einem festen Bestandteil unseres Spiels wurde.

Irma rief: »Fahr über seine Füße!«, und wir stellten uns vor, wie der große Reifen des Busses seine Füße so platt fahren würde, dass er für immer barfuß laufen musste, auch im Schnee, weil ihm einfach keine Schuhe mehr passten.

Einmal sagte Ulla: »Los, fahr über seinen Pimmel!«

Wir kriegten uns nicht wieder ein über die unerhörte Frechheit, ein so schlimmes Wort auszusprechen.

»Ja, los, fahr über seinen Kotzpimmel!«, wiederholte Ulla und wieder schüttelten wir uns aus.

Auch Ulla lachte und ich habe erst sehr viel später begriffen, dass es für sie kein Spaß, sondern bitterer Ernst war. Sie war zu dieser Zeit noch nicht ganz fünf Jahre alt. Sie machte seit einiger Zeit wieder regelmäßig ins Bett, aß sehr schlecht und weinte oft scheinbar ohne Grund einfach los. Dein stinkendes Schwein von Ehemann fing an, sie Pissnelke oder Puller-Ulla zu nennen. Anfangs machte er sich über ihre »Bettpisserei« lustig, dann wurde er wütend, bedrohte sie, schlug sie und zwang sie schließlich, eine Gummihose von Paul anzuziehen. Sie musste auf einem alten Regenmantel liegen, um Unterbett und Matratze nicht noch mehr zu durchnässen, und sie bekam ab dem späten Nachmittag nichts mehr zu trinken.

Als ich einmal vor dem Zubettgehen den Wasserhahn im Flur für sie aufdrehte und dabei von ihm erwischt wurde, bekamen wir beide eine Tracht Prügel und für die nächsten Wochen musste auch ich zur Strafe ab dem Nachmittag ohne Tee auskommen.

Ulla lag abends in ihrem Bett und weinte vor sich hin, weil sie so durstig war, ich litt mit ihr, denn mir ging es ja nicht anders. Schließlich kam ich auf die Idee, Paulchens Nuckelflasche mit seinem Nacht-Tee zwischen uns aufzuteilen, vergaß aber in unserer Gier leider, noch einen Rest in der Flasche zu lassen.

Als Paul aufwachte und brummelnd seinen Tee verlangte, konnte ich ihn nicht lange mit der leeren Flasche hinters Licht führen. Dich unglücklicherweise auch nicht. Ab sofort war seine Flasche abends nur noch halb gefüllt und wir mussten wieder dursten.

Not macht ja bekanntlich erfinderisch und so hatte ich schon am nächsten Tag einen Einfall: Ich nahm eine von den leeren Spüli-Flaschen, die wir draußen zum Spielen hatten, füllte sie mit Wasser, klebte ein altes Kaugummi auf die Öffnung und versteckte sie unter meinem Bett. Anfänglich schmeckte es tatsächlich ein bisschen nach Spülwasser und Ulla war von meinem nächtlichen

Getränkeangebot nicht sehr angetan, aber ein weiterer Geistesblitz ließ mich wieder in ihrer Gunst steigen.

Ich stahl einfach ein paar Würfel Zucker, tat sie in die Flasche, füllte erst dann das Wasser ein, schüttelte das Ganze kräftig durch und wie durch Zauberhand hatten wir das köstlichste Zuckerwasser und keine von uns musste mehr Durst leiden.

Das Wasser stillte nicht nur unseren Durst, es diente auch als Trost bei verschiedenen Wehwehchen: Es war Traum-weg-Wasser nach Albträumen, es half gegen Bauchweh und es war ein höchst wirksames Medikament bei Augenbrennen, wenn Antje mal wieder ein Gerstenkorn hatte.

18

Wenn ich allein draußen war, vertrieb ich mir die Zeit, indem ich durch die nahe gelegenen Apfelhöfe streunte. Mehr als genug Vitamine verschaffte ich mir, indem ich, je nach Jahreszeit, die verschiedensten Obstsorten aus den umliegenden Gärten stahl. Mal waren es Erdbeeren oder Stachelbeeren, dann Kirschen und zum Herbst gab es Pflaumen und Äpfel in Hülle und Fülle. Freunde hatte ich keine, mit den Kindern aus dem Armenhaus wollte niemand gern zu tun haben. Ein Mädchen aus dem Haus gegenüber spielte manchmal mit mir, wenn keine ihrer Freunde Zeit hatte. Irgendwann bekam ich aber mit, dass sie mich nur als Notnagel benutzte und mich ansonsten auslachte und zusammen mit den anderen Kindern verspottete. Ich rächte mich an ihr, indem ich sie unter dem Vorwand, ich wolle ihr etwas Wichtiges flüstern, zu mir lockte und ihr dann mit aller Kraft in die Wangen kniff, in beide gleichzeitig, damit es auch richtig wehtat. Das klappte zwei oder drei Mal, dann tauchte ihre Mutter bei uns auf und beschwerte sich. Ich wurde verhauen und durfte danach noch nicht einmal mehr mit Maike sprechen, wenn ich sie irgendwo sah.

Petra, das Mädchen, neben dem ich in der Klasse saß und mit dem ich mich recht gut verstand, kam einmal zum Spielen zu uns. Ihre Mutter nahm sie aber gleich wieder mit, als Petra mich fragte: »Was sind das für komische kleine Tiere auf deinem Kopf?«

Da hatte ich mir mal wieder Kopfläuse eingefangen, diesmal aber zum denkbar schlechtesten Zeitpunkt. Abends saßen meine Geschwister und ich um den Küchentisch, jede von uns hatte eine wirklich übel riechende Tinktur in die Haare gerieben bekommen. Anschließend wurden unsere Köpfe mit langen Streifen alter Bettlaken umwickelt und während der Einwirkzeit durften wir uns nicht rühren. Unser »liebevoller« Vater beschimpfte uns währenddessen, was für Drecksäue wir doch wären, und fragte, ob er vor Scham über uns verlaustes Pack vielleicht sterben solle. Er machte sich lustig über die hygienischen Zustände bei uns und Gott sei Dank würde ihn das nur am Rande betreffen. (Warum eigentlich? War er nicht unser Vater? Lebte er nicht im selben Haushalt? War nicht er es, der sich um die hygienischen Belange seiner Kinder kümmern sollte? Und war nicht er es, der am meisten stank? Von dessen Ausdünstungen es einem schlecht werden konnte?) Am nächsten Morgen wurde die Prozedur wiederholt und danach waren wir für einen unbestimmten Zeitraum wieder läusefrei.

Leider hatte Petra den Mund nicht gehalten und die Geschichte von meinem Läusekopf hatte sich in der Schule herumgesprochen. Als ich in die Klasse kam, stoben die Kinder auseinander, als hätte ich eine ansteckende Krankheit, an der man sterben müsste. Meine Lehrerin schickte mich ins Zimmer des Direktors. Er wartete schon auf mich, mit hochgeschobenen Ärmeln und angetan mit rosa Gummihandschuhen wühlte er in meinen Haaren herum. Danach fragte er mich, ob ich schon öfter Läuse gehabt hätte, ob meine Geschwister auch welche hätten und was unsere Eltern dagegen getan hätten. Erst dann durfte ich zurück in den Unterricht.

Wochenlang litt ich unter dem Gespött meiner Mitschüler. Sie fingen an, sich wie wild zu kratzen, sobald ich irgendwo in Sichtweite kam. Sie bedachten mich mit Schimpfworten und einige spuckten mich sogar an oder traten nach mir.

Unfähig, mich in irgendeiner Art zu wehren, stand ich in einer Ecke des Schulhofes und ließ Beschimpfungen und Tritte über mich ergehen oder ich schloss mich während der ganzen Pause in der Toilette ein. Ich war eine Läuse-Liesel, ein Stinktier, die Armenhaus-Mona. Ich war aussätzig, und das ließen sie mich spüren. Ich war nicht gern zu Hause. Ich ging nicht mehr gern in die Schule. Frei und in Sicherheit fühlte ich mich nur in den Apfelhöfen oder auf dem Heuboden der nachbarschaftlichen Schlachterei. Das war ein großer Hof mit Ställen, mit der Schlachtkammer, mit Eingängen zu Laden und Wohnung. Umgrenzt war er mit einer hohen Mauer. Wenn man recht Anlauf nahm, kam man gut auf der Mauer zu sitzen, dann konnte man sich drüberschwingen und nachsehen, was da so alles vor sich ging. Der Schlachter wusste, dass ich mich oft in seinen Ställen oder auf dem Heuboden herumtrieb, ließ mich aber stillschweigend gewähren. Ich sah mir die Kühe an, manchmal war ein Kalb da. Ich gab ihnen Wasser und Heu und sprach mit ihnen.

Meine Gegenwart wurde dem Schlachter so vertraut, dass er manchmal nach mir rief, wenn er Hilfe beim Füttern brauchte. Er fragte mich eines Tages, ob ich nicht mal dabei sein wolle, wenn eine Kuh geschlachtet wird, und ich sagte ja, weil ich annahm, das sei eine besondere Ehre. Er tötete die Kuh, indem er ihr eine Art Pistole an die Stirn hielt und abdrückte. Die Kuh zappelte ein wenig, verdrehte die Augen und lag dann still. Mit einem Messer schnitt er ihr die Kehle durch, das Blut pulste in dicken Strahlen aus ihrem Körper in eine zuvor bereitgestellte Wanne. Ich war hin und her gerissen zwischen entsetzter Faszination und Mitleid mit der Kuh, und begriff mit einem Schlag, woher die Blutwurst ihren Namen hatte.

»Na, schreckt dich das? Das ist die Wurst, die du bestimmt gern auf deinem Brot isst. Komm her, Mädchen, rühr mal um, damit das Blut nicht gerinnt!«

Ich tat, wie mir geheißen, rührte das Blut mit meinen ungewaschenen Händen. Rührte in der Wanne und roch Eisen und Rost. Die Kuh tat mir leid, aber ihre Augen waren jetzt geschlossen und der Schlachter erklärte mir, dass sie nicht gelitten habe. Jetzt sei sie froh, den Menschen als Wurst und Braten dienen zu dürfen, und ich glaubte ihm, weil ich ihm glauben wollte. Danach ging ich auf den Heuboden, immer noch nach Eisen und Rost riechend, und gab mich Träumereien hin. Ich träumte, ich sei die Tochter des Schlachters, er würde mir schließlich glauben, dass man lieber keine Kühe tötet, er und seine Frau würden zusammen mit mir in unserem Laden Backwaren und Käse verkaufen, aber den Stall und die Kälber würden wir behalten. Ich träumte, Papa sei auf wundersame Weise verschwunden und Du und meine Geschwister müssten nun allein durchs Leben kommen. Ich träumte, wie schön das sein könnte. Du könntest doch den Schlachter heiraten. Oder wir blieben allein und wir Kinder würden Dir alle Arbeiten abnehmen, Du wärst zufrieden und wir auch.

Sekt gäbe es nur noch für Dich.

Wir würden nicht mehr geschlagen.

Ich könnte jede Nacht einfach einschlafen.

Einfach einschlafen …

19

Wenn ich Langeweile hatte, stellte ich mich an die Friedhofspforte und öffnete sie, wenn jemand kam, um das Grab seiner Angehörigen zu besuchen. Viele Leute lächelten mich an oder gaben mir einen Groschen, weil ich so ein liebes Mädchen war. Hin und wieder ging ich mit Opa, wenn er auf dem Friedhof eine Arbeit zu erledigen hatte. Er deckte zum Winter für verschiedene Leute die Gräber mit Tanne ein, befreite Grabstein und Umrandungen von Moos und hob auch neue Gräber aus. Der Boden war schwarz und feucht und wimmelte nur so von fetten, langen Regenwürmern. Die würden schon auf ihr Festmahl warten, sagte Opa dann. Er buddelte und buddelte und am Ende war das Loch so tief, dass er noch nicht einmal mehr über den Rand sehen konnte. Es faszinierte mich, dass in das Loch, das er da grub, am nächsten oder übernächsten Tag ein richtiger toter Mensch gelegt werden sollte.

Manchmal war die Zeit für ein Grab abgelaufen und die Verwandten, falls noch welche da waren, gaben die Stelle wieder frei. Dann wurde ein neues Grab über einem alten ausgehoben. Einmal sah ich, wie Opa beim Graben etwas zutage förderte, das wie ein alter Ball aussah, dem ein wenig die Luft ausgegangen war. Als ich ihn darauf aufmerksam machte, klopfte er die Erde mit dem Spaten vorsichtig ab und zeigte es mir: Es war ein Schädel.

»So was wird eines Tages aus jedem von uns!«, lachte er und dann erklärte er mir, wie viele Jahre es dauerte, bis aus einem »normalen Eierkopp« so ein schöner weißer und glatter Schädel wurde.

Wir fanden noch viele weitere Knochen: kleine, die zu einer Hand, und große, die zu einem Bein gehört hatten. Er bohrte ein wenig mit dem Finger und hatte plötzlich einen Ring in der Hand. Er zeigte ihn mir, machte dann ein kleines Loch in die Erde und steckte den Ring hinein: »Tote bestiehlt man nicht!« Ich fand das alles kein bisschen gruselig, traute mich sogar, dem Schädel einen kleinen Stups mit dem Finger zu geben.

Als ich in der Schule davon erzählte, verscherzte ich mir auch noch die allerletzten Sympathien. Jetzt war ich nicht mehr nur das Armenhauskind und die Läuse-Liesel, jetzt war ich auch noch die Totengräberin. Das tat weh! Hatte ich doch gedacht, dass ich nun auch endlich mal etwas Außergewöhnliches zu erzählen hatte.

Die anderen Kinder berichteten von tollen Spielsachen, die sie daheim hatten, von Autofahrten in den Zoo, von Bastelnachmittagen mit Freunden und der Mutter. Kein anderes Kind, da war ich mir sicher, konnte mit meinem Abenteuer auf dem Friedhof mithalten. Meine Lehrerin sah mich mit entsetztem Blick an und verbot mir, in der Schule je wieder etwas über die Arbeit meines Großvaters zu erzählen. Meine Schwestern waren da nicht so zimperlich, sie wollten den Knochenkopf unbedingt sehen, aber als ich am nächsten Tag noch einmal auf den Friedhof ging, hatte Opa ihn schon weggeschafft.

Weißt Du, Irma, heute kann ich verstehen, warum ich so unbeliebt war: Ich war arm, ich wehrte mich nie gegen Hänseleien, ich muss zum Schreien ausgesehen haben mit meinen abgetragenen Kleidern und den altmodischen Schuhen. Die Krönung jedoch war meine »Frisur«, die entweder Du oder er mir antatet, ein richtiger »Pisspottschnitt«.

Als ich mich wegen der Vorfälle in der Schule bei Dir ausheulen wollte, hast Du nur abgewinkt, davon wolltest Du nichts wissen. Ich sollte mich durchsetzen und basta! Leider hast Du immer versäumt, mir zu verraten, wie das geht: sich durchsetzen. Beigebracht hattest Du es mir nicht. Ich habe die Schule geschwänzt, sooft ich nur konnte. Du hast natürlich gewusst, dass meine Bauch- oder Kopfschmerzen nur erfunden waren, hast aber nur selten darauf bestanden, dass ich trotzdem in die Schule ging. Es war ja auch so enorm praktisch, die Große im Haus zu haben, sie konnte im Haushalt helfen und Besorgungen aller Art erledigen.

Ich ging dreimal täglich für Dich zur Sparkasse, wenn Du Geld erwartet hast, nur um zu fragen, ob es schon auf Deinem Konto war. Wenn die Antwort endlich positiv war, lief ich zu Dir, Du hast mir eine Vollmacht geschrieben und ich hob es ab. Man kannte mich dort und obwohl ich noch nicht einmal zehn Jahre alt war, bekam ich die Summe anstandslos ausgezahlt. Das ist die kleine Pagel, hieß es dann, sie hebt immer das Geld für ihre Mutter ab.

Wenn aber das Geld auf sich warten ließ, wurden wiederum Zettel geschrieben, ein Brief für den Kaufmann, in dem Du darum gebeten hast, anschreiben lassen zu dürfen, und dann gleich noch die Einkaufsliste, falls er es erlaubte. Die Listen waren lang und nicht selten musste ich noch ein- oder gar zweimal zum Laden zurückgehen, um die restlichen Tüten und Taschen abzuholen.

Wenn der Kaufmann das Anschreiben nicht erlaubte und ich mit leeren Händen zu Dir nach Hause gehen musste, hast du mir die Schuld dafür gegeben, weil ich angeblich nicht freundlich genug gewesen sei.

Du bist verrückt geworden ohne Deine Zigaretten, Deine Schundromane, ohne Pralinen oder wenigstens Katzenzungen und ein Fläschchen Keller Geister. Ich wurde zur Telefonzelle im Postamt geschickt, um die Kindergeldkasse anzurufen, wenn das Geld nicht rechtzeitig kam, Du hast mich mit ein paar Groschen zum Bäcker geschickt, um Brotreste zu kaufen. Das habe ich nicht ungern gemacht, denn das Brot, das ich in großen Plastiktüten bekam, war frisch und roch betörend lecker. Manchmal waren auch kleine Stücke Kuchen dabei, die der Bäcker nicht verkaufen konnte, weil sie zerbrochen waren. Die besten Sachen habe ich mir auf dem Nachhauseweg sofort in den Magen geschlagen. Alle möglichen Brotsorten waren vertreten und so eine Tüte voll reichte für mindestens zwei Tage.

Manchmal musste ich zum Arbeitgeber Deines Mannes, um dort einen Vorschuss von fünf Mark zu erbetteln. Das Gestüt lag außerhalb der Ortschaft und Du hast mich auf dem Gepäckträger Deines Fahrrades zu seinem Anwesen gefahren. Dort hast Du Dich zwischen den Bäumen versteckt, während ich versuchte, den Chef oder seine Frau zu erwischen, um sie um das Geld zu bitten.

»Mama kann leider nicht selbst kommen, sie ist krank!« Das habe ich jedes Mal gesagt, wenn sie mich fragten, warum meine Mutter denn mich schicken würde, anstatt selbst vorbeizukommen. Hölle auch, Irma, sie müssen gedacht haben, Du seist dem Tode näher als dem Leben, so oft wie Du krank warst. Dabei hast Du das Geld nur für Zigaretten gebraucht. Ich musste für Dich in der Apotheke nach Beruhigungstabletten ohne Rezept fragen, man wollte sie mir nicht geben, Du hast mich wieder geschickt, diesmal mit einem Brief von Dir.

Ist Dir nie in den Sinn gekommen, dass all diese Dinge weniger peinlich gewesen wären, wenn Du sie selbst erledigt hättest? Du glaubst doch nicht wirklich, dass die Leute so besser über Dich gedacht haben? »Schickt sie wieder ihre Kleine vor? Warum kommt denn deine Mama nicht selbst?« Das waren Sätze, die ich hundertmal gehört habe!

Je älter ich wurde, desto mehr wurde mir bewusst, wie sehr Du mich gebraucht hast. Und desto mehr ging es mir auf die Nerven. Ständig die Bettelgänge, ständig wurde ich gerufen. Gab es etwas zu erledigen, irgendwo um etwas zu betteln, irgendetwas Unangenehmes zu regeln ... Mona würde es schon machen.

Vor allen anderen hast Du aber immer in der Ich-Form gesprochen: *Ich* war heute dreimal zur Kasse, *ich* musste schon wieder anschreiben lassen, *ich* musste mir heute Tabletten holen, damit ich zur Ruhe komme, *ich* habe heute das ganze Haus geputzt.

Du musstest nicht einmal befürchten, dass ich es richtigstellen würde, ich widersprach ja nie. Du hast mir nie gesagt, dass Du froh seist, mich zu haben, aber ich bildete es mir trotzdem ein. Wer hätte sonst so viele Dinge für Dich erledigen sollen? Ein »Danke« gab es für meine Lakaiendienste natürlich nicht. Ich erwartete auch keins. Mir reichte es, wenn ich alles zu Deiner Zufriedenheit erledigen konnte und Du keinen Grund hattest, böse auf mich zu sein.

Sag, Irma, gibst Du noch immer die Vorstellung vom Leiden Christi, wenn etwas nicht nach Deinem Willen geht? Schaust Du die Leute immer noch an mit Augen, die jedem weidwunden Reh Schande machen würden? Und gibt es immer noch Menschen, die darauf hereinfallen?

Früher haben uns Deine Krokodilstränen schier das Herz zerrissen und wir taten alles, um den Tränenfluss wieder zum Versiegen zu bringen. Diese »Bestrafung« all unserer Vergehen tat weitaus mehr weh als die obligatorischen Schläge auf den Kopf oder die Kniffe in die Arme.

20

Die schlimmste Strafe, die Du Dir je hast einfallen lassen, galt nicht mir allein, sondern der ganzen Sippe: dem versoffenen Hurenbock und auch den verdammten Gören, die nichts taten, als Dich permanent zur Weißglut zu treiben. Ich hatte das Pech, an dem Tag ganz allein mit Dir zu sein, als dieser Anfall von plötzlich auftretendem, Übelkeit erregendem Selbstmitleid Dich heimsuchte. Ganz plötzlich hast Du angefangen zu weinen, ohne dass ich den Grund dafür erkennen konnte. Mein blitzschnelles Nachdenken blieb ohne Erfolg: Weder hatte ich Dich geärgert, noch hatte ich vergessen, eine mir aufgetragene Arbeit zu erledigen.

Richtig laut hast Du geheult, Dein Schluchzen nur hier und da kurz unterbrochen, um Dich über ihn, über uns, über die ganze gottverdammte Scheiße zu beschweren. Dann bist Du aufgesprungen, zum Schrank gelaufen und hast aus der zweiten Schublade von oben eine gelbe Wäscheleine gezogen. Weißt Du noch, was Du gesagt hast? Ich weiß es noch genau!

»So, und jetzt geh ich auf den Boden und häng mich auf! Seht doch alle zu, wie ihr allein klarkommt, ich hab die Schnauze voll!«

Erstaunt war ich und erschrocken, konnte keinen richtigen Gedanken fassen, fragte mich, warum Du so etwas sagst, er war ja gar nicht da, um Dich zu hören. Dann fingst Du an, mit dieser gelben Wäscheleine in der Hand die Stufen nach oben zu steigen. In meiner Erinnerung sehe ich diese Szene in Zeitlupe, aber in Wirklichkeit können zwischen den ersten Stufen und meiner Reaktion nur Sekunden vergangen sein. Ich lief hinter Dir her, zog an Deinem Rock und versuchte, mich an Deine Beine zu hängen. Du hast mit der Leine nach mir geschlagen, bist mir auf die Hand getreten und warst schon fast auf der oberen Treppe, die zum Dachboden führte. Durch mein Geschrei alarmiert kam Opa in den Flur, aber bis ich ihm in meiner Panik erklärt hatte, was los war, hattest Du schon den Boden erreicht und die Tür hinter Dir verriegelt. Opa lief hinterher, klopfte an die Tür und versuchte mit ruhiger Stimme, Dich zum Öffnen zu bewegen. Aber alles Bitten und Betteln half nichts, Du wolltest Dich aufhängen, fertig, aus.

Mittlerweile hatten sich auch Oma und die Nachbarn vor der Tür versammelt. Sie redeten gemeinsam auf Dich ein, flehten Dich an, doch um Himmels willen keinen Unsinn zu machen und an die Kinder zu denken. An die hättest Du lange genug gedacht, hast Du gejammert. Und immer müsstest Du Rücksicht auf alle nehmen, niemand würde sich auch nur im Geringsten dafür interessieren, wie es Dir ging. Opa schwieg dazu. Er hatte als Einziger erkannt, dass Du nie wirklich die Absicht hattest, Dich umzubringen. Du wolltest nur Frust ablassen und ein wenig wohlverdiente Aufmerksamkeit für Dein Elend heischen.

Eine weitere halbe Stunde, und die Tür ging endlich auf. Mir fiel ein Stein vom Herzen, ich war froh und überglücklich, Dich lebend wiederzusehen. Ich wollte Dich in die Arme schließen, aber Du hast mich beiseite geschoben und mir aufgetragen nachzusehen, wo meine Geschwister seien. Ich sollte mich um sie kümmern, Du wolltest Dich hinlegen, etwas zur Ruhe kommen und Dich von dem Schreck erholen. Von welchem Schreck, Irma? Von dem, den Du mir eingejagt hast?

Die Kleinen hatten von der Tragödie überhaupt nichts mitbekommen, sie spielten noch immer hinter dem Haus und fragten mich nur, ob ich verhauen worden sei, weil ich so verheult aussähe.

Noch Tage später bin ich ständig hinter Dir hergelaufen. Wenn Du mich, genervt von meinem ständigen Rockzipfelgehänge, nach draußen geschickt hast, habe ich mich auf den Tritt vor unserer Haustür gesetzt. Ich hatte Angst, Du könntest es Dir doch noch anders überlegen und Dich umbringen und ich wäre nicht da, um es zu verhindern. Ich hatte das Gefühl, auf Dich aufpassen zu müssen, und auch das Bedürfnis danach, und ging noch widerstrebender als sonst zur Schule oder auch nur zum Einkaufen. Jedes Mal, wenn Du traurig geguckt hast, fiel mir die gelbe Wäscheleine wieder ein und es kam vor, dass ich mir aus heiterem Himmel einbildete, Du seist gerade jetzt auf dem Weg zum Dachboden, die Leine in der Hand. Du hast wahrscheinlich schon längst nicht mehr an diese Geschichte gedacht, als sich mir bei der Erinnerung daran noch immer die Haare sträubten.

21

Die Nächte, in denen Du mit der Hühnerfangerei beschäftigt warst, waren für mich jedes Mal die Hölle. Zu wissen, dass Du heute Nacht wieder losgehst, war gleichbedeutend mit der Gewissheit: Heute Nacht holt er mich wieder aus dem Bett!

Es lief immer nach dem gleichen Schema ab: Er zitierte mich unter einem Vorwand aus der Kammer, ich musste mich ausziehen und in Euer Bett legen. Die Bettdecken hatte er auf einen Sessel gelegt, ich selbst musste mich auf ein schmutziges Handtuch legen. Er verging sich an mir und wenn er fertig war, wusch er mich unter wüsten Beschimpfungen und Drohungen und stieß mich dann zurück in die Kammer.

Ich habe immer noch geweint, wenn er sich über mich hermachte, hatte es aber längst aufgegeben, ihn anzuflehen, mir nichts zu tun. Ich wusste nur zu gut, dass es mir außer Schlägen auf den Kopf oder ins Gesicht nichts einbringen würde.

Ich lag einfach da, wartete auf seine Befehle und weinte leise vor mich hin. Ich ließ es über mich ergehen, hoffte, er würde mir nicht zu sehr wehtun, und versuchte, an etwas anderes zu denken. Manchmal gelang mir das sogar. Ich stellte mir zum Beispiel vor, wie es wäre, wenn ihm wirklich ein Bus über seinen Kotzpimmel fahren würde, oder wie großartig es sein müsste, eines Tages zusammen mit Opa seinen Schädel und seine Beinknochen auszugraben. Ich könnte dann mit einer Schaufel so lange auf seinen Schädel einschlagen, bis er in tausend Stücke zerbersten würde. Ich könnte den Kopf auch auf sein Kissen legen, ihm Frechheiten sagen und ihn auslachen. Ja, das hätte mir gefallen.

Findest Du das krank, Irma? Schockiert es Dich, dass ich solche Sachen über den Mann sage, mit dem Du bald die goldene Hochzeit feiern wirst? Du, die Du ihn so gut und so lange kennst, was für Entschuldigungen fallen Dir für ihn ein? Für seine Taten, begangen an wehrlosen Kindern? Ich bin sicher, Du hast äußerst plausible Erklärungen und Begründungen für sein Verhalten parat. Egal, ob er besoffen randalierte, ob er Dich anlog, uns Kinder körperlich und seelisch misshandelte. Egal auch, dass er Dich betrog, es sogar mit seiner eigenen Schwester getrieben hat. Wie kann man eine solche Missgeburt lieben und jahrzehntelang an seiner Seite ausharren?

Obwohl – es spricht einiges dagegen, dass es wirklich Liebe war, was Dich so lange bei ihm hält. Wenn ich bedenke, wie oft Du schlecht über ihn gesprochen, ihn verflucht hast und wie oft Du ihn später selbst betrogen hast, erscheint es mir noch rätselhafter, dass Du ihn nicht schon vor vielen Jahren zum Teufel gejagt hast.

Ich weiß, dass meine Fragen unbeantwortet bleiben werden. Ich stelle sie Dir trotzdem. Vielleicht weil ich hoffe, dass Du sie wenigstens für Dich selbst beantworten kannst.

Natürlich weiß ich, dass auch Du teilweise verzweifelt warst. Aber Du hattest das Leben so und nicht anders gewollt. Und mit Deiner Wahl hast Du uns Kinder dazu verdammt, Dinge zu durchleben, die manch hartgesottenen Erwachsenen in die Klapsmühle getrieben hätten.

Mir ist klar, dass Dich mein Brief hier und da zum Weinen bringen wird. Anders als früher macht mir das aber heute nicht mehr viel aus, weil ich – auch anders als früher – heute weiß, dass Deine Tränen immer nur Dir selbst gegolten haben.

Aber lass mich weiter berichten, sei weiter Gast in meiner Kindheit, in meinen Gedanken und Gefühlen und gib mir Gelegenheit, auch Deine Erinnerungen aufzufrischen. An Deine eigene Vergangenheit, die Kindheit Deiner Töchter und Deines Sohnes.

Zusätzlich zum Hühnerfangen hattest Du mittlerweile noch eine Stelle angenommen. Ein Vertreter der Gemeinde war an Dich herangetreten und bot Dir die Möglichkeit eines bescheidenen, aber regelmäßigen Einkommens. Du solltest die Grundschule putzen. Die Kleinen, so argumentierte er auf Deine Einwände hin, könntest Du notfalls mitnehmen, aber wo doch der Herr des Hauses zur Zeit leider arbeitslos war, sollte doch die Versorgung der Kinder kein Problem darstellen. Und so viel Zeit würde ja das Reinigen der paar Klassenzimmer auch nicht in Anspruch nehmen. Die Dame, die das bisher erledigt hatte, war immer mit zweieinhalb Stunden bestens zurechtgekommen. Und warum lag überhaupt der Herr Pagel im Bett, war er etwa krank? Ein Blick auf die Bierflasche neben dem Bett, auf die Zigaretten und das Naschzeug, dann wandte er sich wieder an Dich.

»Sehen Sie, Frau Pagel, wir im Amt denken schon, dass Ihnen zwei Stunden leichte Arbeit täglich zuzumuten sind. Sie waren ja bis dato noch nicht berufstätig und auf diese Weise können Sie leicht etwas zur Bestreitung des Lebensunterhaltes beitragen. Wo doch, wie gesagt, Ihr Mann derzeit in keinem Arbeitsverhältnis steht.«

Was solltest Du anderes tun, als sein Angebot dankend anzunehmen? Von Deinem Hühner-Job wusste er natürlich nichts, und wolltest Du nicht als unkooperativ oder gar arbeitsscheu dastehen und womöglich eine Kürzung der Beihilfen riskieren, so musstest Du einwilligen. Immerhin stand hier ein Vertreter der Obrigkeit vor Dir.

Dein Scheißer zog sich die Decke bis zum Kinn und entschuldigte sich für seinen unangemessenen Aufzug. Er beteuerte, dass es nur die aasigen Rückenschmerzen seien, die ihn aufs Lager zwangen. Er würde weiß Gott auch lieber einer ordentlichen Arbeit nachgehen, als taten- und kraftlos nur im Bett herumzuliegen. Aber Schmerzen hin oder her, er suche schon, mit Hochdruck, nach einer neuen Beschäftigung ... Verantwortung ... Moral ... bla bla. Sogar ich konnte sehen, dass der Herr von der Gemeinde dem Spinner kein Wort geglaubt hat.

So hast Du also am folgenden Montag damit begonnen, die Klassenzimmer meiner Schule zu reinigen. Fegen, wischen und die Stühle wieder von den Tischen heben. Die Papierkörbe und im Lehrerzimmer die Aschenbecher leeren, die Tische abwischen und die Toiletten reinigen. Einige Dinge aus dem Bestand der Schule, wie Putzmittel, Müllsäcke und Verbandmaterial, verschwanden in Deiner Tasche, um bei uns zu Hause ihren Dienst zu versehen, und jeden Tag fünf oder sechs Briketts aus dem Kohlenkeller würden auch niemandem auffallen.

Ich habe Dir gleich von Anfang an meine Hilfe angeboten. So musste ich nicht mit ihm allein bleiben und außerdem war es auch etwas Besonderes, am Nachmittag in die Schule zu gehen. Kein anderes Kind durfte das. Ich konnte unter den Tischen meiner Mitschüler nach vergessenen Süßigkeiten suchen und sogar die Schublade des Lehrertisches aufziehen. Darin lag das Klassenbuch. Unter meinem Namen standen meine häufigen Fehlzeiten, aber auch Einträge wie: »Ist sehr verschlossen.« »Wirkt oft unbeteiligt.« »Probleme im Elternhaus?«

Die Eintragung meiner Lieblingslehrerin freute mich so sehr, dass ich Dir das Buch zeigte. »Mona liest außergewöhnlich flüssig!«, stand da. Mit Ausrufezeichen!

Die anderen Eintragungen interessierten Dich allerdings mehr und als Du die Fehlzeiten entdeckt hast, hast Du gerufen: »Ach, du Scheiße, so oft warst du doch gar nicht zu Hause! Und was heißt denn hier ›Probleme im Elternhaus‹, was hast du denn der blöden Kuh erzählt?«

»Nichts, Mama, ich erzähl nie was von zu Hause, aber die anderen ärgern mich immer.«

»Dann wehr dich, wenn dir einer was tut!«, war Dein einziger Kommentar.

Mit der Zeit kam der Schuldirektor darauf, dass der sprunghaft angestiegene Verbrauch an Putzmitteln nicht etwa Deinem Arbeitseifer zuzuschreiben war, und er schob den Diebstählen einen Riegel vor, indem er Dir nur noch die benötigte Menge für eine Woche in den Putzraum stellte, den Rest schloss er weg. Auch die Schubladen der Lehrertische waren nun immer verschlossen und ich kam nicht mehr dazu, auch noch die Einträge meiner Mitschüler zu studieren, wie ich es eigentlich vorgehabt hatte.

Bald wurde es Dir zu viel, Du jammertest über die zusätzliche Arbeit, es war doch nicht so einfach, wie der Mann vom Amt Dir erzählt hatte. Du fühltest Dich ungerecht behandelt und hast über die bescheuerten Lehrer und den noch bekloppteren Direktor gewettert. Es gab nämlich Beschwerden wegen deiner Arbeitsweise. Wenn Dir ein Klassenraum nicht schmutzig vorkam, hast Du mich nur die Papierkörbe leeren lassen und bist selbst mit dem Besen einmal im Sauseschritt durch den Mittelgang gewetzt. Oft waren wir nach weniger als einer Stunde mit der ganzen Schule fertig und dann galt es nur noch, die Zeit totzuschlagen, bis Deine Arbeitszeit offiziell zu Ende war und wir die Schule verlassen konnten.

Du nahmst an einem der Lehrertische Platz, holtest Deinen Roman und die Zigaretten aus der Tasche und ich putzte lustlos die Toiletten. Du hattest vorsichtshalber immer einen Eimer mit Wasser und einen Putzlappen neben Dir, und weißt Du noch, als einmal plötzlich der Direktor auftauchte? Du wurdest so hektisch, dass Du das Putzwasser über Roman und Zigaretten verschüttet hast. Beides nun unbrauchbar, flog es trotzdem rasch, rasch, in Deine Tasche und Du gingst fieberhaft an die nun wirklich vorhandene Arbeit. Ich glaube, der Direktor wusste, dass Du nichts getan und einfach nur dumm herumgesessen hattest, aber »Rauchen Sie nicht in den Klassenzimmern, Frau Pagel!« war alles, was er sagte.

Dein Geseiere wegen Deines unverdient harten Schicksals hing bald allen zum Hals heraus. Die Schinderei in der Schule, die Sklavenarbeit auf dem Hühnerhof, dazu der Haushalt, der Kerl, der nie irgendetwas tat, und zu allem Überfluss auch noch all die Gören mit ihrem ewigen Gejammer nach Essen, das alles ging Dir gehörig auf die Nerven. Mit Opa hast Du wochenlang nicht gesprochen, weil er sich erdreistete, Dir zu sagen, Du solltest Dich wegen der paar Stunden nicht so anstellen.

Und dann wurdest Du krank. Wie schlimm Deine Grippe wirklich war, vermag ich nicht zu sagen. Du hast schon immer dazu geneigt, aus dem kleinsten Zipperlein eine lebensbedrohliche Krankheit zu machen. Auf jeden Fall lief Dir die Nase, Du hast gehustet und fühltest Dich so miserabel, dass Du Deiner Arbeit auf gar keinen Fall nachgehen konntest. Dein Gestöhne und Gejammer hatte schließlich den gewünschten Erfolg und Dein Kerl erklärte sich bereit, für Dich die Putzfrau zu spielen.

»Mona kann ja mitgehen!«, hast Du ihm vorgeschlagen.

»Ja, natürlich! Warum eigentlich nicht!?«

Er tat, als wäre er eben erst auf diesen Gedanken gekommen. Mir wurde ganz flau. Um nichts auf der Welt wollte ich auch nur einen einzigen Schritt mit ihm gehen, wusste aber von vornherein, dass mir nichts anderes übrigbleiben würde, selbst wenn ich mich jetzt übergeben würde. Ich versuchte also, Dich davon zu überzeugen, dass wir alle noch schneller fertig werden würden, wenn wir auch Antje noch mitnehmen würden. Als er aber davon absolut nichts wissen wollte, war mir klar, was mich erwartete.

Ich ging also mit ihm in die leere Schule, er schloss die Tür hinter uns ab und ließ den Schlüssel im Schloss stecken. Ich versuchte, ihn abzulenken, plapperte einfach drauflos. Ich erzählte ihm, wie Du und ich immer sauber gemacht hätten, vom Unterricht, der hier morgens stattfand, von meinen Klassenkameraden und wer auf welchem Platz sitzt. Er ging darauf ein, machte sogar Witze, während er mit erstaunlicher Geschwindigkeit die Böden fegte und wischte. Die Arbeit war ziemlich schnell erledigt und ich wusste, ich hatte ihn nicht gut genug abgelenkt, als er sagte: »Na, das ging aber fix! Jetzt haben wir ja noch richtig viel Zeit, was machen wir zwei Hübschen denn jetzt noch?«

Während er die Wischeimer in die Putzkammer brachte, zwängte ich mich in meinem Klassenzimmer zwischen Wand und Tafelaufbau. Er kam zurück, sah mich nicht und rief meinen Namen. Ich meldete mich nicht, mein Herz schlug wie verrückt und ich hätte mir vor Angst beinah in die Hosen gemacht. Er rief wieder nach mir, fordernd, böse, drohend. Er wusste, dass ich nur in diesem Raum sein konnte, hätte ich ihn verlassen, hätte ich an der Putzkammer vorbei gemusst und er hätte mich gesehen. Ich schloss die Augen, presste mir die Hand vor den Mund und versuchte, nicht zu atmen. Alles vergebens, schließlich entdeckte er mich doch.

»Komm raus da!«

Keine Reaktion von mir, ich stand einfach da, starrte die Rückseite der Tafel an und sagte kein Wort.

»Komm sofort raus da oder ich reiß das Scheißding aus der Wand und dann kannst du was erleben!«

Ich fing an zu weinen, er befahl mir noch einmal, sofort hervorzukommen. Ein zögernder Schritt in seine Richtung und schon hatte er mich am Arm gepackt und zog mich hinter der Tafel hervor. Er schlug mir ins Gesicht, schubste mich gegen die Wand und trat mich, als ich am Boden lag, in die Seite und gegen den Hintern. Dann zerrte er mich wieder auf die Beine und erklärte mir schmaläugig und spuckend, wie leicht es jetzt für ihn wäre, mich einfach verschwinden zu lassen. Er könnte mir jetzt in aller Seelenruhe und schön langsam den Hals umdrehen. Meinen Kadaver brauchte er nur in den Kohlenkeller zu schaffen, dort in den Heizungsofen zu werfen und mich zu verbrennen. Dann würde ich wenigstens mal fünf Minuten lang etwas taugen, indem ich für etwas Wärme sorgen würde. Keiner da, der etwas merken würde. Dir würde er erzählen, ich wäre einfach weggelaufen, und dann würdest auch Du mich hassen, und vermissen würde mich Stück Scheiße sowieso keiner. Es wäre also gesünder für mich, wenn ich einfach parieren würde. Er zog Hose und Unterhose aus und legte sich auf den Rücken. Ich musste mich neben ihn knien und sein Glied in die Hand nehmen.

»Fass fester an und reib immer hin und her! Und hör bloß auf zu plärren, du Stück Scheiße!«

Ich kniff die Augen fest zusammen, um wenigstens nicht auch sehen zu müssen, was ich da tat. Er atmete heftiger und ich musste schneller reiben. Einmal unterbrach er mich, legte selbst Hand an und demonstrierte mir im Detail, wie er von mir befriedigt werden wollte.

»Und mit der anderen Hand packst du die Eier und streichelst und drückst sie so ein bisschen, aber nicht zu doll, sonst schlag ich dir den Schädel ein!«

Nach ein paar Minuten kam er auf die Idee, ich solle mich auch ausziehen. Er bekräftigte seine Forderung durch Schläge gegen meinen Kopf und ich tat, wie mir befohlen wurde. Er legte sich wieder hin und ich musste mich mit entblößtem Unterleib breitbeinig über seinen Kopf stellen. Mit einer Hand fummelte er an meiner Scheide herum, mit der anderen rieb er seinen Kotzpimmel.

Dann musste ich mich hinlegen und die Beine spreizen. Er verlangte von mir, dass ich mir einen Finger zwischen die Schamlippen steckte und ihn hin und her rieb. Er kniete neben mir, glotzte mir zwischen die Beine und rieb wie ein Wilder an seinem Dreckschwanz. Plötzlich schoss etwas daraus hervor und klatschte mir über Bauch, Brust und Gesicht. Die Geräusche, die er dabei machte, kannte ich schon und jetzt wusste ich auch, was es mit dem Feuchten, Klebrigen auf sich hatte, das ich sonst nur gespürt, aber nie gesehen hatte.

Als er sich beruhigt hatte, zog er sich an, nahm den Schwamm von der Tafelablage und stieß mich zum Waschbecken. Ich musste mir mit reichlich Seife das Zeug abwaschen und mach hin, schnell, beeil dich endlich!!! Wir waren spät dran, sein Amüsement hatte länger gedauert als geplant. Er nahm sich aber noch die Zeit, mir mit dem Schwamm Gesicht und Augen zu kühlen. Er stieß dabei die üblichen Drohungen aus und versprach mir, mich beim nächsten Mal zu verheizen, sollte ich meine Fresse nicht halten. Dann war es für dieses Mal vorbei.

Auf dem Weg nach Hause kamen wir an dem Laden vorbei, in dem ich oft für Dich einkaufen musste. Er hieß mich vor der Tür warten, ging hinein und kam eine Minute später mit einem Eis am Stiel zu 25 Pfennig wieder heraus. Dieses Eis war für mich!

Ich wollte es nicht, verschränkte die Arme hinter dem Rücken und schüttelte den Kopf. Schon war er wieder wütend und ich dachte, dass ich jetzt die nächste Ohrfeige bekommen würde, als der Kaufmann vor die Tür trat.

»Was hat sie denn? So kenne ich sie ja gar nicht. Was ist denn los, meine Kleine, warum willst du denn das schöne Eis nicht von deinem Papa annehmen?«

Seine netten Worte brachten mich zum Weinen, die Tränen kullerten aus meinen Augen, als ich den Kaufmann ansah und wieder den Kopf schüttelte. In diesem Moment muss er zum ersten Mal wirklich Angst gehabt haben. Vor nicht einmal einer halben Stunde hatte er seinen Rotz auf mir abgeladen, hatte sich einmal mehr an meiner Angst und meiner Hilflosigkeit geweidet und nun stand ich weinend vor dem Kaufmann und würde vielleicht trotz aller Drohungen mit meinem Elend herausplatzen.

»Ach, die ist nur bockig, weil sie hat helfen müssen!«

Damit gab sich der Kaufmann zufrieden. Er wickelte das Eis aus, drückte es mir mit sanfter Gewalt in die Hand und war auch schon wieder in seinem Laden verschwunden. Ich lutschte an meinem Eis, er zog mich über die Straße und so, als wäre es das Normalste der Welt, fing er an, mich für zu Hause zu präparieren. Ungewöhnlich freundlich redete er mir zu.

»So, nu ist auch wieder gut. Ich tu dir ja nichts, wenn du artig bist. Hör man jetzt auf zu heulen, hast ja auch ein schönes Eis zur Belohnung gekriegt. Mach man kein Theater, dann lass ich dich morgen auch in Ruhe!«

Was für ein großartiges Versprechen, findest Du nicht? Dafür lohnte es sich doch wirklich, artig zu sein und kein Theater zu machen.

Als wir zu Hause ankamen, hast Du mit Zigarette und Roman auf dem Sofa gelegen.

»Was ist denn mit Mona los? Hat die gejault?«

Also erzählte er auch Dir die Geschichte von meiner angeblich mangelnden Hilfsbereitschaft und dass er erst deutlich werden musste, um mich zum Helfen zu bewegen. Stimmte ja auch, Irma, er musste mit Schlägen und Tritten deutlich werden, bevor ich dazu zu bewegen war, ihm einen runterzuholen.

»Aber ein Eis hat sie trotzdem gekriegt!«, mit einem Blick, der sagen sollte: Kannst mal sehen, was ich für ein Vater bin, gutherzig und nachgiebig bis zum Gehtnichtmehr.

Dir kam weder seine Großzügigkeit komisch vor, noch hast Du Dich darüber gewundert, dass ich angeblich so bockig war und nicht helfen wollte. Beides Dinge, die Dir eigentlich sofort hätten auffallen müssen.

Dass ich das Eis angenommen und gegessen hatte, sorgte nun erst recht dafür, dass ich mich schuldig fühlte. Ich hatte zwar die Hände auf dem Rücken verschränkt, hatte den Kopf geschüttelt, aber dann hatte ich es doch genommen. Hatte ich damit nicht signalisiert, dass ich mit dem, was er mit mir machte, einverstanden war? Gab ich damit nicht zu verstehen, dass ich es vielleicht sogar wollte? Besiegelte ich damit nicht unser Geheimnis, das unaussprechliche, das monströse und fürchterliche Geheimnis? Versicherte ich ihm so nicht, dass er sich meiner Verschwiegenheit sicher sein konnte, erkauft für ein Eis um 25 Pfennig?

22

Es wurde fester Bestandteil meiner täglichen Aufgaben, mit in die Schule zu gehen, um dort zu putzen. Mal mit Dir, mal mit Euch beiden und oft genug mit ihm allein. Meine Welt ging jedes Mal unter, wenn ich hörte, dass du zu müde warst oder zu Hause zu viel zu tun hattest und ich darum mit ihm allein gehen musste. Ich lebte in ständiger Angst. Zu den schlaflosen Nächten kamen die ruhelosen Tage. Nur die Zeit im Unterricht, nach dem Schuleputzen und vor dem Ins-Bett-Gehen war sicher. Ich wusste nie, ob er zu mir ins Bett kam, ob er mich holte oder ob er sich im Schulgebäude über mich hermachen würde.

In der Schule hat er mir jedes Mal Gewalt angetan. Nicht immer in meinem Klassenzimmer, er fand es auch im Lehrerzimmer sehr gemütlich. Seine Perversionen wurden immer abartiger: Mal musste ich mich nackt auf ihn legen, er fasste mich unter den Armen und zog und schob mich an seinem Körper auf und ab, mal musste ich nackt auf allen vieren durch die Schule kriechen, während er hinter mir herging und sich dabei befriedigte. Er setzte mich auf den Lehrertisch, stellte sich zwischen meine gespreizten Beine und rieb sein Drecksding an meiner Scheide. Ich musste ihm sagen, dass er einen schönen dicken Schwanz habe, er versprach mir, dass er mir sein dickes Ding eines Tages richtig tief ins Loch stecken und mich ficken würde und dann sei ich noch mehr seine kleine Drecksau, als ich es ohnehin schon war.

Als ich in meiner Verzweiflung ein weiteres Mal versuchte, mich vor ihm zu verstecken, packte er mich im Nacken und drückte mein Gesicht in einen Eimer mit Putzwasser. Nur um mir zu zeigen, wie leicht es für ihn war, mir das Licht auszublasen.

Ich habe ihm geglaubt, Irma, jedes Wort habe ich ihm geglaubt. Meine Verzweiflung wich irgendwann einem Gefühl, das Resignation gewesen sein muss. Wenn ich mit ihm allein war, fühlte sich mein Kopf an, als sei er mit nasser Watte gefüllt. Ich wusste, er würde es immer wieder tun, ich wusste, dass, egal, was ich auch sagte oder tat, ich es nicht würde abwenden können.

Wenn wir allein in die Schule gingen, war er guter Dinge, erfüllt von Vorfreude. Ich hoffte indes nur, es würde schnell vorbei sein. In der geisterhaften nachmittäglichen Stille des Schulgebäudes fühlte er sich sicher genug, um ständig neue »Spiele« zu erfinden. Er rieb mir den Unterleib mit Schmierseife ein und steckte sein entsetzliches Ding zwischen meine Pobacken. Auf diese Weise rieb er sich an mir, bis er seine Jauche über mein Hinterteil ergoss. Ich musste ihm sein widerwärtiges Gehänge kraulen, es in der Hand wiegen und ihm versichern, wie schön prall seine Eier doch seien.

Ich nahm all diese Dinge als gegeben hin, weil ich sie nicht ändern konnte. War ich Monate zuvor noch voller Hoffnung, dass es irgendwann aufhören könnte, so fürchtete ich mittlerweile, dass es mein ganzes Leben lang ganz genauso weitergehen würde. Der Gedanke, mich irgendjemandem anzuvertrauen, kam mir nicht. Zu grauenvoll erschienen mir die angedrohten Konsequenzen. Der Gedanke an das Blutbad, das er anrichten wollte, wenn er Euch alle umbrachte, ich zweifelte keinen Moment an dessen Wahrheitsgehalt. Er rief mir oft genug in Erinnerung, was für ein Schlachtfest es geben würde, sollte ich auf die Idee kommen, irgendjemandem von unserem kleinen Geheimnis zu erzählen.

23

Eines Nachts war es besonders schlimm. Er war den ganzen Tag über schon übellaunig und gereizt gewesen, hatte uns ohne Grund geschlagen und schickte uns unter einem Vorwand sehr früh und ohne Abendbrot ins Bett. Durch den Türschlitz sah ich, wie er sich am Küchenschrank von hinten an Dich drückte und Dir an die Brust griff. Er sagte leise Dinge zu Dir und versuchte, Dir unter den Rock zu fassen. Du hast ihm auf die Hand geschlagen und ihm gesagt, es würde heute nicht gehen und Du hättest auch keine Lust, nachdem er Dich den ganzen Tag nur angegrunzt hätte.

Ulla wollte wissen, ob ich etwas sehen könne, ich verneinte, legte mich ins Bett und fing an zu warten. Ich schlief nie in den Nächten, in denen Du nicht da warst. Ich hörte die Haustür, als Du gingst, und kurz darauf war er auch schon an der Kammertür.

»Los! Herkommen!«

Der Klang seiner Stimme verhieß Unheil und ich beeilte mich, seinem Befehl nachzukommen. Er hielt sich nicht mit Vorreden auf, sondern zog sich gleich aus und verlangte dasselbe von mir. Er warf mich aufs Bett und setzte sich rittlings auf mich. Vor Schreck und unter seinem Gewicht blieb mir die Luft weg, was ihn aber nicht sonderlich interessierte.

»Los, du Sau, jetzt nimmst du den Pisser in den Mund und lutschst da dran!«

Ich lag weiter starr vor Schreck und er packte mich an den Haaren und zwang mein Gesicht an sein ekelhaftes Ding. Ich erinnere mich gut an dieses erste Mal, als sein Glied gegen meine Lippen stieß. Ich erinnere mich an den Schleim, der mir Übelkeit verursachte, und ich erinnere mich an den Gestank, der von ihm ausging. Ich musste würgen, spürte meinen Magen aufsteigen, fühlte, wie ich plötzlich und gerade noch rechtzeitig hochgerissen und aus dem Bett geworfen wurde.

Ich erbrach mich auf den Bettvorleger. Sein Zorn war grenzenlos. Er schleuderte mich durch die Wohnküche, zerrte mich wieder hoch und warf mich gegen den Schrank. Ich schlug mit dem Kopf gegen eine Schublade und sah einen Moment lang ein wahres Sternenmeer vor meinen Augen. Ob ich zu meinem Bett gelaufen oder gekrochen bin, ich weiß es nicht mehr. Mir tat alles weh. Es fühlte sich an, als würde in mir ein Feuer brennen; wenn ich die Augen schloss, sah ich wieder Sterne.

Ich legte mich hin, aber schon nach kurzer Zeit kam er zurück und zwang mich wieder zum Aufstehen. Mir war schwindelig, ich musste mich kurz am Bett festhalten, aber nach ein paar Sekunden ging es wieder und der Fußboden hörte auf zu schaukeln. Er wollte nichts anderes, als mir Instruktionen erteilen. Er wollte wissen, ob ich Kopfschmerzen hätte oder eine Beule. Falls ja, sollte ich sagen, ich hätte schlecht geträumt und mir dabei den Kopf an der Wand neben meinem Bett gestoßen. Das Erbrochene hatte er, soweit es ging, inzwischen beseitigt, aber der Geruch hing noch überdeutlich im Raum. Mir wurde wieder übel, aber ich zwang den Würgreiz durch Schlucken und den Tee, den er mir in einer Tasse gab, rechtzeitig wieder hinunter. Er sagte mir, er werde die ganze Schuld allein auf sich nehmen und Dir erzählen, ihm wäre im Schlaf schlecht geworden und er hätte es nicht mehr rechtzeitig aufs Klo geschafft. Er wollte tatsächlich großherzig behaupten, er hätte vor das Bett gekotzt, um mir den Ärger zu ersparen. Wie hätte er aber auch erklären sollen, dass ich, mitten in der Nacht, vor Euer Bett kotze?

Ich merkte, dass ihm sein verfluchter Arsch auf Grundeis ging. Er war hektisch damit beschäftigt, eine Geschichte zu erfinden. Er war nervös, steckte sich eine neue Zigarette an der erst halb gerauchten ersten an, er schob die Decke, die abends zur Verdunkelung da war, zur Seite und spähte in den Hof, er lauschte an der Haustür, ob sich nicht eben jetzt jemand im Hausflur aufhielt. Ich saß auf einem Stuhl am Tisch und immer wieder sah er mich an, weder freundlich noch böse, eher interessiert, ob er irgendwo eine Beule oder andere Blessuren entdecken konnte. Schließlich sah es aus, als hätte er einen Plan. Wenn ich gefragt würde, instruierte er mich, solle ich sagen, dass ich geschlafen und nichts gehört hätte. Dass ich die ganze Nacht nicht aufgewacht sei, außer einmal, als ich geträumt und mir dabei den Kopf gestoßen hätte. Noch einmal die eindringliche Warnung, ja nichts zu sagen, und ich durfte endlich zurück in die Kammer.

Ich lag in meinem Bett, schlief nicht, fühlte nicht und versuchte auch, nicht zu denken. Irgendwann bin ich doch in den Schlaf gesunken, war aber sofort wieder hellwach, als ich laute Stimmen aus der Küche hörte. Du warst da, also musste es kurz nach sechs Uhr morgens sein. Ihr habt beide geschrien und kurz darauf hörte ich die Haustür knallen. Sofort befürchtete ich, dass Du es gewesen sein könntest, die da die Wohnung verlassen hat, aber dann ging der Riegel und Du stecktest den Kopf zur Tür herein, um nachzusehen, ob eins von uns Kindern von dem Lärm wach geworden war.

»Wo ist Papa?«, flüsterte ich und Du sagtest, Du hättest das besoffene Schwein rausgeschmissen, damit er sich endlich mal um eine Arbeit kümmern würde. In diesem Moment durchfuhr mich etwas, ich hatte hundert Gefühle auf einmal in mir, wusste nicht, wohin damit. Ich fiel Dir um den Hals, fing an zu weinen.

»Sei nicht böse, Mama, Papa hat was mit mir gemacht, sei bitte nicht böse.«

Ich krallte mich so sehr an Dir fest, dass Du Schwierigkeiten hattest, mich von Dir zu lösen. Du hast Paul wieder zugedeckt, hast Dich zu mir umgedreht und gefragt: »Was hat Papa mit dir gemacht?«

Meine Tränenschleusen waren geöffnet, ich wollte lossprudeln, musste auf Dein Zeichen aber innehalten und Dir in die Wohnküche folgen, damit keins der anderen Kinder aufwachte. Ich setzte mich an den Tisch, auf den Stuhl, auf dem ich schon in der Nacht zuvor gesessen hatte. Du hast vor mir gestanden und nun wollte mich der Mut schon wieder verlassen. Dann hast Du aber noch einmal gefragt: »Was hat Papa mit dir gemacht?«

Und jetzt endlich kam es aus mir heraus. Ich erzählte Dir vom Streicheln am Küchentisch, von der Badewanne, von den Nächten, in denen Du nicht da warst, und von der Schule. Ein paar Mal hast Du mich unterbrochen, weil Du etwas wissen wolltest. Wann das alles denn passiert sei? Wie oft? Erst hast Du dagestanden, Dich dann aber auf den Stuhl mir gegenüber gesetzt. Du hast viele Zigaretten geraucht, hast mich von der Seite angesehen, hast Deine Fingernägel betrachtet. Dann bist Du aufgestanden, hast Dir eine Nagelfeile geholt, mit der Du den Dreck unter Deinen Nägeln entfernt hast.

Ich weinte, zitterte, erzählte, aber wohler wurde mir davon nicht. Ich bekam Angst vor Dir. Du hast nur da am Tisch gesessen und Deine Fingernägel sauber gemacht. Als ich fertig war mit Erzählen, kam ich mir verloren vor. Ich wäre gern zu Dir gegangen, hätte meine Arme um Dich gelegt, traute mich aber nicht einmal, mich von meinem Stuhl zu bewegen. Ich hätte so gern etwas von Dir gehört. Etwas Tröstliches vielleicht. Dass es nun vorbei sei und ich keine Angst mehr haben bräuchte. Dass Du ab jetzt auf mich aufpassen würdest. Irgendwas. Aber als Du endlich gesprochen hast, galten deine Worte nicht mir.

»Wenn das stimmt, kann der was erleben!«

Du wolltest, dass ich mich anziehe, wir würden jetzt sofort zum Doktor gehen.

»Wegen meiner Beule?«

Keine Antwort.

Aber schön, Du würdest schon wissen, was zu tun war, und wenn Du meintest, wir sollten zum Doktor gehen, dann würden wir das eben tun.

Wir mussten einige Zeit warten, weil die Sprechstunde erst anfangen sollte. Du hast lange allein mit dem Arzt gesprochen, dann wurde auch ich hereingerufen. Ich musste mich ausziehen, die Beine anwinkeln und spreizen, er schaute mir zwischen die Schenkel, drückte auf meinen Bauch und fragte mich, ob ich »dort unten« jetzt Schmerzen hätte. Dann durfte ich mich wieder anziehen. Er tastete meinen Kopf ab, fühlte die Beule und fragte, ob ich mich gestoßen hätte. Ja, sagte ich, gestoßen. Er sah Dich an und schüttelte seinen Kopf. Ich wurde wieder ins Wartezimmer geschickt, eine alte Frau aus der Nachbarschaft saß dort, eine Frau mit einem dicken Bauch und zwei Männer, die sich über Kartoffeln unterhielten.

Als Du endlich kamst, um mich aus dem Wartezimmer abzuholen, hast Du sehr böse ausgesehen. Draußen wollte ich Deine Hand nehmen, aber Du hast nach mir geschlagen.

»Fass mich bloß nicht an, du Luder!«

Ich hab Dich gefragt, was los wäre, ob ich beim Doktor etwas falsch gemacht oder etwas Verkehrtes gesagt hätte.

»Halt's Maul!«, hast Du geschimpft und wir gingen nach Hause, schweigend, ich ein Stück hinter Dir, verunsichert und mit der gebündelten Angst der ganzen Welt in meinem Bauch.

Was sollte ich sagen?

Was tun?

Was würde jetzt geschehen?

Was war mit Dir los?

Was hattest Du so lange mit dem Doktor gesprochen?

Würdest Du ihm sagen, dass ich es Dir erzählt hatte?

Was, wenn er zu Hause schon auf uns wartete?

Was würde er mit uns machen?

24

Zu Hause war niemand. Du hast Deine Schuhe ausgezogen, sie quer durch den Raum geschleudert. Dann hast Du Dich an den Tisch gesetzt, den Kopf in die Hände gestützt und hast angefangen zu weinen. Lang anhaltende Klagelaute waren das. Deine Schultern haben gezuckt dabei, immer lauter wurde dein Weinen, aus der Kammer riefen die Kleinen nach Dir, Paul schrie, die Mädchen schrien »Mama, Mama«.

Und ich saß einfach da.

Ich durfte Dich nicht anfassen.

Ich durfte nichts sagen.

Ich glaubte nur mit Sicherheit zu wissen, dass ich an allem schuld war. Ich hatte etwas unvorstellbar Böses getan. Hätte ich doch nur meinen Mund gehalten! Hätte ich doch nur nichts erzählt, dann würdest Du jetzt nicht so weinen müssen.

Opa kam herein, er musste schreien, um zu Dir durchzudringen. Er sah uns abwechselnd an, versuchte herauszufinden, was hier vor sich ging. Dann öffnete er die Kammertür und ließ meine Geschwister heraus. Er drückte mir Paul in den Arm und schickte uns alle nach oben zu Oma.

Die wollte natürlich wissen, was jetzt schon wieder passiert war, aber alles, was ich ihr sagen konnte, war: »Papa hat was mit mir gemacht und wir waren beim Doktor und jetzt weint Mama ganz doll.«

Es dauerte eine kleine Ewigkeit, dann kam Opa wieder nach oben. Er legte mir die Hand auf den Kopf, strich mir über das Haar und sagte mir, ich solle wieder nach unten gehen. Die anderen würden heute oben bleiben, aber auf mich würdest Du warten und ich solle am besten jetzt sofort zu Dir gehen.

Ich schlich nach unten und stand schließlich in der Tür wie ein armes Sünderlein, das sich nicht im Klaren darüber ist, was es eigentlich verbrochen hat. Ich musste mich wieder an den Tisch setzen. Du hast mich angesehen, dabei geraucht. Deine Augen waren rot, dick und böse. Ich wusste nicht, was ich sagen oder wohin ich sehen sollte, also habe ich den Kopf gesenkt und auf den Fleck auf der Tischdecke vor mir geschaut.

»Jetzt erzähl mir das noch mal!«

»Mama, bitte nicht, ich hab dir schon alles erzählt!«

»Erzähl es noch mal, so wie heute Morgen!«

Also habe ich es noch einmal erzählt. Du wolltest nicht so genau wissen, *was* er getan hatte, sondern eher wann und wo. Und dann hast Du gefragt, wie oft er denn diese Dinge mit mir gemacht habe. Wie oft insgesamt? Ich wusste es nicht.

»Oft, Mama, ganz oft!«

»*Wie* oft?«

Wie sollte ich die Male gezählt haben?

Wie sollte ich sagen: »Also, nicht *jedes* Mal, wenn du zur Arbeit warst, aber jedes Mal, wenn ich mit ihm in der Schule war«? Ach, ja, und die Male, die er zu mir ins Bett gekommen ist, wenn Du geschlafen hast, warte, ich hole nur eben meine Missbrauchs-Strichliste. Soll ich die Belästigungen vor Deinen Augen auf dem Sofa und in der Badewanne mitzählen oder gilt das nicht?

Ich habe mich so geschämt, ich hatte solche Angst und ich war sicher, dass keiner von uns diesen Tag überleben würde. Meine Antworten waren also nicht zu Deiner Zufriedenheit. Du hast die Geduld verloren, mich in die Kammer geschickt und die Tür verriegelt.

Weißt Du, was Du mir an dem Morgen angetan hast, Irma? Ich saß da in unserem Schlaf- und Vegetierloch, ich wusste überhaupt nicht, wie es nun weitergehen würde, ob es überhaupt weitergehen würde. Ich war noch nie vorher so verzweifelt gewesen. Hätte ich gewusst, wie das geht, ich hätte mir das Leben genommen! Ich war so voller Angst. Ich wusste nur eines sicher: dass Du böse auf mich warst, und ich sah ja nun deutlich, dass er mit seiner Behauptung, Du würdest mich hassen, recht behalten hatte. Ich versuchte mir auszumalen, was geschehen würde, wenn er nach Hause kam. Ich dachte an das Schlachtfest und überlegte, ob er dazu ein großes Messer aus der Schublade oder ein Beil nehmen würde. Ich versuchte durch den Türschlitz etwas zu sehen, aber Du hast entweder außerhalb meines Blickwinkels gesessen oder hattest die Wohnung von mir unbemerkt verlassen. Irgendwann bekam ich Durst, meine Prilflasche war leer und ich musste mich mit einem kläglichen Rest aus Pauls Teeflasche begnügen. Ich schob die Decke am Fenster beiseite, beobachtete die Hühner. Ich stieg auf das Bett meiner Schwestern und sah hinaus auf den Friedhof. Dann stand ich wieder am Türschlitz. Ich sah Dich auf dem Sofa sitzen und in einer Illustrierten blättern. Du hast oft auf die Uhr gesehen und auch ich fragte mich, ob es wohl schon bald Abend wäre. Die Zeit in der Kammer kam mir endlos vor. Ich war hungrig, durstig, traute mich aber nicht, Dich zu rufen. Etwas später hörte ich, wie die Haustür ging, und augenblicklich fing mein Herz an zu hämmern.

Tatsächlich, er war es. Er stand neben dem Tisch und sah Dich an.

»Na«, sagte er nur zur Begrüßung.

»Na, hast du eine Arbeit gefunden?«

»Könnte sein, vielleicht schon nächste Woche. Gute Neuigkeiten, wie?«

»Ja, ich hab noch mehr Neuigkeiten, setz dich man hin!«

Ich stand wie festgewachsen hinter der Tür. Du bist aufgestanden und aus meinem Blickfeld verschwunden und kurz darauf hörte ich Musik. Irgendein Volkslied, es kam aus Eurem Kofferradio, das Du auf dem Fußboden vor der Kammertür abstelltest. Hören konnte ich nun kaum noch etwas, nur hin und wieder ein Ausruf von ihm: »Unerhört!« »Unglaublich!« »Woher hat sie so was bloß?« Es ging eine ganze Zeit so: Gemurmel, Ausrufe, aber immer übertönt von der Musik.

Ich flüchtete in mein Bett, mir war übel. Ich zog mir die Decke über den Kopf, nur um gleich darauf wieder aufzustehen, mich auf die Bettkante zu setzen und vor Anspannung und Angst mit den Füßen zu wippen. Dann ging die Tür auf.

»Herkommen!«

Das kam von Dir. Ich stand wie festgewurzelt, hielt mich am Bett fest.

»Sofort kommst du her!«

Ich ging an Dir vorbei und fand mich Auge in Auge mit ihm. Er saß jetzt auf dem Sessel neben der Badewanne und ich konnte sehen, wie ein kleines Grinsen um seinen schmalen verhassten Mund spielte. Er saß da, die Beine übereinandergeschlagen, die Arme auf den Lehnen und die Finger ineinander verschränkt.

»Und jetzt«, sagtest Du, »jetzt wiederholst du noch einmal, was du mir heute Morgen erzählt hast!«

Mein Herz rutschte mir in die Hose, ich wollte jetzt auf der Stelle sterben. Wieder senkte ich den Kopf, unfähig, etwas zu sagen.

»Sag das alles noch mal!«, hast Du verlangt.

»Sag es!«

»Sag es!«

Angeschrien hast Du mich, mit der Hand gegen meinen Kopf gehauen.

»Stimmt es also, was du heute Morgen gesagt hast?«

»Ja.«

Ein geflüstertes Ja nur, mit gesenktem Kopf.

»Was sagst du? Das stimmt? Dir werd ich helfen!«

Plötzlich hattest Du den Kochlöffel in der Hand, den ganz großen, mit dem Du immer die Wäsche im Zuber umgerührt hast. Du wolltest noch einmal wissen, ob ich immer noch die Stirn hätte, so unverschämt weiterzulügen.

»Ich hab nicht gelogen.« Wieder nur geflüstert.

Schon hattest Du mich am Arm gepackt, der Kochlöffel sauste auf meinen Rücken, mein Gesäß, auf meine Beine. Als der Stiel abbrach, hast Du einfach mit der Hand weitergeschlagen. Bei jedem Schlag ein Wort von Dir: Dir-werd-ich-helfen-so-unverschämt-zu-lügen-du-verdammtes-kleines-Miststück!!!

Dann war es vorbei, er hielt Dich am Arm fest.

»Na, Irma-Schatz, nun lass mal gut sein, du schlägst sie ja noch tot.«

Ich lag auf meinen Knien, Schmerzen überall. Als ich versuchte, wieder auf die Beine zu kommen, hast Du mich wieder heruntergedrückt.

»So wie du bist, kriechst du zu Papa, gibst ihm die Hand und bittest um Entschuldigung!«

Ich weinte.

»Sofort, oder es setzt noch was!«

Was blieb mir übrig, ich kroch zu ihm, hielt ihm meine Hand hin und sagte: »Ich bitte um Entschuldigung.«

»Und wofür bittest du um Entschuldigung?«

Deine Stimme klang genervt.

»Für das, was ich gesagt habe.«

»Na, bitte! Hab ich es doch gewusst, dass du gelogen hast!«

Ein Aufatmen, von Dir gleichermaßen wie von ihm.

»Hab ich dir doch gleich gesagt, Irma, hab ich doch, oder? Mona, wo lernst du nur solche Sachen?«

Er fasste mich am Arm, zog mich auf die Füße.

»Na, nu brauchst nicht mehr vor mir knien!«

Ich stand mitten im Raum, zittrige Knie, Schmerzen, Durst, noch immer Scham, Angst, Herzklopfen und Rotz. Ihr habt mich nicht beachtet. Als Du sagtest, dass Dir jetzt richtig die Hand wehtäte, da nahm er Deine Hand in seine und streichelte sanft darüber. Schließlich hast Du Dich daran erinnert, dass ich immer noch da stand, hast mir den Rest aus Deiner Teetasse gegeben und mir befohlen, Dir aus den Augen zu gehen. Er schob mich zur Kammer und bevor er die Tür schloss, flüsterte er:

»Wir sprechen uns noch!«

25

Vier Tage später musste ich wieder in die Schule gehen. In meiner Entschuldigung stand, dass ich aus Unachtsamkeit die Treppe heruntergefallen sei und mir dabei verschiedene Blessuren zugezogen hätte. Ich möge doch bitte auch noch die kommende Woche vom Sportunterricht befreit werden.

Ich war übersät mit blauen Flecken, der auf meiner Schulter war besonders schlimm und ich konnte den Arm nicht bewegen, ohne vor Schmerzen aufzustöhnen. Der Hergang des »Treppensturzes« wurde mir von Dir genau erklärt, nur für den Fall, dass einer meiner neunmalklugen Lehrer mich danach fragen würde.

Am Tag, nachdem Du mich zusammengeschlagen hattest, brauchte ich im Haushalt nicht zu helfen. Ich durfte aber auch nicht aus der Kammer, Du hast mir eine Brauseflasche voll Tee und ein paar Stullen hingestellt und das war's. Ich sollte nachdenken über das, was ich da angerichtet hatte. In die Kammer bist Du öfter gekommen, ich denke, um zu kontrollieren, ob ich auch genug büße. Du hast hier was gerichtet, da etwas gekramt, aber alles, ohne mich auch nur eines Blickes zu würdigen. Einmal hast Du mich dabei erwischt, wie ich auf dem Bett der Kleinen stand und zum Friedhof hinüberschaute. Eine Backpfeife, kommentarlos, und Du warst wieder weg. Sogar den Türschlitz hast Du von der Wohnküchenseite mit einer Decke verhängt, sodass ich, bis auf Eure Stimmen, komplett isoliert war. Ich hörte, wie Du meinen Geschwistern Bonbons und Kuchen gabst, weil sie ja lieb gewesen seien und Dir nicht so einen Ärger machen würden wie »die da drinnen«.

Als die Mädchen wissen wollten, warum Papa ihnen fürs Erste verboten hatte, mit mir zu sprechen, hast Du ihnen erklärt, was für ein böses Mädchen die Mona sei, sie müsse jetzt erst einmal ihre gerechte Strafe kriegen und darum sollten meine Schwestern weder mit mir spielen, noch mit mir reden. Aber am Abend in der Kammer kamen alle drei an mein Bett geschlichen.

»Mona, was hast du denn getan?«

»Nichts!«

»Warum ist Papa denn so doof und Mama auch?«

Ich schickte sie zurück ins Bett und war es sonst meist Ulla, die abends vor sich hin weinte, so heulte ich mich jetzt regelmäßig in den Schlaf.

26

Dann kam der Abend, an dem Du zum ersten Mal seit meiner »Bestrafung« wieder zum Hühnerfangen gehen solltest. Mir graute davor, ich hatte nicht vergessen, was er zu mir gesagt hatte. Er hatte zwar keinen von uns umgebracht, aber wer weiß, was ihm für mich einfallen würde. Ich schlief nicht an diesem Abend. Ich lag hellwach und schlotternd vor Angst in meinem Bett und wartete darauf, dass Du das Haus verlassen würdest. Als ich dann wirklich hörte, wie die Haustür ins Schloss fiel, machte ich mich geistig bereit für eine schlimme Nacht. Ich wartete und lauschte, bei jedem Geräusch aus der Wohnküche zuckte ich zusammen. Einmal machte er sich an dem Schrank zu schaffen, der neben der Kammertür stand, und mir hüpfte vor Angst fast das Herz aus der Brust. In einer Schublade dieses Schrankes wurden die beiden größten Messer aufbewahrt. In meiner Panik stellte ich mir vor, wie er sie herausholte und für mich bereitlegte. Doch nichts geschah.

Ich wartete weiter, hielt es für ausgeschlossen, dass er mich nicht holen kam; ich war sicher, dass er eine ganz besondere Gemeinheit für mich ausbrüten würde. Keinesfalls würde er mich ungeschoren davonkommen lassen. Wie viel Zeit so verging, weiß ich nicht, plötzlich hörte ich nebenan Stimmen. Seine und – ja, ganz eindeutig – auch Deine. Im ersten Moment dachte ich, ich hätte nur geträumt. Dass ich doch eingeschlafen sei und dass es schon Morgen sei. Aber das konnte doch nicht sein, ich war überhaupt nicht müde gewesen, ich hatte doch dagelegen und auf ihn gewartet.

»Das glaube ich dir nicht! Du bist nur zurückgekommen, weil du sehen wolltest, ob ich mit deinem stinkenden Balg in unserem Bett liege!«, schrie er.

Er hatte also geahnt, dass Du unerwartet nach Hause kommen würdest, um zu kontrollieren, ob etwas vor sich ging.

Warum hast Du das getan, Irma? Wo Du doch so sicher warst, dass ich alles nur erfunden hatte? Du warst so sicher, dass ich eine Lügnerin war, dass Du mich vor seinen Augen zusammengeschlagen und mich gezwungen hast, auf den Knien zu ihm zu kriechen und ihn um Verzeihung zu bitten für das, was er mir angetan hatte. Und jetzt kamst Du nach Hause, um zu sehen, ob Du ihn vielleicht in flagranti mit Deiner Tochter erwischen würdest.

Der Streit ging noch einige Zeit weiter, dann wurde es ruhig und ich hörte ihn schnarchen. Ich war Dir irgendwie dankbar, dass Du heimgekommen warst, dachte, Du würdest mir vielleicht doch glauben und trautest Dich nur nicht, ihm das auch zu sagen.

Nicht nur ich

27

Mittlerweile war ich neun geworden. Die vergangenen Monate waren die ruhigsten meines Lebens gewesen. Er fasste mich nicht an, ich konnte abends wieder schlafen. Zwar flüsterte er mir manchmal zu, dass er mich nicht vergessen würde, und blitzte mich dabei boshaft an, aber wirklich angetan hat er mir während dieser Zeit nichts. Ich ging sogar recht regelmäßig in die Schule, meine Leistungen verbesserten sich. Aber gute Noten, etwa für ein fehlerfreies Diktat, zeigte ich Dir nicht mehr so wie früher, wo ich ganz versessen darauf gewesen war, von Dir ein Lob zu erhalten. Das kam sowieso kaum je vor und mittlerweile wusste ich, dass es Dir im Grunde egal war, ob ich in der Schule gut oder schlecht war.

Als Antje mich einmal beim Abendbrot fragte, was ich werden wolle, wenn ich groß sei, bemerkte Dein Schwein, dass aus uns allerhöchstens noch Toilettentieftaucher werden könnten, zu mehr würde keiner von uns taugen. Du hast dazu gelacht. Der Gedanke, dass aus Deinen Kindern nichts werden könnte, hat Dich anscheinend amüsiert.

An der Geschmacklosigkeit seiner Späße hatte sich nichts geändert, die gemeinsamen Mahlzeiten mit ihm waren entweder verdorben durch seine Übellaunigkeit oder einfach nur unappetitlich. Irgendeine von uns bekam immer entweder seine Popel oder sein durchgekautes Essen im wahrsten Sinne des Wortes aufs Brot geschmiert. Er aschte in unsere Teller oder goss etwas von seinem Bier in unseren Tee und mokierte sich dann darüber, dass wir wählerisch seien, weil wir nicht aufessen und austrinken wollten.

Ich war gnädigerweise wieder in den Verband der Familie aufgenommen worden, wurde nicht länger ignoriert und durfte darum auch wieder an seinen Scherzen teilhaben. Ich sprach nicht viel, dachte dafür umso mehr nach. Mein abendliches Gebet lautete: »Wieder ein Tag weniger!« Ich betete nicht zu Gott, ich betete zu mir selbst. Es war mein Durchhalte-Gebet.

Ich stellte mir die Stunden, sogar die Minuten wie winzige Sandkörner in einer riesigen Sanduhr vor. Jedes Korn war eine Minute und langsam, aber sicher verging die Zeit, bis ich erwachsen war und mich verpissen konnte. Weit weg würde ich gehen und ich würde niemandem erzählen, wohin.

Die Hoffnung, Du würdest mich tatsächlich ins Kinderheim stecken, so wie Du es mir oft angedroht hattest, hatte ich schon längst aufgegeben. Ich wusste, dass man seine Kinder nicht einfach so ins Heim geben konnte, weil einem gerade danach war.

In meiner Klasse waren zwei Mädchen, Monika und Manuela, sie wohnten in dem Kinderheim, das es seit einiger Zeit im Nachbarort gab. Kinder, so meinte Manuela, kämen ins Heim, weil sie als Babys ausgesetzt worden waren, weil die Eltern entweder gestorben oder ganz einfach schlecht waren. Sie erzählten von ihrem Heim in einer Art und Weise, dass ich richtig neidisch wurde. Sie hatten dort zwar alle ihre Pflichten, aber eben auch viel Freizeit, sie machten gemeinsam Hausaufgaben, tauschten ihre Pullover hin und her, kochten zusammen und heckten auch den einen oder anderen Streich aus.

Eines Tages fand ich den Mut, Monika und Manuela, die immer zusammensteckten, zu fragen, ob man nicht selbst etwas tun könne, um ins Heim zu kommen. Sie sahen mich merkwürdig an und sagten, ich solle doch lieber froh sein, dass ich Eltern hätte, und mir nicht auch noch wünschen, ein Heimkind zu sein. Es wäre zwar ganz nett dort, aber sie hätten doch lieber eine richtige Familie.

»Ihr könnt meine Familie haben!«, platzte ich, ohne zu überlegen, heraus.

Sie steckten die Köpfe zusammen und tuschelten, dann fragte Manuela mich: »Säuft dein Vater oder fasst er dir zwischen die Beine?«

Ich erschrak so sehr, dass ich nur irgendetwas stammelte, mich umdrehte und die beiden stehen ließ. Hätte ich diese Chance ergriffen oder überhaupt erkannt, dass es eine war, hätten sich die Dinge vielleicht sehr schnell geändert. Aber die Lust, mich jemandem anzuvertrauen, hattest Du mir zu gründlich aus dem Leibe geprügelt. Zu deutlich waren mir die Schläge, die damit verbundenen tagelangen Schmerzen und die Demütigungen in Erinnerung geblieben.

Du kannst stolz auf Dich sein, Irma, Du hast ganze Arbeit geleistet! Du hast nicht nur äußerlich Hackfleisch aus mir gemacht, Du hast mich auch innen zerhackt, Du hast mir den kläglichen Rest meiner Würde genommen. Hätte ich mich Dir nicht offenbart, hätte ich mich vielleicht – ganz vielleicht – getraut, eine Andeutung gegenüber meinen Mitschülerinnen zu machen, wer weiß, vielleicht hätte ich damit einen Stein ins Rollen gebracht, der mir schließlich meinen Wunsch nach einem Leben im Kinderheim erfüllt hätte. Mir und mit etwas Glück auch all meinen Geschwistern.

28

Du hast mich nie nach meinen Hausaufgaben gefragt, noch wolltest Du sie gar sehen. Du bist nie zu einem Elternabend gegangen, und wenn ein Schulausflug anstand, musste ich meinem Klassenlehrer einen Brief geben, in dem stand, dass ich nur mitfahren könne, wenn es nichts kostete. Ich bekam als einziges Kind meiner Klasse kein Pausenbrot mit in die Schule und das monatliche Klassengeld in Höhe von zwei Mark musste ich mir von Opa erbetteln, um keinen Ärger mit Dir zu bekommen.

Eines Tages bat mich unsere neue Lehrerin, Fräulein Stollenberg, mit ihr ins Lehrerzimmer zu kommen. Sie war eine wundervolle, lustige, noch ganz junge Frau und alle Schüler liebten sie heiß und innig. Sie bat mich, Platz zu nehmen. Sie *bat* mich! Sie sagte nicht etwa »Los, hinsetzen!«. Sie sah mich eine Zeit lang an, seufzte dabei und ich wollte gerade überlegen, ob ich vielleicht etwas falsch gemacht hatte, als sie anfing zu reden.

Davon, dass manche Kinder es besser hätten als andere, dass manche Kinder von ihren Mitschülern gehänselt würden, und wie unfair sie das fände. Sie fragte mich, ob ich mir vorstellen könne, warum mich die anderen Kinder hänselten.

»Ja!«, sagte ich, »weil ich komisch aussehe, weil ich mal Läuse hatte und auch weil mein Opa auf dem Friedhof arbeitet.«

Sie lächelte erst ein bisschen, dann grinste sie breit und schließlich fing sie lauthals an zu lachen. Ich lachte mit, warum wusste ich nicht, aber es war nett, so mit ihr dazusitzen und zu lachen. Sie erzählte mir, dass sie auch Läuse gehabt habe, und das sei noch gar nicht so lange her. Sie habe sich einen Hut auf einem Flohmarkt gekauft und da seien die kleinen Monster drin gewesen und seitdem wisse sie auch, woher der Flohmarkt seinen Namen habe.

»Das juckt ganz schön, was!?«, lachte sie.

Sie fragte mich, wie viele Geschwister ich hätte, und dann wollte sie wissen, ob bei mir zu Hause alles in Ordnung sei.

»Ja«, sagte ich, »ja, natürlich ist alles in Ordnung.«

Wieder sah sie mich an, eine ganze Weile schaute sie mir ins Gesicht, sehr lieb und freundlich, zum Schmelzen lieb. Dann meinte sie, falls es eines Tages mal etwas geben würde, worüber ich sprechen wolle, dann solle ich ihr ruhig Bescheid sagen. Sie würde mir auf jeden Fall zuhören und, wenn möglich, mir dann auch helfen. Ich versprach ihr, künftig mit Problemen zu ihr zu kommen, und fragte mich gleichzeitig, ob sie mit anderen Kindern auch so sprach. Oder nur mit mir, weil sie mich mochte? Oder tat ich ihr irgendwie leid? Eigentlich war es egal. Leidtun war schon fast so gut wie mögen.

Ich hatte nicht vor, ihr von meinen tatsächlichen Problemen zu erzählen, beschloss aber, notfalls etwas zu erfinden, damit ich noch einmal in den Genuss kam, so vertraut mit ihr zu sprechen. Diesen Plan legte ich aber ganz schnell wieder ad acta. Offensichtlich hatte meine geliebte Lehrerin beschlossen, nicht erst auf einen Hilferuf von mir zu warten, sondern von sich aus einmal nach dem Rechten zu sehen. Ein paar Tage nach unserem Gespräch im

Lehrerzimmer stand sie kurz nach Mittag plötzlich vor unserer Tür. Sie stellte sich vor und bat darum, kurz hereinkommen zu dürfen. Dein Gesichtsausdruck sprach Bände, du warst überrascht und auch unangenehm berührt, aber sie ließ sich nicht abwimmeln. Zum Glück war das Scheusal nicht zu Hause, ich wäre vor Scham im Erdboden versunken, wenn sie ihn so halb verwest auf seinem versifften Bett liegend gesehen hätte. Du wolltest wissen, was ich ausgefressen hätte, dass meine Lehrerin Dir sogar einen Hausbesuch abstatten müsste. Das Fräulein sah sich etwas im Raum um, sie neckte Paul, der unter dem Tisch mit ein paar Bauklötzen spielte, und ich schämte mich. Ich schämte mich für Deine ungekämmten, fettigen Haare, für den abblätternden Nagellack. Sie aber war immer noch freundlich, versicherte Dir, dass ich nichts ausgefressen hätte und dass sie das von mir auch nie annehmen würde.

War ich zu Hause auch so still und in mich gekehrt? Gab es Sorgen, die ich mit niemandem teile wollte?

»Nein, bei uns ist alles in Ordnung!«

Ganz erstaunt warst Du über ihre Worte. Was sollte ich schon für Sorgen haben? Ich hatte doch alles. Ich war nun mal ein ruhiges Kind. Schon immer gewesen. Wie Du dann darauf kämst, dass ich etwas ausgefressen haben könne, wollte sie wissen, aber da hast Du ihr schnell versichert, das sei eher scherzhaft gemeint gewesen. Ich hatte mich zu Paul unter den Tisch verkrümelt und setzte ihm die Bauklötze aufeinander.

Bevor das Fräulein wieder ging, hockte sie sich zu mir und wiederholte noch einmal, dass ich immer zu ihr kommen könne und mit den anderen Kindern würde sie schon noch ein Wörtchen zu reden haben.

Als sie fort war, musste ich Dir Rede und Antwort stehen. Was sollte das? Was bildete sich diese dumme Gans ein, einfach aufzutauchen und blöde Fragen zu stellen? Würde ich etwa in der Schule irgendwelche Gerüchte verbreiten? Falls dem so wäre, könnte ich mir den Arsch schon mal einseifen.

29

»Mona, los, hilf mir, die Kartoffelschalen und das Brot zu den Kaninchen zu bringen!«

Die Ställe waren hinter dem Haus in einer Art großem Verschlag, in den man durch eine Brettertür gelangte. Entlang aller drei Wände waren Ställe angebracht. Sie waren in Brusthöhe eines Erwachsenen an der Wand verschraubt, damit Ratten nicht an sie herankommen könnten. Die Kaninchen gehörten eigentlich Opa, aber weil wir sie mit fütterten, bekamen wir öfter mal einen Kaninchenbraten. Niemand von uns besaß eine Tiefkühltruhe und so wurde nur geschlachtet, wenn Weihnachten war, jemand ein Kaninchen bestellt hatte oder wenn das Geld so knapp war, dass es sonst keinen Sonntagsbraten gegeben hätte.

Ich wollte schon die Tür aufdrücken, als ich von drinnen ein Geräusch hörte. Du legtest einen Finger an die Lippen, zum Zeichen, dass ich leise sein sollte, drücktest Dein Ohr an die Tür und dann, mit einem Ruck, hast Du die Tür aufgestoßen.

Da stand Dein Kerl, halb über Ulla gebeugt. Ihre Unterhose war heruntergelassen und das Geräusch, das wir gehört hatten, war ihr leises Weinen gewesen. Er schreckte hoch, eine Hand noch immer auf Ullas Schulter. Was für ein kaltblütiger Verbrecher!

»Sie musste mal pissen, musstest du doch, nicht Ulla!!! Hab ihr geholfen, damit sie nicht wieder in die Hose pisst!«

Er grinste sogar.

»Und warum heult sie dabei?«

»Weiß ich doch nicht, vielleicht macht es mehr Spaß, sich die Hose vollzupissen.«

Ich wusste sofort, was los war, und ich wette, Du hast es auch gewusst. Was ist Dir in dem Moment durch den Kopf gegangen, Irma? Du hast doch nicht im Ernst an seine Geschichte geglaubt? Warum hast Du ihn nicht erschlagen? Warum hast Du ihm nicht wenigstens meine kleine Schwester entrissen und sie gefragt, warum sie weint? Stattdessen hast Du angefangen, die Ställe aufzuschließen, um die Kaninchen zu füttern. Er scharwenzelte um Dich herum und machte Konversation, erzählte Dünnschiss, laberte irgendwas von den Karnickeln. Unfassbar, dass er damit durchkam! Da standen meine »Eltern« und sprachen über junge Kaninchen, während ich meiner Schwester ansah, dass ihre Welt gerade unterging.

Ich nahm sie an der Hand und ging mit ihr zu unserem selbstgebauten Bus, mit dem wir immer spielten.

»Hat Papa dir was getan?«, fragte ich.

Sie tat, als würde sie mich nicht hören, pulte an einer Stelle auf ihrem Finger.

»Hat Papa was mit dir gemacht?«, fragte ich sie noch einmal.

Da stand sie auf und lief einfach weg. Dieses dünne, weiße, zarte Geschöpf brachte nicht ein Wort heraus.

Sein eigenes Fleisch und Blut, seine eigene Tochter, er hatte keine Hemmungen, ihr dasselbe anzutun wie mir. Es war ihm egal, ob er sie kaputt machte. Es scherte ihn einen Dreck, ob sie Höllenqualen litt. Dieses Schwein war nie auch nur einen Läuseschiss auf dem Kopf seiner Kinder wert!

Und Du, Irma, warst nicht viel besser. Was hat Dich dazu bewogen, Augen und Herz vor dem Dreck zu verschließen, in dem Deine Kinder bis zum Kinn gesteckt haben?

Ich frage mich, wie Du uns gesehen hast.

Damals.

Was wir für Dich waren, was wir Dir bedeutet haben.

Wir Kinder.

Flüsterkinder.

Kammerkinder.

Da war zuerst einmal ich.

Geboren, als Du zwanzig warst. Über meinen Vater hast Du mir verschiedene Geschichten erzählt. Einmal war er ein italienischer Gastarbeiter, der Dich, halb im Zwang, halb mit falschen Versprechen, ins Bett lockte und Dich dann schwanger im Stich ließ und wieder nach Italien verduftete. In der anderen Version bist Du vergewaltigt worden und hast mich nur zur Welt gebracht, weil man damals nicht abtreiben lassen konnte.

Was das Wort Abtreibung bedeutet, habe ich im Alter von zehn oder elf Jahren erfahren. Da hat es mich aber schon nicht mehr überrascht oder verletzt, dass Du mich »aus Deinem Körper reißen« wolltest. Ich habe nur gedacht: Schlimmer als dieses Leben wäre das für mich auch nicht gewesen.

Ich war kein hübsches Kind. Ein wenig übergewichtig und mit einem kugelrunden Gesicht, das durch meinen Haarschnitt noch betont wurde. Vielleicht hat mich meine Kindheit zu dem inneren Einsiedler werden lassen, der ich geworden bin, aber vielleicht ist es auch Teil meiner Persönlichkeit, dass ich am liebsten ganz für mich allein bin. Ich konnte schon früh Zusammenhänge erkennen, konnte mir einen Reim machen auf Dinge, die um mich herum vor sich gingen. Ich hörte zu, wenn die Leute sich unterhielten, schaute mir an, wie sie dabei aussahen. Was ich nicht konnte, war, meine Beobachtungen für mich zu nutzen, um etwa Freunde zu finden oder zu unterscheiden, wer es wirklich gut mit mir meinte. Mir reichten schon ein paar nette Worte und ich wäre vorbehaltlos mit *jedem* mitgegangen.

Ich selbst habe mich immer als eben das nutz- und wertlose Stück Dreck gesehen, das ihr mir eingeredet habt zu sein. Vielleicht wollte niemand etwas mit mir zu tun haben, weil ich selbst am liebsten auch nichts mit mir zu tun gehabt hätte.

Nach mir wurde Antje geboren, ein liebenswertes, freundliches, leicht zu lenkendes Mädchen. Dunkle Haare, große Augen. Sie war schon früher der hilfsbereiteste Mensch, den man sich nur vorstellen kann. Bereits in der zweiten Klasse war klar, dass sie die Sonderschule würde besuchen müssen. Sie kam nicht mit, konnte dem Unterricht nicht folgen, stammelte bei Leseübungen und versagte bei Rechenaufgaben völlig. Statt Förderung erfuhr sie zu Hause Schmähungen und Schläge, wenn sie nicht imstande war, auch nur die leichteste Rechenaufgabe zu lösen. Dein Dummkopf machte sich einen Spaß daraus, sie zu quälen.

»Wie viel ist sieben und acht?«, fragte er etwa, sehr wohl wissend, dass Antje die Antwort nicht wissen würde.

»Wie viel ist eins und eins?«, fragte er dann.

»Zwei!«

Stolz war sie, zumindest das zu wissen. Stimmte aber nicht, bei ihm waren eins und eins sieben und er lachte sie aus, weil sie das nicht wusste. Nach Aussage ihres »charmanten« Vaters war und ist sie der Idiot der Familie, gerade gut genug, niedere Küchenmagd-Dienste zu verrichten. Ihre gesamte Kindheit und Jugend verbrachte sie mehr noch als wir anderen als Euer Dienstmädchen. Sie tat es gern und war obendrein noch dankbar für Eure Großzügigkeit, ihr dafür Essen und ein Dach über dem Kopf zu gewähren.

Die Nächste ist Irma. Genau wie Antje wechselte sie sehr schnell von der »normalen« Grundschule in die Sonderschule. Auch ihr wurde eingebläut, dass sie dumm wie Scheiße und nur ein unnützer Fresser sei. Sie konnte völlig grundlos ebenso schnell loslachen. wie auch in Tränen ausbrechen. Ihr Benehmen war oft ein wenig sonderbar. Sie erfand eine wirkungsvolle Methode, um von den widerlichen Scherzen Deines Spinners verschont zu bleiben: Sie erbrach sich quer über den Abendbrottisch und lachte sich halb tot, wenn sie unsere erschrockenen Gesichter sah. Fortan begegnete sie Gemeinheiten und Schlägen häufig einfach dadurch, dass sie Euch vor die Füße kotzte. Zwar setzte es auch dafür mindestens einen Schlag ins Gesicht oder eine Kopfnuss, aber das schien es ihr wert zu sein. Uns anderen nötigte das eine gehörige Portion Hochachtung ab, wir wollten unbedingt wissen, wie sie das schaffte, aber erklären konnte sie das nicht. Nur vormachen.

Nach uns drei eher kompakteren Mädchen schlug Ulla ein wenig aus der Art. Ganz klein, ganz fein, ganz zart war sie. Eine Haut so hell, dass man die blauen Adern darunter sah. Ihre Haare waren wie elfenbeinfarbene Spinnweben, sie wirkte ätherisch und ich wäre nur mäßig erstaunt gewesen, hätte sich herausgestellt, dass meine Schwester in Wirklichkeit eine verwunschene Elfe war. Auch sie hatte unter den Nachstellungen, Übergriffen und Schändungen durch ihren pädophilen Vater zu leiden. Wir haben nie, auch in späteren Jahren nicht, detailliert über das Geschehene gesprochen. Wir beließen es bei Andeutungen und Stichworten, sprachen nur über unsere eigenen Gefühle, erzählten uns von unseren Albträumen, suchten durch Blicke Trost bei der jeweils anderen und versuchten ansonsten so zu tun, als wären wir ganz normale Menschen. Ulla war von allen die Naivste, die Artigste. Sie hat Euch vergöttert, mit einer Liebe an Euch gehangen, die schon fast hündisch zu nennen war. Sie war schon beinah märtyrerhaft duldsam und litt schweigend oder nur ganz leise vor sich hin weinend. Sie hat noch um Eure Liebe gebettelt, als alle anderen längst erkannt hatten, dass Ihr keinem Eurer Kinder je so etwas wie Liebe oder auch nur Sympathie entgegenbringen würdet.

Paul schließlich blieb für einige Jahre das Schlusslicht dieser ge- und verstörten Kinderschar. Er wurde zum größten Teil von uns älteren Mädchen versorgt. Wir haben ihn gefüttert, mit ihm gespielt, auf ihn aufgepasst und ihm beigebracht, auf was es im Leben ankommt: leise sein, kuschen, nicht widersprechen und so tun, als gäbe es einen gar nicht. Als er im Krabbelalter war, verschluckte er die Aufziehschraube eines Weckers und wäre fast daran erstickt. Ein paar Jahre später fiel er von einem abgestellten Autoanhänger und schlug mit dem Hinterkopf auf. Seitdem war er, was sein Lernvermögen und seine Auffassungsgabe anging, ein wenig langsamer als andere Kinder. Auch er wurde sehr schnell der Sonderschule überstellt.

Es ist wenig, was ich über das Gefühlsleben meiner Geschwister in ihrer Kindheit sagen kann. Das Einzige, was ich sicher weiß, ist, dass sie alle, ebenso wie ich, Angst vor Euch hatten. Wir hatten auch nie diese innige Geschwisterbindung, wie andere Kinder sie haben mögen. Wir waren mehr oder weniger alle Einzelkämpfer. Zusammenhalt untereinander war nur ohne Euer Wissen möglich. Wenn eine von uns etwas tat, das nicht erlaubt war, dann musste sie dafür sorgen, dass entweder die anderen keinen Wind davon bekamen oder dass sie mit in der Sache steckten, damit Petzen nicht möglich war. Eine von uns stahl Kekse aus dem Schrank – dann aßen alle davon. Eine von uns machte heimlich Zuckerwasser – dann mussten alle davon trinken.

Wenn der Übeltäter für ein Verbrechen nicht ermittelt werden konnte, wurden kurzerhand alle bestraft. Schläge, kein Abendessen, nichts zu trinken, schon am Nachmittag in die Kammer gesperrt werden oder stundenlang in Reih und Glied vor dem Küchentisch stehen, das waren die üblichen Strafen.

Riskant war es, wenn Ihr versucht habt, uns gegeneinander auszuspielen. In Einzelverhören lief es nach dem Motto: »So, Ulla hat mir schon alles erzählt, aber jetzt will ich auch von dir die Wahrheit hören!«

Das funktionierte oft, wir wussten ja alle, dass gerade Ulla schnell mit der Wahrheit herausrückte, wenn sie unter Druck gesetzt wurde. Zwar hatte sie, wie wir alle, unerlaubterweise von den Keksen gegessen, entging aber dafür, dass sie den Dieb verpetzte, manchmal der Strafe. Sie tat es nicht aus Bosheit, sondern weil sie endlich ihre Ruhe haben wollte, weil sie nicht länger lügen wollte und weil sie immer hoffte, dass die Sache damit aus der Welt geschafft war.

Jedes von uns Kindern wurde gelegentlich zur Petze, zur Verräterin an den anderen. Wir alle hatten das Gefühl, uns Euer Wohlwollen und sogar Eure Sympathie zu verdienen, wenn wir ausplauderten, wer die Bonbons genommen oder den Henkel von der Tasse gebrochen hatte. Wir waren so hinter ein bisschen Zuwendung her, dass wir bereit waren, unsere Geschwister dafür zu verraten. Wir fühlten uns beinahe geliebt, wenn Ihr mit ruhiger Stimme auf uns einwirktet, um herauszufinden, wer jetzt schon wieder eine Straftat begangen hatte.

»Nun sag uns man ruhig die Wahrheit, dann kriegst du auch keinen Arsch voll!«, hieß es etwa oder: »Du sagst uns doch sonst auch immer die Wahrheit, mach das jetzt man auch, dann darfst du heute Abend noch ein bisschen länger als die anderen aufbleiben!«

Ihr habt mit Vergünstigungen gelockt, die Ihr dann letzten Endes doch nicht gewährt habt. Ihr habt Versprechungen gemacht, die dann doch nicht eingehalten wurden, und wir sind, weil die Hoffnung ja zuletzt stirbt, trotzdem immer wieder darauf hereingefallen. Wollte das unter Verhör stehende Kind dann aber doch nicht mit der Sprache herausrücken oder wusste es tatsächlich nichts, hieß es, wir seien verstockt, Verbrecher alle miteinander und von daher sei es auch egal, wer die Schläge bekam – es träfe nie einen Unschuldigen.

Im Grunde, Irma, hattest Du doch wirklich die bravsten, artigsten und folgsamsten Kinder der Welt. Keins war ungehorsam, keins muckte auf. Jedes einzelne von uns hat ständig versucht, Dir nach besten Kräften zu Willen und zu Diensten zu sein. Wir haben Deine Hausarbeit für Dich verrichtet, nicht etwa ein wenig helfen, mal den Müll rausbringen oder den Tisch decken, so wie es vielleicht für andere Kinder üblich war. Nein, wir haben alles für Dich getan, auch die Arbeiten, die eigentlich gar nichts für Kinder waren, die Wäsche machen, in der Schule putzen, während Du mit Roman und Zigarette am Lehrerpult gesessen und angesagt hast, was erledigt werden musste. Wir haben uns doch nie beschwert, wir haben selbst klaglos hingenommen, dass wir so viele Stunden des Tages in der Kammer verbringen mussten, weil wir Dir im Weg waren. Und trotzdem waren wir in Deinen Augen immer an etwas schuld. Daran, dass kein Geld da war. Dass Du Dich mit Deinem Stück Dreck gestritten hast. An Deinen Kopfschmerzen, sogar daran, dass wir im Armenhaus lebten.

Ohne uns Kinder würde es Euch sehr viel besser gehen, hast Du uns gesagt. Inwiefern eigentlich? Glaubst Du, wenn es uns nicht gegeben hätte, hättest Du automatisch das Leben einer feinen Dame führen können? In einer tollen Wohnung oder einem Haus voll mit schicken Möbeln? Ganz im Gegenteil. Überleg doch mal, Irma, keine Kinder, das hätte auch bedeutet: kein Kindergeld und keine zusätzlichen Leistungen von der Fürsorge. Und was wäre dann in den Zeiten gewesen, in denen Dein Dreckskerl mal wieder die Arbeit wegen seiner Sauferei verloren hatte? Oder hast Du uns auch dafür verantwortlich gemacht, dass er nicht zu mehr als zu Hilfsarbeiten taugte? Dass er nichts gelernt und somit auch keinen tollen Job hatte? Du wärst gezwungen gewesen, Dir selbst eine Stellung zu suchen, womöglich ganztags. Und dann, nach Feierabend, hättest Du Dich ganz allein um den Haushalt kümmern müssen. Putzen, kochen, waschen ... Wie hätte Dir das gefallen? Du, die Du Dir doch schon in jungen Jahren allerlei »Leiden« zugelegt hattest, die Dich stets davor bewahrt haben, die schwere Hausarbeit erledigen zu müssen. Sicher, es wäre weniger Wäsche zum Aufhängen da gewesen, die Nudelportionen wären kleiner gewesen. Aber gekocht hättest Du sie trotzdem auf dem Kohleherd in der Wohnküche. Und die Wäsche hättest Du trotzdem auf dem vollgekackten Hühnerhof des Armenhauses aufgehängt. Du hättest das gleiche Scheißleben geführt – nur ohne Kammer und ohne Pisseimer, denn uns hätte es ja nicht gegeben.

30

Ulla wurde noch stiller, noch magerer, noch durchscheinender. Jedes Mal, wenn ich sie fragte, ob Papa etwas mit ihr machen würde, stiegen ihr Tränen in die Augen. Sie presste die Lippen aufeinander und sah in eine andere Richtung, damit war das Thema für sie erledigt. Für mich stand fest, dass er sich auch an ihr verging, ihr wahrscheinlich die gleichen fürchterlichen Dinge androhte wie mir. Es brach mir das Herz zuzusehen, wie sie im wahrsten Sinne des Wortes verkümmerte. Ich fühlte mich unendlich machtlos und hatte nicht nur Rachegedanken, sondern auch Mordfantasien. Ich träumte, wie ich die roten Rattengiftkörner von den Dielen des Trockenbodens sammelte und sie ihm ins Essen streute.

Wenn ich Ulla eine Zeit lang nicht gesehen hatte, begab ich mich auf die Suche nach ihr, immer mit dem Gedanken und der Angst, ich könnte sie irgendwo weinend und verzweifelt vorfinden. Mehr als einmal sah ich sie zusammen mit ihm aus dem Kaninchenverschlag kommen, aus dem Apfelhof oder aus dem Holzschuppen. Wenn sie mich bemerkten, sah Ulla durch mich hindurch und suchte das Weite. Ihr »liebevoller« Papa allerdings sah mich an, grinste oder verpasste mir im Vorbeigehen eine Kopfnuss. Er wusste genau, ich würde den Mund halten. Er war sich seiner so sicher wie eh und je. Er wusste, dass ich genau mitbekam, was da vor sich gegangen war, wenn er mit meiner kleinen Schwester aus dem Kaninchenverschlag kam. Er konnte sich sicher sein, dass ich ihn nicht verraten würde.

Was hätte ich auch sagen sollen? Und zu wem? Zu Dir vielleicht? Hätte ich sagen sollen: »Mama, Papa macht das Schlimme jetzt auch mit Ulla?« Wärst Du mit ihr auch zum Arzt gegangen und hättest Du sie anschließend auch zusammengeschlagen? Hätten wir dann beide auf Knien zu ihm kriechen und ihn um Verzeihung bitten müssen? Was hätte ich noch tun können? Zu ihm gehen und ihm vorschlagen, statt Ulla doch lieber mich zu nehmen?

Dass ich nun meine Ruhe hatte, baute auf dem Elend meiner Schwester auf, aber egal, wie sehr sie mir leidtat und wie sehr ich ihre Qual auch nachvollziehen konnte, ich brachte es nicht über mich, auch nur ansatzweise zu wünschen, ich wäre an ihrer Stelle.

Einmal, als ich Opa auf der Treppe begegnete, flüsterte ich ihm zu, dass Papa »das« noch immer machen würde, jetzt mit Ulla, aber er schüttelte nur den Kopf, murmelte: »So ein Schwein!«, und ging seiner Wege. Ich denke, dass Opa, wie wohl alle im Haus, Angst vor Deinem Mann hatte, seine Wutausbrüche waren ja nicht zu überhören. Die ganze Nachbarschaft wusste, dass er soff und dann auf alles und jeden wütend wurde. Ich glaube nicht, dass Opa sich vorstellen konnte, was der Missbrauch für Ulla und mich bedeutet hat, aber selbst wenn er es gekonnt hätte, ich bezweifle, dass er etwas unternommen hätte. Ich denke schon, dass er mir immer geglaubt hat, aber vielleicht hat er gedacht, wir würden diese Geschichte schon vergessen, wenn wir erst erwachsen wären.

Ulla zwitscherte nie mehr wie ein Vögelchen, es sei denn, sie wurde von ihm dazu gezwungen. Sie wurde immer ruhiger, weinte immer häufiger still vor sich hin und auch zum Spielen mit uns Größeren hatte sie keine Lust mehr. Ich habe gesehen, wie Du sie manchmal angeschaut hast: fragend, misstrauisch. Warum hast Du sie so angesehen, war Dir etwas aufgefallen? Unter Deinen Blicken senkte sie immer schnell den Kopf, aber das war normal, wir alle taten das. Wenn Du dann mich angesehen hast, habe ich trotz meiner Angst versucht, Dir mit Blicken zu bedeuten, dass Du etwas tun sollst. Etwas fragen, etwas sagen, irgendwas. Ich hab große Augen gemacht und zu Ulla gesehen. Aber Du hast nur gefragt, warum ich so blöde glotze.

Zu der Zeit war Dein Bauch schon wieder geschwollen und es war auch für uns Kinder unschwer zu erkennen, dass da wieder ein neues Geschwisterkind auf dem Weg in unsere Familie war. Erzählt hast Du uns davon nichts, aber wir wussten ja noch vom letzten Mal, dass ein neues Kind kam, wenn Du so dick wurdest. Du warst so beschäftigt mit Deinem eigenen Elend, dass es Dir vollkommen egal war, was wir Kinder auszustehen hatten. Vielleicht warst Du auch der Ansicht, dass wir kein Recht auf eine schöne oder auch nur halbwegs normale Kindheit hatten. Du hast Dein Leben nicht als schön empfunden, warum sollte es uns da besser gehen?

Abgelenkt von Deinem beschissenen Leben hast Du Dich mit Deinen Illustrierten, die Dich stundenweise in eine schöne, bunte und glanzvolle Welt entführten. Da konntest Du Dich gut in die Rolle der Gräfin hineindenken. Gebettet auf das schäbige Sofa in der Wohnküche, die für kurze Zeit zum prunkvollen Salon wurde. Der billige Schaumwein verwandelte sich in Champagner und wir Kinder, Deine Diener und Zofen, wuselten um Dich herum. Ich lackierte Deine Fußnägel, Antje lief zum Automaten an der Tanke, um für Zigarettennachschub zu sorgen, und Klein-Irma versorgte Dich mit Pralinen. Kurz bevor der Alte nach Hause kam, fiel die ganze eingebildete Pracht wieder in sich zusammen. Schnell, schnell, die Flasche verstecken, die restlichen Pralinen auch, den Aschenbecher ausleeren und fix Nudelwasser aufsetzen.

»Mona, nimm die Wäsche von der Leine! Ulla, stell Besen und Kehrblech vor den Tisch, Antje, mach Wasser in den Putzeimer, aber dalli! Irma, besorg einen sauberen Pullover für Paul, Beeilung!«

Du kamst in Wallung und so viel Beweglichkeit hätte man Dir mit Deinem dicken Bauch gar nicht zugetraut. Wenn er dann in der Tür stand, hieß es: »Was, so spät ist es schon, dass du da bist? Ich habe mal wieder den ganzen Tag geputzt, bin immer noch nicht fertig!« Die Bude war so dreckig wie immer, er sah aber den Putzeimer vor dem Tisch, den Wäschestapel von der Leine, und war damit zufrieden. Verbrecherische Bauernschläue hat er immer besessen, Dein Idiot, sonderlich intelligent hingegen war er nie!

Die Tage, an denen er normal arbeitete, verliefen nach dem stets gleichen Muster. Er setzte sich nach Feierabend an den Küchentisch, eine von uns brachte ihm seinen Kaffee, schon fix und fertig mit Milch und Zucker. Wir mussten vor seinem Platz stehen bleiben, bis er den Kaffee probiert hatte. War er ihm zu heiß, gab es einen Anraunzer und wir mussten schleunigst noch etwas Milch nachgießen. Umrühren nicht vergessen. Dann fragte er nach der Post und sein parat stehendes Dienstmädchen lief, um sie ihm zu holen. Das heißt, die Post, die er sehen durfte. So mancher Brief verschwand im Herdfeuer, bevor er ihn zu Gesicht bekommen hat. Heute weiß ich, dass es Mahnungen von Rechnungen waren, von denen er dachte, sie seien längst bezahlt. War ein Brief dabei, der ihm nicht gefiel, gab es Diskussionen zwischen Euch. Oft genug endeten sie aber mit dem Argument, dass wir schuld seien. Die Stromrechnung etwa war nur deshalb so hoch, weil wir Gören ständig das Licht anmachten. Wozu müsse man denn beim Kartoffelschälen das elektrische Licht einschalten? Der Strom, hätten wir das etwa vergessen, sei einzig wegen ihm angeschafft worden, damit er bei ein wenig Fernsehen mal nicht an den täglichen Überlebenskampf denken müsse. Also sei es doch nicht weiter schwer, einfach unsere Dreckspfoten vom Lichtschalter zu lassen.

Und warum bräuchten wir schon wieder neue Schuhe? Andere Kinder seien froh, wenn sie überhaupt Schuhe hätten, sie würden nicht so ein Theater machen, weil sich die Sohle an einer kleinen Stelle so ein bisschen ablöste. Da hätten wir ihn als Kind mal sehen sollen! Das ganze Jahr über barfuß, auch im Winter, und habe ihm das vielleicht geschadet? Und jeden Tag Wurst bräuchten wir auch nicht zu fressen, wir könnten ebenso gut Marmelade aufs Brot schmieren. Und mit dem ganzen Naschkram sei es nun auch endgültig vorbei. Wer solle denn bitte das ganze Geld für uns unnütze Fresser ranschaffen? Würde er nicht schon genug arbeiten und habe vom Leben nichts anderes als Schufterei und Undankbarkeit von uns Missgeburten? Und alles nur, weil er so gutherzig sei, uns alles in den Arsch zu stecken. Das habe er nun davon: immer neue Wünsche und neue Forderungen.

Diese Litaneien mussten wir wöchentlich mindestens einmal über uns ergehen lassen. Sie waren uns so vertraut, dass wir ganze Passagen mitsprechen konnten, leise natürlich, wie bei einem auswendig gelernten Gedicht oder einem viele Male gehörten Lied.

Waren wir erst in unsere Schranken verwiesen, ging es weiter mit seinen Taugenichtsen von Kollegen und seinem Chef, der völlig unfähig sei und der sein Geld nur scheffeln würde, weil er den großartigen Wolf Pagel eingestellt habe, der jeden Tag aufs Neue den Karren aus dem Dreck ziehen müsse. (Dies zwar nicht barfuß, aber doch oft genug am Rande seiner Kräfte.) Auch diese Sprüche kannten wir zur Genüge. Es ist mir bis heute rätselhaft, warum nicht wenigstens die Hälfte der Firmen im Ort bankrott ging, nachdem mein werter Stiefvater aus ihren Diensten ausgeschieden war.

Wenn alle diese lebenswichtigen Dinge zur Genüge erörtert und diskutiert waren, kam dann unweigerlich ein Moment, vor dem wir uns alle fürchteten: Er zog die Schuhe aus. Der Gestank seiner ungewaschenen Füße und der alten Socken war kaum zu ertragen. Es war uns Kindern und auch Dir natürlich nicht erlaubt, ihn darauf anzusprechen, und wir mussten uns sehr beherrschen, um nicht angewidert das Gesicht zu verziehen oder nur die Nase zu rümpfen. So saß er dann da, rauchte, trank Kaffee oder Bier und wartete darauf, dass ihm das Abendbrot vor die Nase gestellt wurde.

Unseren Appetit auf das Abendessen konnten seine Ausdünstungen allerdings nicht bremsen. Je nach Finanzlage gab es entweder ein sehr bescheidenes Mahl, bestehend aus den Brotresten, die ich um ein paar Pfennige in der Bäckerei erstanden hatte, Pflaumenmus, Rübensirup und Schmierkäse, oder, und das kam auch vor, es hatte gerade Geld gegeben und wir konnten uns die Mägen mit den herrlichsten Dingen vollschlagen. Dann gab es ein Kotelett für jeden oder eine Bratwurst. Dazu Bratkartoffeln und saure Gurken, rote Bete und Tomaten, die so köstlich dufteten, dass man am liebsten die Nase in die Gemüsetüte stecken und sich mit geschlossenen Augen vollriechen wollte. Heiße Milch oder gar Kakao statt des sonst üblichen Hagebuttentees. Zum Nachtisch Pudding und Dosenerdbeeren oder sogar ein Stück Kuchen. Was für ein Leben! In solchen Momenten war ich mit der Welt, mit Euch und sogar mit meinem Leben versöhnt. Ich glaube, den anderen ging es genauso, strahlende Gesichter überall, genauso schön wie Weihnachten. Du hattest gute Laune, warst rücksichtsvoll-duldsam, sogar er verzog gelegentlich sein Gesicht zu einer Art Lächeln. Es gab keine Streitereien, keine Schläge, nicht einmal die kleinste Kopfnuss. Solche Abende kamen einem Familienleben ziemlich nahe. Auch wenn wir Kinder stets ängstlich darauf bedacht waren, nichts Falsches zu sagen oder zu tun, so konnten wir doch trotzdem lachen und uns über die fast ausgelassene Stimmung freuen. Leider hielten weder die Beinah-

Harmonie noch das Schlaraffenlandessen sehr lange an. Ein »Sonntagsbraten« vielleicht noch und dann zurück zu Nudeln und Sirupbroten.

An Deine Küche erinnere ich mich mit Grausen: Ein Sonntagsbraten bestand zum Beispiel aus einem Huhn, das in einen Topf mit Wasser geworfen und so lange gekocht wurde, bis es auseinanderfiel. Bei Tisch wurde das zerfledderte Vieh kurzerhand in Stücke gerissen und auf die Teller verteilt. Labberige, weiße, großporige Haut, Knorpel und Knochen landeten auf unseren Tellern. Dazwischen ab und zu ein Stückchen weißes Fleisch von der Brust, allerdings so zäh, dass man an einem einzigen Bissen so lange kauen musste, dass man allein davon schon satt wurde. Das Ganze wurde serviert mit einer »Soße«, deren einzige Zutaten Wasser, Mehl und Salz waren. Dazu Kartoffeln und Dosengemüse, wobei das Dosengemüse noch das Schmackhafteste war. Und auch Deine Milchsuppen, die es recht häufig gab, waren grauenvoll, Irma! Du hast die Nudeln so lange kochen lassen, bis sie ihr Volumen gut verfünffacht hatten. Das verbliebene Kochwasser hast Du mit Milch aufgefüllt, Zucker dazu, umrühren, fertig.

Dass Du derart miserabel gekocht hast, konnten wir damals aus Mangel an Vergleichsmöglichkeiten nicht wirklich beurteilen, doch der Vorwurf Deines Mannes, Du würdest ihm Schweinefraß vorsetzen, war mit Sicherheit nicht ungerechtfertigt. Deine Kochkünste grenzten an Folter und von all Deinen kulinarischen Entgleisungen waren die Pfannkuchen noch die harmlosesten. Sie waren dick wie Versandhauskataloge und immer verbrannt. Essbar waren sie nur mit genügend Zucker oder Rübensirup. Weißt Du, was mir bei Dir immer am besten geschmeckt hat? Die Dosensuppen, die es manchmal gab und mit denen Du *gar* nichts mehr machen musstest.

Ich erinnere mich an das Jubiläum unseres Direktors in der Grundschule. Wir wollten ihm zu Ehren eine Feier veranstalten und jeder bekam eine Aufgabe. Eine Klassenkameradin und ich sollten jeder fünfzehn Frikadellen mitbringen. Es hatte gerade

Geld gegeben, also war die Beschaffung des Hackfleisches nicht das Problem. Als ich an dem großen Tag allerdings meine Frikadellen neben die meiner Mitschülerin stellte, fiel der Unterschied zwischen meinen kohlschwarzen Klümpchen und ihren goldbraun gebratenen und duftenden Hackbällchen doch sehr ins Auge.

31

Dein Bauch wurde immer dicker, Dein Rücken schmerzte noch mehr als sonst, Deine Füße schwollen an und Du konntest Dich zu überhaupt nichts mehr aufraffen. Du verbrachtest die Tage fast ausschließlich auf dem Sofa und wir schmissen den Haushalt und ernährten uns von Tütensuppen und Tee, eben Dingen, die wir Mädchen ohne Hilfe zubereiten konnten. Antje und ich schwänzten die Schule, um die Hausarbeit zu verrichten und um für Dich da zu sein und Dir Dinge ans Sofa zu bringen, damit Du nicht aufstehen musstest. Deine Zigaretten waren wichtig, auch die Romane und Illustrierten. Wenn wir Sekt kaufen gingen, mussten wir immer sagen, er sei für Oma, sie habe es mit dem Kreislauf und müsse sich mit Sekt aufpäppeln. Pralinen waren auch wichtig, wegen der Nerven, hast Du uns gesagt. Manchmal Weintrauben, die waren für das Baby in Deinem Bauch, damit es mal was Gutes bekäme.

Während dieser Zeit wachte ich eines Morgens auf und fand Flecken in meiner Unterhose, die wie Blut aussahen. Auch mein Bettlaken war befleckt. Ich hatte üble Bauchschmerzen, es zog und zerrte in mir, wie ich es noch nie vorher erlebt hatte. Trotz meiner Angst beschloss ich, Dir nichts davon zu sagen. Ich warf die Unterhose heimlich in den Müll und zog, als Du schliefst, ein neues Laken über mein Bett. Aber weder die Bauchschmerzen noch das Blut wollten aufhören und ich bekam Angst, ich könnte sehr schwer krank sein. Die Blutungen wurden noch stärker und nach ein paar Tagen fiel Dir auf, was mit mir los war. Das würde mir jetzt jeden Monat passieren, hast Du gesagt, ich solle mir Lumpen in die Unterhose stecken, damit ich meine Wäsche und nachts mein Bett nicht beschmutzte, und ich dürfte jetzt nicht mehr mit Jungs in die Ecke gehen.

Mit Jungs in die Ecke gehen? Was sollte ich denn mit Jungs in irgendeiner Ecke anfangen? Und was hatte das mit dem Blut in meiner Hose zu tun? Das sei eben so, hast Du geantwortet, es sei nichts Schlimmes, aber ab sofort: Hände weg von den Jungs!

Ich war neun Jahre alt, als ich meine Periode bekam, ich hatte keine Ahnung, was da mit mir passierte, und Du hast angenommen, ich würde mit irgendwelchen Jungs in irgendwelchen Ecken herumfummeln oder gar Schlimmeres tun?

Die Tochter einer Nachbarin brachte einen »Menstruationsgürtel«, den ich dann immer anlegen musste. Dieses Ding, eine Mischung aus Stringtanga und Sumokämpferwindel, wie Kofferbänder, die sich um den Unterleib zogen, sollte die Binde am Verrutschen hindern. Ich klemmte mir also Stücke von alten Handtüchern oder Bettlaken zwischen die Beine, legte das Monstrum an, befestigte es mit dieser Gürtelschnallentechnik, zog meine Unterhose und dann auch noch die Strumpfhose darüber. Hosen konnte ich während meiner Periode nicht anziehen, die dicken Lagen von Lumpen hätten aller Welt gezeigt, was mit mir los war. Damenbinden bekam ich keine, sie waren zu teuer, und, wie Du sagtest, nur für erwachsene Frauen. Nun wusste ich also, was es mit den blutigen Fetzen in dem Wassereimer auf sich hatte.

Etwas später lernte ich in der Schule, warum Frauen monatliche Blutungen hatten. Die Lehrerin bereitete uns darauf vor, dass es eines Tages geschehen würde, dass wir dann mit unseren Müttern darüber sprechen sollten, dass es keinen Grund gäbe, sich deswegen zu ängstigen. Dass wir vielleicht Beschwerden wie Bauch- oder Rückenschmerzen bekämen, aber das sei normal. Und dass unsere Mütter dann mit uns zu einem Frauenarzt gehen würden.

Irgendwann zwischen unserem zwölften und dem fünfzehnten Lebensjahr würde es passieren, sagte sie. Die anderen Mädchen meldeten sich und stellten Fragen. Sie wollten wissen, wie doll es denn bluten würde, wie lange man das habe und wie ekelig es sei. Ich wusste das alles, meldete mich aber nicht. Ich hörte nur zu, weil das der einzige Weg war, mehr über diese Angelegenheit zu erfahren. Ich sah auch meine geheimen Befürchtungen, nicht normal zu sein, bestätigt, denn weder war ich schon zwölf Jahre alt, noch konnte ich mit meiner Mutter darüber reden.

Als ich in späteren Unterrichtsstunden erfuhr, dass die Menstruation auch Fruchtbarkeit bedeutet und dass eine Frau nun, egal wie alt oder jung sie war, schwanger werden konnte, da war ich verletzt. Verletzt, dass Du also *das* gemeint hattest, als Du sagtest, ich solle nicht mit Jungs in die Ecke gehen, dass Du das von mir annehmen konntest. Ich war verletzt, weil ich dachte, dass Du doch wissen müsstest, dass ich nie, aber auch niemals etwas tun würde, was mit einem Dreckspimmel zu tun hatte. Ich wusste aber gleichzeitig, dass es genau das war, was Du mit Deinem Kerl getan hattest, um so schwanger werden, wie Du es warst.

Fortan kreisten meine Gedanken um dieses Thema. Du blutetest nicht mehr, das kam, weil Du schwanger warst mit diesem neuen Baby in Deinem Bauch. Er hatte Dir also angetan, was er mit mir auch gemacht hatte? Er hatte dieses Dreckszeug aus seinem Dreckspimmel kommen lassen und Dir damit ein Kind in den Bauch gepflanzt? Dann hättest Du mich doch aber verstehen müssen, als ich Dir davon erzählte, Du hattest es doch auch durchmachen müssen. Zwar hatte er es nicht in mich gepflanzt, aber Dreckszeug ist Dreckszeug und er spritzte es nur aus sich heraus, wenn er brutal war.

Die Lehrerin hatte zwar im Rahmen ihrer Ausführungen gesagt, dass »sich lieben« etwas sehr Schönes sei, dass es einen glücklich mache, aber Du warst doch nicht glücklich. Es machte Dich nicht glücklich, schwanger zu sein. So viele Fragen und keine Antworten …

Als Deine Wehen einsetzten, ließ er Dich von einem Taxi ins Krankenhaus fahren, auf Pump, er kannte die Taxifahrer. Er selbst fuhr nicht mit, kein Wunder, der Ablauf war ihm ja schon bestens vertraut. Wir blieben zurück, wieder nicht informiert, wieder nicht wissend, ob alles seine Ordnung hatte, wieder aufgeregt und ein klein wenig ängstlich. Wieder fragten wir uns, ob wohl ein Junge oder ein Mädchen nach Hause kommen würde, und wieder dachten wir uns Namen aus. Obwohl unangenehme Gedanken in einer Ecke meines Kopfes wohnten, schlief ich in dieser ersten Nacht und konnte es auch in Ruhe und ungestört, weil niemand mich weckte.

Am folgenden Tag hattest Du das Baby noch immer nicht bekommen und er war nervös und schlug uns wegen jeder Kleinigkeit. Einige Male verschwand er, kam kurz darauf zurück und ermahnte uns mit Blicken oder Kopfnüssen, uns ruhig zu verhalten. Paul hatte eine Entzündung am Mittelohr, er weinte viel, also gab ich ihm Kopfschmerztabletten, aufgelöst in stark gesüßtem Hagebuttentee. Ich hatte sie aus dem Küchenschrank gestohlen, es war die einzige Medizin, die ich kannte. Ab und zu kam Opa zu uns nach unten, er brachte uns Leberwurstbrote und Kekse, aber auch er schien sehr nervös und hatte kein Ohr für Pauls Beschwerden, die mich nicht nur jede freie Minute des Tages, sondern auch meine Nachtruhe kosteten.

Am nächsten Tag dann hieß es, Du habest das Kind bekommen, aber es habe nur kurze Zeit gelebt und sei dann gestorben. Am Abend, nachdem das Baby gestorben war, hat sich Dein Mann in der Wohnküche besoffen, Irma. Er holte uns alle aus dem Bett und erzählte uns, dass es so am besten sei. Der arme Wurm sei da, wo es ihm gut gehe, und wir müssten nicht überlegen, wie wir einen neuen Fresser satt kriegen würden. Weißt Du was, Irma … er hatte völlig recht!

Es war ein Mädchen, Du erinnerst Dich, und Carola sollte sie heißen, so wie eine Heldin aus einem Deiner Romane. Sie war wahrscheinlich die Klügste von uns allen – hat gesehen, wie ihr Zuhause und ihre Familie wären, und sich kurzerhand entschieden, doch lieber wieder zu verschwinden. Sie war nicht getauft, also wollte der Pastor sie nicht beerdigen und Ihr habt auf der Gemeinde alles geregelt, dass Ihr es ganz allein tun konntet. Opa war immerhin Totengräber. Wir durften nicht mit, aber ich habe von der Kammerluke aus gesehen, wie Ihr eine kleine weiße Kiste über den Friedhof getragen habt. Opa, Oma, Du, Dein Mann und die Kiste. Die kleine Carola war wohl behindert gewesen, hatte eine Hasenscharte gehabt und noch etwas, ich kann mich daran nicht erinnern, weiß nur, dass sie sehr krank war.

Als Ihr nach Hause gekommen seid und uns aus der Kammer gelassen habt, da haben wir gesehen, dass Du geweint hattest, und wir waren sehr traurig wegen unserer Schwester und weil Du traurig warst. Sogar Paul hat nicht mehr geweint, aber das mag gekommen sein, weil ich ihm so viele Tabletten gegeben hatte.

An dem Abend mussten wir einmal nicht früh zu Bett. Wir saßen bei Euch und haben zugehört, was Ihr zu sagen hattet. Dass nun vielleicht doch alles ganz gut werden würde, weil unsere arme Mutter nicht für noch ein Kind sorgen müsste und unser armer Vater nicht noch mehr arbeiten müsste. Carola sei jetzt ein Engel im Himmel und da sei sie auch gut aufgehoben, wie hätte unsere Mama auch für ein Kind sorgen sollen, das behindert war?

Ja, wie hättest Du, Irma? In Wirklichkeit mag das bedeutet haben, Du hättest nicht gewusst, wie Du *uns* mit der Pflege eines behinderten Kindes hättest beauftragen können. Mit Dir war gar nichts los. Du konntest doch tanzen, wenn Dir danach war. Deine Rückenschmerzen waren wie weggeblasen, wenn es hieß, er würde Dich zum Tanz in die Kneipe führen. Da konntest Du eine ganze Nacht durchmachen.

Ich glaube, es war die Lustlosigkeit am Leben, die Dir all Deine eingebildeten Krankheiten beschert hat. Die Unlust an Deinen Kindern und die Verantwortung, die sie Dir aufgebürdet haben. Du fühltest Dich für ein besseres Leben bestimmt und hast es nicht bekommen, gleichzeitig warst Du aber unfähig, die einzige Ursache Deines Leidens, nämlich Deinen Taugenichts von Kerl, aus Deinem Leben zu entfernen, ihn zu eliminieren, ihm den Tritt zu verpassen, den er verdient hätte, und Deine Angelegenheiten selbst in die Hand zu nehmen. Wie Oma schon früher gesagt hatte: Im Armenhaus konntest Du nicht landen, da warst Du schon, was also hätte Dir noch passieren können? Es hätte doch nur besser werden können.

Wie auch immer, Carola war nun im Himmel, Du bliebst von der Mehrarbeit eines weiteren Kleinkindes verschont und nach ein paar Tagen ging alles wieder seinen geregelten Gang. Opa sollte dieser Tage ein Grab ausheben, war aber so elend wegen einer Lungenentzündung, dass er die Arbeit nicht verrichten konnte. Absagen wollte er aber auch nicht, weil es sonst womöglich geheißen hätte, er wäre unzuverlässig. Also trug er Deinem Scheißkerl an, die Arbeit zu erledigen, gegen Überlassung der Bezahlung natürlich. Auf Drängen und Bitten Deinerseits hat er schließlich eingewilligt und immerhin waren vierzig Mark nicht zu verachten und eine willkommene Aufstockung der Haushaltskasse.

Ihn vom Bett und vom Fernseher wegzubekommen, war nicht leicht und ich höre Dich noch zetern, dass der Pastor am nächsten Tag keine Grabstelle vorfände, wenn er nicht augenblicklich seinen Arsch hochbekommen würde. Mona kann ja mitgehen, hieß es. Natürlich, Mona wollte schon immer einmal bei Einbruch der Dunkelheit ihrem Stiefvater beim Ausheben eines Grabes Gesellschaft leisten. Einspruch oder Verweigern waren zwecklos, also trottete ich hinter ihm her, trug den Spaten und gruselte mich, als ich eine Katze zwischen den Grabreihen umherhuschen sah.

Ich setzte mich auf die Umrandung des Nachbargrabes, Werner Müller, Magda Müller, geb. Hauschildt, beide 1967 bei einem Unfall verstorben, und sah zu, wie er Schaufel um Schaufel aus dem Erdreich stach und zu einem Berg anhäufte. Es kam mir vor wie eine Ewigkeit, bis das Loch endlich so tief war, dass man einen Sarg darin versenken konnte.

Mittlerweile war es fast ganz dunkel und ich konnte es kaum erwarten, endlich den Friedhof zu verlassen und in die Geborgenheit meines Bettes zu fliehen. Er ging allerdings nicht den direkten Weg zurück zur Eingangspforte, sondern weiter hinein in den Friedhof, bis zum Grab meiner unbekannten Schwester. Dort musste ich den Spaten an einen Stein lehnen und mich vor das Grab stellen, auf dem nicht ein Kreuz oder ein Stein lagen, sondern nur ein paar Blumen vor sich hinwelkten. Er fragte mich, ob ich nicht für meine tote Schwester beten wolle, also faltete ich die Hände, senkte den Kopf und murmelte vor mich hin.

»Richtig beten!«, zischte er.

Ich kannte kein Gebet für tote Schwestern, also betete ich laut »Lieber Gott, bitte mach, dass es meiner Schwester im Himmel gut geht!«

Ein Schlag in mein Gesicht sagte mir, dass ich nicht die richtigen Worte gewählt hatte.

»Die liegt da in der Erde und ist trotzdem mehr wert als du! Knie dich hin!«

Ich kniete nieder, den Kopf immer noch gesenkt, versuchte, die passenden Worte zu finden und sie auch auszusprechen.

»Wenn ich mit dir fertig bin, wirst du dir wünschen, neben dem Balg da zu liegen!«

Er atmete laut, die Art Atmen, die ich kannte. So atmete er immer, wenn er mir etwas antat, und mir schwanden vor Angst fast die Sinne.

»Du Drecksau blutest also schon wie eine richtige Möse. Da müssen wir ja wohl in Zukunft aufpassen, was?«

Ich kniete, er stellte sich vor mich, den Hosenstall geöffnet und sein Geschlecht entblößt. Dann zwang er mich, ihn oral zu befriedigen, schlug mir dabei an den Kopf, stöhnte, schlug mich wieder, zerrte an meinen Haaren. Als mein Schluchzen ihn in seiner Lust störte, schubste er mich weg, sodass ich mit den Rippen gegen die Grabumrandung schlug. Er rieb sich bis zum Orgasmus und spritzte seine Jauche auf das Grab seiner Tochter. Dann gingen wir nach Hause, ich bekam eine Tasse Tee und ein Marmeladenbrot und wurde dann in die Kammer geschickt. Nun weißt Du immerhin, Irma, warum ich an dem Abend so schmutzig war.

Es folgten weitere Abende der Grabpflege, immer in der Dämmerung, wenn niemand mehr auf den Friedhof kam. War ich nicht willig oder weinte ich zu heftig, machte er mir klar, dass es ja so leicht sei, ein bisschen zu buddeln und mich zu dem toten Baby zu stecken. An einem Abend tauchte überraschend Opa zwischen den Grabreihen auf. Ich kniete wie üblich auf dem Boden und er war gerade dabei, seinen Hosenschlitz zu öffnen.

»Wolf, ich glaube, es ist besser, du bringst das Kind jetzt nach Hause!«

Fast augenblicklich ging das Theater los. Was Opa eigentlich einfiele, das Kind in seiner Trauer zu stören, ob er keinen Anstand habe, und überhaupt sei es für Opa, den alten Krüppel, besser, er würde jetzt einfach verschwinden und seine zahnlose Fresse halten. Sonst könnte es sein, dass morgen schon eine neue Grube ausgehoben würde. Und Opa ging.

An diesem Abend kam ich, abgesehen von ein paar Schlägen an den Kopf, ungeschoren davon. Ich brauchte auch fortan nicht mehr mit auf den Friedhof, Du hast ihm gesagt, dass er das ja auch allein erledigen könne, und ich solle mich nach Einbruch der Dunkelheit nirgends mehr herumtreiben.

Welch ungewohnte Fürsorge, Irma. Hat Opa Dir gegenüber Andeutungen gemacht? Ist das der Grund, warum ich Dich einige Male dabei beobachtet habe, wie Du die Unterhose Deines Gatten auf irgendwelche Spuren untersucht hast?

32

Ich musste nicht mehr mit auf den Friedhof, ich brauchte auch nicht mehr allein mit ihm in die Schule. Aber er fand immer Gelegenheiten, mich zu missbrauchen, mich zu demütigen und mir klarzumachen, wie leicht es für ihn wäre, mich beiseitezuschaffen. Da waren immer noch die Nächte, in denen Du zur Arbeit warst. Er wartete jetzt immer, bis die Nacht fast vorbei war, bevor er mich holte. Ich denke, er wollte sichergehen, dass Du nicht noch einmal überraschend nach Hause kämst.

Er war perverser, brutaler und grausamer als je zuvor und ihm fielen immer neue Abartigkeiten ein. Manche seiner Spielvarianten kann ich bis heute nicht schildern, weil ich sofort anfange zu zittern, sobald ich daran denke. Das sind die Sachen, die mich nachts schlecht träumen lassen, die es mir unmöglich machen, ein erfülltes Eheleben zu führen, obwohl ich einen wunderbaren, zärtlichen und verständnisvollen Mann an meiner Seite habe. Das ist der Grund, warum ich am besten schlafe, wenn alle Türen von innen verschlossen sind, alle Vorhänge zugezogen, und ich mich unbeobachtet wähnen kann.

Meine Traumata wären mit Sicherheit nicht so schwerwiegend, wenn ich Dich gehabt hätte, die zu mir gestanden hätte, mich in die Arme genommen und mich beschützt hätte. Und genau darum sage ich Dir, Irma, dass Du genauso schlimm bist wie er. Vielleicht noch eine Spur schlimmer, wenn ich ehrlich bin. Ich denke, ich wäre besser darüber hinweggekommen, wenn Du als Mutter das getan hättest, was Du hättest tun sollen: mich vor diesem pädophilen Dreckschwein bewahren.

Ich habe mir immer vorgenommen, meinen Kindern eine gute Mutter zu sein. Und das bin ich auch. Es gibt nur wenige Tage im Leben meiner Söhne, an denen ich ihnen nicht gesagt habe, dass ich sie liebe. Dass sie sich immer an mich wenden können, wenn sie Sorgen und Probleme haben, und dass ich immer hinter ihnen stehe und sie beschütze, egal wie alt sie sind oder was sie ausgefressen haben. Die beiden haben von Geburt an ein Rückgrat und ich habe es ihnen im Laufe ihrer Kindheit noch gestärkt, habe ihnen beigebracht, dass sie wertvoll sind, dass sie ihre Meinung sagen dürfen und dass ihre Eltern die Personen sind, die ihnen zuhören, sie unterstützen und sie lieben, egal, wie das

Leben ansonsten mit ihnen umgehen mag. Und ich habe ihnen beigebracht zu schreien, wenn jemand sie berühren will in einer Art, die sie nicht mögen oder als nicht richtig empfinden. Egal, wer es sein mag: Vater, Opa, Onkel, ein Bekannter oder auch ein Fremder ...Schrei, wenn er Dinge von dir will, die du nicht magst!!!! Ich werde *immer* dir glauben!

Ich bin Meilen besser, als Du es je warst, Irma!

Ich bin kein Dreck, nicht unnütz und kein Parasit.

Ich bin es wert zu leben, tausendmal mehr als Du.

Dein Mann, Irma, hat mich dazu gebracht zu glauben, dass ich tatsächlich nichts wert bin, dass mir alles recht geschah, was er mit mir anstellte. Dass ich wirklich nur ein Stück Dreck war. Zumal diese Ansicht ja offensichtlich auch all meine Klassenkameraden teilten. Auch sie behandelten mich wie Abschaum, hänselten mich, schlugen mich und traten nach mir wie nach einem lästigen Vieh. Alles, was mir mein Stiefvater sagte, schien von ihnen bestätigt zu werden: Mona taugt nichts, sie ist verlaust und dumm. Sie ist nichts wert. Sie ist ein Armenhaus- und Totengräberkind.

Dein Mann war stets darauf bedacht, mich kleinzuhalten, nicht nur mich, uns alle. Selbst seine leiblichen Kinder bezeichnete er als wertlos, unnütz und völlig verblödet. Es dauerte einige Zeit, bis mir aufging, dass er sich damit in seinen eigenen stinkenden Arsch schoss. Damit hat er doch zugegeben, dass sein Erbgut Müll ist, nicht wahr?! Nicht imstande, tauglichen Nachwuchs zu produzieren, musste er nun zusehen, wie er seine Idiotenbande groß kriegte. Der Arme! Bis auf Ulla kamen alle seine leiblichen Kinder in die Sonderschule und dort blieben sie auch bis zum Ende ihrer Schulzeit.

Gesellschaft

33

Kurz vor meinem elften Geburtstag zogen neue Leute ins Haus. Nicht in den hinteren Teil, der an den Friedhof grenzte, sondern an die Seite, die zur Hauptstraße lag und wo die Miete ein wenig höher war, weil man dort schon so tun konnte, als wohne man in einem ganz normalen Mietshaus.

Die Frau hieß Erna Grasmann, sie war eine kleine Person mit einem verhärmten Gesicht. Vier Kinder hatte sie, Hartmut, Rebecca, Britta und Thomas. Hartmut war schon vierzehn Jahre alt, Rebecca war in meinem Alter und Britta und Thomas waren ein paar Jahre jünger.

Tante Erna, wie wir sie ab sofort nannten, kam mindestens viermal am Tag zu uns herüber, setzte sich an den Küchentisch und erzählte ungefragt von ihren Eheproblemen, ihren Geldsorgen und ihren frechen und nichtsnutzigen Gören. Sogar wenn der Alte da war, nahm sie kein Blatt vor den Mund. Sie kam immer öfter und blieb immer länger und ich hatte das Gefühl, als würde Dir das sehr gut gefallen. Sie brachte sich ihren Kaffee selbst mit und Ihr habt stundenlang am Küchentisch gesessen, um Euch gegenseitig Euer Leid zu klagen. Besonders interessant wurde es, wenn Dein Stallknecht nicht da war und Ihr ganz frei von der Leber weg plaudern konntet. Oh Mann, Irma, Ihr habt wirklich kein Thema ausgelassen!

Mittlerweile war ich elf, ich wusste jetzt eine ganze Menge über sexuelle Dinge, teils aus der Schule, teils aus dem Fernsehen und viel aus Deinen Illustrierten, die ich heimlich las, wenn du geschlafen hast. *Praline*, *Wochenend*, *Neue Revue* – aus all diesen Blättern habe ich eine ganze Menge erfahren. Ich wusste also, um was es ging, wenn vom »Blasen« oder von der »Hundestellung« die Rede war. Ihr wart bald so vertraut miteinander, dass Ihr Euch sogar die persönlichsten Geheimnisse anvertraut habt: wie Ihr es am liebsten mögt, was Eure heimlichen Fantasien sind und sogar, wann Ihr eure Kerle betrogen habt.

Tante Erna war nicht sonderlich hübsch, seitlich von ihrem Kinn hatte sie eine dicke Warze, auf der Haare wuchsen, ihre Frisur war noch ungepflegter als Deine, sie hatte eine heisere Stimme und wenn sie lachte, hörte sie sich an wie ein Mann. Ihre Beine waren fürchterlich mager. Dafür hatte sie aber einen Kugelbauch und in der ersten Zeit habe ich gedacht, sie würde jeden Moment ein Kind bekommen. Sie hatte ganz kleine Äuglein und Knoten an den Fingergelenken, aber trotz allem schien sie ein sehr reges Liebesleben zu führen. Sie beklagte, dass sie nun nur noch ihren Mann habe, weil sie ihren heimlichen Geliebten in Walsrode zurückgelassen habe.

Und dass Du ein »Techtelmechtel«, wenn auch nur zwei- oder dreimal, mit Deinem Kollegen auf der Hühnerfarm gehabt hättest, war natürlich auch neu für mich. Ich hörte Dich sagen, dass Du nicht so ganz sicher seist, wer der Vater der kleinen Carola ... Aber das habe sich ja zum Glück von selbst erledigt. Es war Euch entweder völlig egal, dass wir Kinder bei vielen dieser vertraulichen Gespräche dabei waren, oder Ihr habt angenommen, dass wir davon ohnehin nichts mitbekämen.

Es wurde zur Gewohnheit, dass Ihr die meisten Abende drüben bei den Grasmanns verbrachtet. Zu uns kamen sie selten zusammen. Das lag daran, dass drüben mehr Platz war, dass die Kinder in einer anderen Etage schliefen und dass Grasmanns einen Kühlschrank hatten. Wenn Ihr wieder nach Hause kamt, habt Ihr schlecht über sie geredet, habt Euch aufgeregt, was für Spinner und Angeber das doch seien und dass man mit denen eigentlich gar nicht verkehren sollte, weil Wilfried Grasmann so ein griesgrämiger Idiot und Erna Grasmann so eine Schlampe seien. Ich glaube, dass Ihr genau deswegen so eng mit ihnen befreundet wart. Sie waren genau wie Ihr und Ihr habt zusammengepasst wie Topf und Deckel.

Ich freundete mich mit Rebecca an, zögerlich erst, weil keine von uns wusste, über was sie mit der anderen reden sollte, aber bald waren auch wir jeden Tag zusammen, sobald wir unsere häuslichen Pflichten erledigt hatten. Mit unseren kleineren Geschwistern im Schlepptau verbrachten wir unsere Zeit in den Apfelhöfen, schlugen uns die Bäuche mit Obst voll und lachten, wenn eins unserer Geschwister auf einen Wurm biss.

Rebecca klaute ihrer Mutter manchmal etwas Geld aus der Börse und wir liefen damit zum Bäcker und verlangten frech nicht nach Brot-, sondern nach Kuchenresten. Bekamen wir nur wenig, aßen wir es schnell schon auf dem Heimweg auf, bekamen wir eine ganze Tüte voll, teilten wir mit unseren Geschwistern. So hatten wir oft wunderbar lockeren Butterkuchen und Stücke von frischen Rosinenschnecken. Für mich war es unmöglich, Dir unbemerkt Geld wegzunehmen, aber Tante Erna bekam es offenbar nie mit, wenn ihr ein oder zwei Mark aus der Börse fehlten.

Rebecca war in der Schule weitaus beliebter als ich und sie hätte sich aussuchen können, mit wem sie ihre Nachmittage verbrachte, aber sie war immer mit mir zusammen und eines Tages waren auch wir so weit, dass wir uns gegenseitig unsere Geheimnisse anvertrauten.

»Ich hab gesehen, wie meine Alten aufeinanderlagen!«, sagte sie etwa. Oder: »Der Pimmel von meinem Alten ist richtig ekelig und schrumpelig, ich hab ihn gesehen, als er sich umgezogen hat!«

Bei solchen Themen war ich nicht sonderlich gesprächig und ganz sicher wollte ich ihr auch nichts vom Geschlechtsteil meines Alten auf die Nase binden, also erzählte ich ihr von Knochenfunden auf dem Friedhof. Rebecca zeigte sich beeindruckt, wollte unbedingt einmal dabei sein, wenn Opa übrig gebliebene Teile von Menschen ausgrub, und ich, stolz, einmal etwas bieten zu können, versprach ihr, sie mitzunehmen.

Sie wollte auch unbedingt wissen, wie man unter dem Drahtzaun hindurchkroch, um an die leckeren Stachelbeeren zu kommen. Ich zeigte es ihr und sonnte mich in ihrer Bewunderungmeines Mutes. Wir trafen uns nur draußen, weil sie nicht zu uns in die Wohnung durfte. Du mochtest die Grasmann-Kinder nicht, warst nur nett zu ihnen, wenn Tante Erna dabei war. Sie waren Dir zu frech, zu neugierig, zu lästig. Sie hatten sogar die Stirn, Dich um etwas zu trinken zu bitten, wenn sie mit ihrer Mutter bei uns waren, und Du musstest gute Miene dazu machen und sie sogar bedienen.

Rebecca hatte schnell gemerkt, wie bei uns der Hase lief, hatte sogar des Öfteren mitbekommen, wenn eins von uns Kindern geschlagen wurde. Zwar waren Schläge bei ihr zu Hause auch an der Tagesordnung, aber sie und ihre Geschwister rebellierten dagegen und verteidigten sich ihrer Mutter gegenüber, sie hätten keine Schläge verdient. Tante Erna sah das hin und wieder sogar ein. Sie meckerte dann ein wenig und damit hatte sich die Sache.

Eines Tages kam Hartmut, als seine Mutter gerade bei uns saß, und bat sie um zwei Mark, um sich etwas zu kaufen. Als sie das mit der Begründung ablehnte, es sei Ende des Monats und sie habe kein Geld mehr, zog Hartmut unter lauten Unmutsbekundungen von dannen. Du warst schockiert ob solcher Dreistigkeit und musstest Deiner Freundin jetzt dringend ein paar Erziehungsratschläge geben: »Dass du dir das so gefallen lässt, Erna! Dem würde ich gehörig den Arsch verwackeln!« Abends hast Du dem Alten dann erzählt, wie schlecht erzogen Ernas Gören doch seien, die seien ja noch schlimmer als wir und das solle schon etwas heißen.

An einem Nachmittag ging Hartmut mir nach, als ich gerade im Schuppen eine Kiste Holz für Dich holen wollte. Er fragte mich, ob ich schon einmal einen Schniedel gesehen hätte, ob ich seinen vielleicht sehen wolle und mich traute, ihn anzufassen. Er machte seine Hose auf und holte seinen Penis heraus. Ich wich bis in die äußerste Ecke zurück und war schon den Tränen nah, wollte sein Teil nicht sehen. Endlich begriff er das auch, nannte mich einen Feigling und zog seinen Reißverschluss wieder hoch. Mit meiner Holzkiste in der Hand drängte ich mich an ihm vorbei, er ließ mich gehen, aber bevor ich die Tür noch ganz erreicht hatte, zog er mir von hinten die Hose herunter. Genau in diesem Augenblick wurde die Tür aufgerissen und der Alte stand im Schuppen.

Ich stand da, die Kiste immer noch in den Händen, mein Hinterteil halb entblößt und um den Mund Deines Mannes spiegelte sich ein böses Lächeln. Er schlug Hartmut an den Kopf, der schubste den Alten beiseite und rannte weg, so schnell er nur konnte. Dein Kerl verpasste mir einen Tritt gegen den Oberschenkel, riss mir die Kiste aus den Händen und befahl mich nach drinnen ins Haus. Noch ein Schlag an den Kopf und schon wurde ich an Dir vorbei in unsere Kammer gestoßen. Ich zitterte einmal mehr vor Angst und kam mir sogar schuldig vor, obwohl ich überhaupt nichts getan hatte.

Vielleicht eine halbe Stunde später ging die Tür wieder auf und diesmal warst Du es, die mich unsanft an den Armen packte und in die Wohnküche zog. Tante Erna war da, Hartmut stand neben ihr und Rebecca lehnte an der Tür. Nun sollte ich erzählen, was für Spielchen Hartmut und ich im Holzschuppen gespielt hatten, welche Schweinereien wir dort drinnen vorgehabt hatten.

Ich sollte erzählen, wie es dazu gekommen war, dass ich da mit nacktem Arsch gestanden hatte. Ich erzählte also, dass Hartmut mir sein Ding zeigen wollte, dass ich es aber nicht hatte sehen wollen und dass er mir im Vorbeigehen die Hose heruntergezogen hatte.

»Du lügst doch!«

»Nein, Mama, tu ich nicht. Hartmut hat mir einfach die Hose runtergezogen, als ich an ihm vorbeigehen wollte!«

»Hartmut hat das aber anders erzählt. Er hat gesagt, dass Du ihn anfassen wolltest, und er das bei Dir auch machen sollte und dass Du darum die Hose unten hattest! Warum sollte er uns anlügen?!«

Ja, Irma, warum sollte er Euch anlügen? Er wollte seinen Arsch retten, damit die Sache für ihn glimpflich ausging. Warum sollte ich Euch anlügen? Warum bist Du immer davon ausgegangen, dass andere die Wahrheit sagen, Deine eigenen Kinder aber nur Lügen erzählen?

Tante Erna war sich offensichtlich nicht so sicher, dass Hartmut die Wahrheit gesagt und ich gelogen hatte. Sie sah ihn böse von der Seite an, fragte ihn, ob es nicht doch so gewesen sei, wie ich es erzählt hatte.

»Nee, ich will doch der ihren Arsch nicht sehen und schon gar nicht will ich da hinlangen, die stinkt doch!«

»Wenn du noch mal sagst, dass Mona stinkt, dann gibt's was an die Ohren, ab nach Hause, aber schnell!«

Die Grasmanns traten von der Bühne ab und ich blieb allein mit Euch zurück. Minutenlang herrschte Schweigen, Ihr saßt auf Euren Plätzen am Küchentisch, ich stand vor Euch und wartete darauf, dass ich eine Abreibung bekam.

»Tjaaa, hab ich dir ja immer gesagt, was deine Tochter für ein Luder ist, vielleicht glaubst du mir jetzt endlich mal! Noch keine zwölf Jahre alt und treibt es mit den Jungs im Schuppen. Wer weiß, wie oft und mit wie vielen Bengels die da schon drinnen war!«

Ein boshafter Blick in mein Gesicht.

»Stimmt das?«

»Nein, Mama, das stimmt nicht, ich hab gar nichts getan, noch nie!«

»Auch noch lügen, dir werd ich helfen, du verhurtes Miststück. Weißt du, wie man Mädchen wie dich nennt? Nutte nennt man die. Nutte! Rumhuren und dann noch lügen. Eingesperrt gehörst du!«

»Mama, ich hab wirklich nichts getan!«

»Halt bloß dein verlogenes Maul!«

Und schon traf mich der erste Schlag. Die Prügel waren nicht so schlimm, wie ich befürchtet hatte. Er saß die ganze Zeit dabei, kaum in der Lage, seine Freude über die Schläge, die ich bekam, zu verbergen. Seine Augen glänzten, es hätte mich nicht gewundert, hätte er Dich beim Schlagen noch angefeuert. Ich musste mir weiter anhören, dass ich eine verkommene Hure, eine Drecksnutte und ein liederliches Mistschwein war. Als es Dir reichte, Deine Hand wehtat und Du erschöpft warst, hast Du von mir abgelassen. Natürlich musste ich sofort ins Bett, natürlich ohne Essen und Trinken.

Am nächsten Morgen wartete Rebecca vor unserer Haustür auf mich, um mit mir zusammen zur Schule zu gehen. Ich marschierte wortlos neben ihr her, es war mir peinlich, dass sie die Sache am Vortag mitbekommen hatte, gesehen hatte, wie ich da mit gesenktem Kopf vor dem Tisch gestanden hatte und der Lüge bezichtigt worden war.

»Hast doll Schläge gekriegt?«, fragte sie mich. Ich schüttelte nur den Kopf, wollte nicht darüber reden.

»Ich glaub dir, was du gesagt hast! Hartmut wollte von mir auch schon, dass ich seinen Pimmel anfasse, und meine Hose hat er auch schon oft runtergezogen. Dafür hat er aber von meiner Alten was auf die Fresse gekriegt!«

Da hast Du es nun schwarz auf weiß: Ich habe nicht gelogen! Das Schlimme an der Sache ist ja, dass selbst Erna Grasmann wusste, dass ich nicht gelogen habe. Sie wäre aber niemals auf den Gedanken gekommen, Dir von Hartmuts Experimentierfreudigkeit zu erzählen. Damit hätte sie zugeben müssen, dass ihr Sohn »solche« Dinge tat und das wollte sie wohl lieber nicht. Die Pagel-Kinder bekamen so oft Schläge, da kam es auf das eine Mal mehr oder weniger auch nicht mehr an.

Eine Art schlechtes Gewissen muss sie aber doch gehabt haben: Als sie mich das nächste Mal allein sah, gab sie mir fünfzig Pfennig mit der Bemerkung, ich könnte ja mit Rebecca zum Bäcker gehen und sehen, ob die nicht ein paar feine Kuchenreste für uns hätten. Das war zwar keine Entschuldigung, aber doch eine Art Wiedergutmachung für die Schläge, die ich zu Unrecht erhalten hatte.

Ich durfte nicht mehr in den Apfelhof, ohne dass ich all meine Geschwister mitnahm, ich könnte mich ja auch dort mit Jungs treffen und mich mit heruntergelassener Hose mit ihnen verlustieren. Wenn ich Holz aus dem Schuppen holte, musste ich nun immer darauf achten, dass die Tür nicht zufiel, und mich ohne Beaufsichtigung im Dorf herumtreiben war natürlich auch nicht möglich.

34

Die Grasmanns wohnten noch kein Jahr in unserem Armenhaus, als es hieß, sie zögen wieder weg. Rebeccas Vater hatte eine Stellung in einer Ziegelei gefunden, die ungefähr zwanzig Kilometer entfernt war. Tante Erna war aufgeregt. Nicht nur, weil ihr Mann endlich wieder zum Arbeiten aus dem Haus war und Geld verdiente, sondern auch, weil ihr neues Domizil ein richtiges Einfamilienhaus sein würde. Gar nicht teuer, sogar mit Keller und Garten und einem eigenen Zimmer für jedes Kind.

Rebecca freute sich auf ihr eigenes Reich, sie machte Pläne, wie sie ihr Zimmer einrichten würde, war ganz aus dem Häuschen deswegen und kannte den ganzen Tag kein anderes Thema.

Ich war traurig, neidisch, vor allem aber zutiefst erschüttert, dass die einzige Freundin, die ich hatte, nun wieder aus meinem Leben verschwinden würde. Sie versuchte, mich zu trösten, bot mir an, dass ich sie besuchen könne. Mit dem Bus sei es ja nicht so weit und dann könnten wir immer in ihrem Zimmer sitzen und Musik hören. Smokie zum Beispiel, die seien doch so toll, ich möge die doch auch gern. Wir könnten dann durch das neue Dorf spazieren, könnten uns alles ansehen und erst am Abend müsste ich wieder nach Hause fahren. Als hätte sie nicht ebenso gut wie ich gewusst, dass daraus ganz sicher nichts werden würde. Ich hätte nie und nimmer die Erlaubnis bekommen, mit dem Bus irgendwohin zu fahren, ganz zu schweigen von dem Fahrgeld, das ich gebraucht hätte.

Den Tag ihres Auszuges aus dem Armenhaus verbrachte ich mit Heulen und kassierte dafür von Dir so einige Rüffel und Schubser. Froh sollte ich sein, dass das Pack endlich weg sei, ich würde doch nicht etwa dem Bengel nachjaulen. Meine Einwände, dass ich nur traurig wegen Rebecca sei, dass sie meine Freundin sei und nun fortginge, machten Dich nur noch wütender. Was wollte ich schon mit einer Freundin? So ein Quatsch. Ich bräuchte keine Freundin, ich hätte meine Geschwister zum Spielen.

Abends habt Ihr Euch dann erzählt, wie gut es doch sei, dass das ungewaschene Lumpengesindel endlich wieder verschwunden sei. Man habe ja keine Ruhe vor denen, müsse ständig damit rechnen, dass Erna, die alte Schlampe, schon wieder vor der Tür stünde.

Keine Woche später stand Erna tatsächlich schon wieder vor der Tür. Sie hatte Kuchen mitgebracht, einen Pullover für Dich und eine große Tüte Bonbons für uns Kinder. Außerdem hatte sie Neuigkeiten im Gepäck. Die Ziegelei suchte händeringend nach Arbeitskräften. Die Arbeit war zwar schwer und man musste Schichten arbeiten, aber es wurde gut bezahlt, es gab Zulagen für Nachtschichten, Weihnachts- und Urlaubsgeld und zwischendurch hatte man immer mal ein paar Tage frei, sogar unter der Woche.

»Ja«, sie sah Deinen Kerl an, »meinst nicht, Wolf, dass das was für dich sein könnte? Mein Willi hat schon beim Chef gesagt, dass er vielleicht jemanden kennt. Brauchst nur zu sagen, dann macht er dir ein Vorsprechen klar!«

Die Begeisterung bei Deinem Mann hielt sich arg in Grenzen. Erinnerst Du Dich an sein Gesicht? Wenn er nur gekonnt hätte, hätte er die arme Erna erwürgt. Direkt Nein sagen konnte er nicht, zumal Du die Idee, er könnte eine richtige Arbeitsstelle haben und nicht nur stundenlang aus dem Haus sein, sondern auch noch gutes Geld dafür bekommen, einfach nur verlockend fandest. Es gefiel ihm ganz und gar nicht, dass Du Erna den Auftrag gegeben hattest, so schnell wie möglich einen Vorstellungstermin auszumachen. Er verzog sich, murmelte etwas von Holzhacken und überließ Euch Euren Zukunftsplänen.

Erna fand, dass ein Umzug angebracht sei, was sollte Dich denn bitte schön noch länger in dieser Bruchbude halten. Wenn der Alte tatsächlich die Arbeit auf der Ziegelei bekäme, dann könnten wir uns doch locker etwas viel Besseres leisten. Und etwas Besseres, also ehrlich, das hattest Du doch wohl am allermeisten verdient, wo Du doch schon Jahr um Jahr in diesem Stall ausgeharrt hattest. Damit lief sie bei Dir offene Türen ein, so was hast Du natürlich gern gehört. Und hatte sie nicht auch recht? Was solltest Du in dieser Bruchbude, da gehörtest Du nicht hin.

Erna wollte sich um eine angemessenere Bleibe kümmern, wollte in den Wohnungsanzeigen nachsehen, ihren Mann mobilisieren, sich umzuhören, dann würde sich sicherlich bald etwas ergeben. Und wenn Ihr wieder näher beieinander wohnen würdet, dann könntet Ihr Euch auch wieder treffen, man könnte sich gemütliche Abende machen, zusammen etwas unternehmen. Sie malte Dir die Zukunft in den schillerndsten Farben aus und Du warst nur allzu gern bereit, ihr jedes Wort zu glauben. Vergessen das Lästern, die Schmähreden, die Häme, mit der Du noch heute Morgen über sie gesprochen hattest. Nun war sie wieder deine beste Freundin.

Als sie den nächsten Bus nach Hause nahm, hattest Du in Gedanken schon Deinen Plunder gepackt und bist in ein schickes Haus gezogen. Du hast einen Zettel und einen Bleistift hervorgesucht und aufgeschrieben, was Du alles für ein Haus brauchen würdest. Da kam eine Menge zusammen, neue Möbel, Hausrat, einen Kühlschrank natürlich und auch ein Telefon würde man unbedingt brauchen. Du hast mir aufgetragen, bei Oma alle Versandhauskataloge zusammenzusuchen, die wir nur finden konnten, und hast Stunden damit zugebracht, ein Haus einzurichten, das Du noch nicht einmal hattest. Bezahlen wolltest Du die Sachen mit dem Geld, das er dann verdienen würde. Mit der Arbeitsstelle, die er noch nicht einmal gesehen hatte.

Abends hast Du ihm zugesetzt, er solle gleich morgen früh einmal mit dem Bus zu Grasmanns fahren und zusehen, ob er nicht schon am selben Tag mit dem Chef der Ziegelei reden könne. Falls ihm die Arbeit auf Dauer nicht zusagen würde, könnte er sich ganz in Ruhe etwas Besseres suchen, Hauptsache, wir seien erst einmal aus der Bruchbude raus. Richtige Zuckerwatte hast Du geredet. Eingewickelt hast Du ihn mit Aussichten, die selbst ihm rosig erschienen sein mussten.

Eine Zeit lang hat er noch versucht, Dir klarzumachen, dass so eine harte Arbeit nichts für ihn sei, er habe es schließlich am Herzen und gebaut wie ein Muskelpaket sei er auch nicht, aber letztendlich musste er einsehen, dass er gegen Deine Glücksutopie, gegen den Taumel der großartigen Erwartungen nichts würde ausrichten können. Er erklärte sich bereit, sich am nächsten Morgen ganz früh mit dem Bus aufzumachen, um zusammen mit dem Grasmann die Ziegelei und den neuen Chef in spe in Augenschein zu nehmen.

Wider Erwarten hielt er sein Versprechen. Als wir am nächsten Morgen aufstanden, um uns für die Schule fertigzumachen, stand er schon in Jacke und Hut an der Tür. Sogar einen Kuss hast Du ihm gegeben, bevor er ging. Deine gute Laune war uns Kindern nicht ganz geheuer. So lustig warst Du sonst nur, wenn Du die ganze Flasche Keller Geister ausgetrunken hattest. Wir guckten uns an, Antje schielte in meine Richtung, ob ich etwas über den Grund Deiner Heiterkeit wusste, Ulla bekam den Mund gar nicht mehr zu und Paul freute sich einfach wegen der guten Stimmung und lachte laut vor sich hin.

»So, marsch, marsch in die Schule. Freut euch schon mal, es gibt nachher bestimmt was zu feiern!«

35

Zu feiern gab es dann erst einmal gar nichts. Wir kamen aus der Schule zurück und der Alte war noch nicht wieder da. Wir aßen unsere Nudeln, wir machten den Abwasch, wir hängten die Wäsche auf und nahmen sie gegen Abend wieder ab, und von Deinem feinen Herrn Gemahl noch immer keine Spur. Ich hoffte sehr, Du würdest mich nicht zum Suchen losschicken, er war immerhin mit dem Bus weggefahren und da konnte ich ja weit laufen, bis ich ihn fand. Es war schon Bettzeit vorbei, aber wir mussten nicht in die Kammer. Wir saßen vor dem Fernseher und sahen eine Ratesendung an. Bei jedem Geräusch von draußen bist Du aufgesprungen und zur Tür gelaufen, aber es war nie der so sehnlich erwartete Mistkerl.

»Mona, lauf mal eben ins Dorf und guck nach, ob er nicht doch in der Kneipe sitzt!«

Ich zog mir Schuhe und Jacke an und machte die vertraute Runde durch das Dorf. Vorbei an jeder Kneipe. Sah in die Fenster, lauschte an den Gaststubentüren. Manchmal traf ich jemanden, der gerade hineinging oder herauskam. Wir wohnten in einem kleinen Dorf, man kannte sich und so kam es vor, dass ich angesprochen wurde.

»Na, Mona, suchst du deinen Papa? Hier drinnen ist der nicht, geh man nach Hause, Deern!«

Ich lief zurück, um Dir zu berichten, dass er in keiner Kneipe sei, dass ich sogar gefragt hätte, aber niemand habe ihn heute gesehen. Diese Ausrede bewahrte mich davor, nach einer halben Stunde noch einmal losgeschickt zu werden, und bestätigte Dir, dass ich meinen Auftrag pflichtbewusst ausgeführt hatte. Darauf musste geachtet werden, in solchen heiklen Situationen warst Du mit Vorsicht zu genießen. Ein falsches Wort, ein unbedachtes Geräusch und schon setzte es Kopfnüsse.

Die Kleinen mussten schließlich doch ins Bett, nur Antje und ich sollten Dir weiterhin Gesellschaft leisten. Das war ungewöhnlich und wir begannen, uns Sorgen zu machen. Darüber, was das Ganze bedeutete, was denn nun eigentlich der Grund zum Feiern war, dass der Alte wieder besoffen war und dann Randale machte. Die größte Sorge bereitete uns, dass wir noch auf sein könnten, wenn er, besoffen und über irgendetwas erbost, nach Hause kam und wir es dann ausbaden mussten.

»Der letzte Bus kommt um halb zwölf, legt euch man in unser Bett und schlaft schon mal, ich weck euch, wenn ihr in die Kammer sollt!«

Was für eine Ehre! Wir sollten unsere unwürdigen Häupter auf die königliche Lagerstatt betten. Das Bettzeug stank nach

Schweiß, abgestandenem Rauch und dem ganzen Mief dieser elenden Behausung. Die Kissen waren klamm und ich blieb auf dem Rücken liegen mit dem Gesicht nach oben, um so wenig wie möglich von Eurem Dreck einatmen zu müssen.

Ein Blick zu Antje zeigte mir, dass sie es ganz genauso machte. Sie sah mich an, grinste und rümpfte die Nase. Zwar roch unser eigenes Bettzeug auch moderig, aber Eure Plumeaus waren der Gipfel an Widerwärtigkeit. Wir waren weit davon entfernt einzuschlafen. Es war zwar spät, aber das Besondere der Situation, die Eigenartigkeit hielten uns vom Schlafen ab. Außerdem lief der Fernseher. Wir verhielten uns still, hatten aber die Augen einen Spalt weit geöffnet, sodass wir den Liebesfilm bequem ansehen konnten. Bei einer besonders romantischen Situation mussten wir beide kichern, aber Du warst so in Gedanken versunken, dass Du es gar nicht bemerkt hast.

Irgendwann, es kam mir wie viele Stunden vor, hast Du mich leicht am Arm geschüttelt und mir bedeutet, dass Antje und ich jetzt ins Bett gehen sollten.

Ich schloss daraus, dass gleich der letzte Bus kommen müsste, um Deinen Mann an der Haltestelle bei der Arztpraxis auszuspucken. Wir gingen in die Kammer, legten uns aber nicht ins Bett. Wir blieben hinter der Tür stehen und schauten abwechselnd durch den Schlitz, um ja nichts zu verpassen. Lange mussten wir nicht warten, da hörten wir ihn grölen. Er wankte in die Wohnküche, eine Sektflasche in der Hand, und ließ sich damit plump auf einen Stuhl fallen. Er versuchte, Dich auf seinen Schoß zu ziehen, ignorierte Deine Eismiene und steckte sich eine Zigarette an.

»Was denn los, mein Schatz? Hast mich vermisst? Hast gedacht, ich bin endlich abgehauen? Habt euch schon gefreut, was? Nix da, ich bin wieder da. Glotz nicht so blöde, du Kuh!«

Die Kleinen waren von dem Lärm aufgewacht, Paul fragte, ob Papa »soffen« sei, und als wir ihm sagten, ja, er ist besoffen, machte er keinen Mucks mehr. Er war noch ein kleines Kind, wusste aber genau, wann Gefahr im Verzug war und verhielt sich so, wie wir es ihm beigebracht hatten ... er stellte sich tot.

Von Dir kam noch immer kein Wort. Du hast Dich an den Tisch gesetzt, etwas aus der Flasche getrunken, die er dir hingehalten hatte, und ihn einfach nur angesehen. Er schien zu wissen, auf was Du gewartet hast, und als er anfing zu sprechen, da troff seine Stimme vor überheblichem, selbstüberzeugtem und vor allen Dingen lallendem Triumph.

»Hast geglaubt, ich krieg die Scheißarbeit nicht, was? Hast wohl gedacht, ich bin in der Kneipe, und hast dein Balg schon losgeschickt, um mich zu suchen? Hast wohl gedacht, ich krieg das nicht fertig, so eine lausige Drecksarbeit zu kriegen? Denn will ich dir mal was sagen: Montag fang ich an. Hier ...«, er kramte in seiner Jackentasche und zog ein zerknittertes Papier hervor, »ist der Vertrag! Jetzt kannst du glotzen wie 'ne Kuh!«

Du hast das Papier glatt gestrichen, es gelesen, eine ganze Weile. Dann bist Du aufgestanden, um den Tisch herum gegangen und hast den versoffenen Penner in die Arme genommen. Wie stolz Du auf ihn seist, hast Du gesäuselt, was für ein Kerl er doch sei und wie habe er das denn überhaupt angestellt, gleich einen Vertrag zu kriegen?

»Bist schon ein Teufelskerl!«

Das hörte er gern.

Noch einen tiefen Zug aus der Sektflasche, schon war seine Hand unter Deinem Rock, er erhob sich schwerfällig und wankend und drängte Dich in Richtung Bett. Jetzt ekelte ich mich noch mehr bei dem Gedanken, dass vor kurzer Zeit noch ich darin gelegen hatte.

Der nächste Morgen verlief entspannt und harmonisch, wie es in unserem Haus selten geschah. Der fantastische Teufelskerl schlief den Schlaf der ausnüchternden Selbstgerechten und Du hast uns erzählt, dass wir nun bald umziehen würden. Weg aus diesem Rattenloch, hinein in ein schönes Haus mit richtigen Zimmern, mit einem Klo, für das man nicht hinaus in den kalten Flur musste, und auch mit einer richtigen Badewanne, aus der man das schmutzige Wasser einfach ablassen konnte, anstatt es mühsam Eimer für Eimer auszuschöpfen.

Wir würden ein herrliches Leben haben, alles würde gut werden, wir würden immer nett zueinander sein, wir müssten nur immer schön gehorchen und tun, was uns gesagt wurde. Wir könnten es sehr gut haben mit einem Vater, der für uns sorgen würde und alles tat, damit wir satt und zufrieden sein konnten.

Und natürlich müssten wir Papa nun immer schön in Frieden lassen, durften ihn nicht nerven, müssten Rücksicht nehmen auf die harte Arbeit, die er ab Montag verrichten würde. Wir mussten nur immer schön still sein, wenn er zu Hause war, damit er sich erholen konnte und sich nicht etwa noch über uns ärgern musste.

Das alte Lied mit nur wenigen neuen Stellen darin.

Still sein.

Parieren.

So tun, als gäbe es uns nicht.

Aber natürlich versprachen wir Dir gern all die Dinge, die Du von uns hören wolltest. Wer weiß, vielleicht würde ja dieses Mal etwas daraus werden. Vielleicht würde ja alles wahr werden, was Du uns ausmaltest.

Die Hochstimmung hielt noch tagelang an. Der Alte war guter Dinge, wurde er doch jetzt wieder nach Strich und Faden verwöhnt. Keinen Schritt brauchte er zu machen, wir bedienten ihn von vorn bis hinten. Nicht, dass wir das sonst nicht getan hätten, nicht wahr, Irma, aber nun war er der unumstrittene König des Hauses, der allmächtige Herrscher unseres kleinen Universums. Er wurde gebauchpinselt für eine Arbeit, die er noch nicht einmal angetreten hatte. Vielleicht war das als eine Art Motivation gedacht? Kann ja sein, dass Du dachtest, er würde sich wirklich anstrengen und sein Bestes geben, wenn Du ihm zeigtest, dass er bei Dir den Himmel auf Erden haben könnte.

36

Am Samstag kam die gesamte Familie Grasmann zu Besuch. Sie hatten eine Menge Papierkram mitgebracht. Tante Erna hatte sich tatsächlich gekümmert und konnte Euch nun eine ganze Reihe von Wohnungen und sogar zwei Häuser vorstellen, die frei waren oder es bald wurden. Die Beratungen liefen, es wurde hin und her überlegt, wohin man am besten ziehen sollte. Keine Bruchbude, so viel war klar. Das Haus mit den Holzöfen fiel also weg, da könnte man ja gleich hier bleiben. Man konnte wohl kaum erwarten, dass der arme Kerl neben seiner Schichtarbeit noch Holz hackte. Und so eine Wohnung könne mit so vielen Gören leicht zu klein werden, man wolle abends seine Ruhe haben und nicht die Blagen noch durch die Stube tanzen sehen.

Die Entscheidung fiel also zugunsten des zweiten Hauses aus, ein »Riesenkasten«, wie Tante Erna versicherte. Ein wenig ungünstig gelegen zwar, aber man konnte sich ja ein Fahrrad anschaffen, dann wäre auch der Einkauf kein Problem. Von innen gesehen hatte sie es noch nicht, aber sie war schon einmal da gewesen und begeisterte sich für das große Grundstück, auf dem sogar noch ein Schuppen stand. Es hatte eine Ölheizung, doch zusätzlich in den Haupträumen auch noch Öfen, die man aber nur zusätzlich oder auch gar nicht benutzen konnte. Badezimmer und Strom waren selbstverständlich da. Die Schule war in knapp einer Viertelstunde zu Fuß zu erreichen, was wollte man also mehr? Sie hat geredet und geredet und je mehr sie sagte, umso begeisterter warst Du. Der Alte war wegen der Miete ein bisschen zurückhaltender, aber seine Bedenken hast Du mit der Begründung, man könnte ja an anderer Stelle sparsamer sein, schnell wieder zerstreut.

Wir durften zwar nicht mit am Tisch sitzen und wurden erst recht nicht nach unserer Meinung gefragt, aber wir waren mittlerweile genauso aufgeregt wie Du. Es schien also wirklich zu stimmen, dass wir umziehen würden. Die Rede war von sechs Wochen, bis dahin sollte alles geregelt sein und die paar Sachen wären schnell verpackt. Viel von dem alten Krempel würde ohnehin auf den Müll wandern, das alte Gelumpe hatte ausgedient. Es sollten nach und nach neue Sachen angeschafft werden, man würde es bei einem Versandhaus bestellen und dann eben in Raten abzahlen.

Und zur Feier des Tages wurden dann erst eine und später noch einige weitere Flaschen Sekt geköpft. So jung kommen wir nicht wieder zusammen; wenn wir das nächste Mal feiern, dann wird es zur Einweihung des neuen Hauses sein! Schlafen wollten die Grasmanns nicht bei uns und so wankten sie am Ende des Abends zur Bushaltestelle. Erstaunlicherweise gab es keine bösen Worte, sobald sie um die Ecke waren. Die waren ja doch zwar anstrengend, aber irgendwie ganz annehmbar, auch wenn man sie nicht jeden Tag um sich haben musste.

Jetzt wurden die Kataloge hervorgeholt, das Aussuchen ging los. Es wurde erwogen, welche Farbe das neue Sofa haben sollte, ob man nicht doch auch eine Gefriertruhe brauchte, und wenn man schon dabei war, würden so ein paar neue Kleider den Kohl auch nicht fett machen. Wir saßen die ganze Zeit daneben und Ihr habt sogar hin und wieder gelacht, wenn wir etwas zu den bunten Seiten des Kataloges zu sagen hatten. Als wir endlich ins Bett mussten, waren wir schon halb überzeugt davon, dass jetzt doch alles gut werden könnte und wir alle gemeinsam ein neues Leben beginnen würden, in dem wir jeden Tag nett zueinander waren.

Die Erwartungen, die Glücksgefühle und der Glaube an die neue, große Zukunft wurden noch gesteigert, als es eine Woche später hieß: Wir kriegen das Haus. Gegen Mittag bist Du mit dem Bus dorthin gefahren. Tante Erna wollte Dich abholen und wenn der Alte Feierabend hatte, wolltet Ihr alle zum Vermieter gehen, um Euch das Haus gründlich anzusehen und den Mietvertrag zu unterschreiben. Wir blieben allein zu Hause, wurden von Opa mit Leberwurstbroten versorgt und fingen jetzt auch an, uns auf das neue Leben zu freuen.

Als Ihr am späten Nachmittag zurückkamt, habt Ihr uns gesagt, dass wir ganz bald mit dem Packen anfangen würden, denn in sechs Wochen seien wir hier weg. Ihr erzähltet, dass das Haus sehr groß sei, dass wir aber nur einen Teil davon, den besten, gemietet hätten. Wir würden ein Badezimmer mit Heizung, einer Wanne und zwei Waschbecken haben. Und dann, das Allerbeste, wir würden drei Kinderzimmer haben. Eins für Ulla, weil sie immer so unruhig schlief und ins Bett machte, eins für Antje, Irma und Paul und eins für mich.

Ich wagte vor Unverständnis, Ungläubigkeit und Glück kaum noch, mich zu bewegen. Mein Kopf muss puterrot angelaufen sein, ich fühlte die Hitze in mein Gesicht und meine Augen steigen, kriegte keine Luft mehr, was daran lag, dass ich einfach aufhörte zu atmen. Ich? Ich würde ein eigenes Zimmer haben? Für mich allein? Wo war der Haken? Was musste ich dafür tun? Es tat mir furchtbar leid, dass ich Gott vor nicht allzu langer Zeit noch gesagt hatte, ich wolle nie wieder etwas mit ihm zu tun haben. Hin und her, quer durch meinen ganzen Körper flogen meine Gedanken. War der Alte damit einverstanden, dass ich ein eigenes Zimmer haben sollte? Ausgerechnet ich, die doch am wenigsten von allen wert war. Musste er wohl, er stand ja daneben und nickte mit dem Kopf, als Du mir diese unfassbare Neuigkeit mitteiltest.

So musste ein Mensch sich fühlen, wenn er erfuhr, dass er sechs Richtige im Lotto hatte. Man mag gar nicht so recht daran glauben und fragt sich automatisch, was hier wohl für ein Irrtum vorliegen könnte, wer jetzt gleich kommen und laut »Ätsch, angeschmiert!« rufen würde. Aber nichts dergleichen passierte. Als ich weiterhin stocksteif und stumm wie ein Fisch da stand, hast Du mich leicht irritiert angesehen und gefragt, ob ich nicht mal etwas dazu sagen wolle. Ja, wie denn? Meine Stimme war weg, mein Mund so trocken und rau wie Schleifpapier, ich konnte mich doch noch nicht einmal bewegen.

»Freust du dich denn nicht?«

»Ääääh …«

»Ja, was, willst du das Zimmer nicht?«

Da fing ich an zu heulen, was für weiteres Unverständnis und auch Ärger sorgte, aber ich konnte mich nun wieder bewegen. Ich ging zu Dir, gab Dir die Hand, tat das Gleiche bei ihm und stammelte einfach nur »Dankeschön!«.

»Na, lass sie man, Irmalein, die weiß schon, dass sie das eigentlich nicht verdient hat!«

Bums, das hatte gesessen, schon senkte ich wieder die Augen. Ja, du Blödmann, dachte ich. Natürlich wusste ich, dass ich das nicht verdient hatte. Ich, das Stück Dreck. Genau darum war ich doch so sprachlos. Genau deswegen konnte ich dieses unverdiente Glück doch nicht fassen. Mein Kopf war voll mit Gedanken wie: Stimmt das nun? Was soll ich denn dafür tun? Ist das eine Falle? Warum machen die das? Wenn das wahr ist, was stell ich da rein, in mein Zimmer? Ich hab doch nichts außer meinem Bett? Wie können die Kleinen auf den Eimer ohne mich, ich hör die doch dann nachts nicht. Muss ich in eine neue Schule? Ich will nicht in eine neue Schule, die werden mich da schlagen. Kommen Oma und Opa auch mit? Wie weiß ich dann, dass der Kaufmann anschreibt, er kennt mich ja nicht? Wo wohnt der Chef, ich muss doch wissen, wohin ich gehen soll, um den Vorschuss zu kriegen. Die Tür ist womöglich eine richtige Tür, eine, die man von beiden Seiten aufmachen kann. Wirst Du mich einsperren oder nicht? Wenn nicht, warum nicht? Wenn doch, warum? Ich freu mich! Soll ich mich freuen?

Mein Zimmer. Wie Rebecca hätte ich dann ein Zimmer. Ich könnte sie wohl nicht einladen, das wäre sicher nicht erlaubt, aber ich könnte ihr erzählen, dass ich nun auch ein eigenes Zimmer hätte. Und sie könnte ja einmal hineinschauen, wenn sie mit ihrer Mutter bei uns war.

Die Wochen bis zum Umzug mussten aber erst einmal überstanden sein. Er kam nie zur erwarteten Zeit nach Hause. Er kam immer später und er war immer betrunken. In einigen Nächten kam er gar nicht, aber auch das war kein Problem. Er erzählte von Überstunden und wie er bei einem Kollegen übernachtet habe, ja nun, was solle man da machen, es wurde ja bezahlt und es gab Extrageld. Das Wort Extrageld allein reichte aus, um Dich wieder milde zu stimmen. Besonders, wenn er Dir sagte, dass der Kollege alleinstehend sei, man nach Feierabend noch ein paar Bierchen getrunken und er sich dann für die verbleibenden paar Stunden auf das Sofa gelegt habe.

Unsere Kammer war mittlerweile vollgestellt mit gepackten Jutesäcken und Bananenkisten vom Kaufmann. Du hattest überall erzählt, dass nun endlich ein neues Leben beginnen würde, dass Du Dich aber trotzdem immer erinnern würdest, wo Dein Zuhause war, und dass Du ganz bestimmt zu Besuch kommen würdest. Als hätte irgendjemand darauf Wert gelegt, Irma. Die haben Wetten abgeschlossen, wann wir wieder da wären. Die kannten Dich und Deinen Mann und auch Deine verlausten Kinder! Ich habe die Leute reden gehört, wenn ich zum Einkaufen war. Es gab nichts Schmeichelhaftes zu hören, nichts, was darauf hindeutete, dass Dir jemand eine Träne nachweinen würde. Wir Kinder taten ihnen leid, aber über Euch beide hat niemand ein gutes Wort verloren!

37

Ihr hattet offensichtlich eine richtige Glückssträhne: Erst die neue Arbeit für den Alten, dann der Mietvertrag und jetzt hattest Du auch noch einen Preis gewonnen!

Beim Kaufmann gab es bei jedem Einkauf Klebebildchen. Man konnte sie sammeln und wenn eins passte, klebte man es in ein kleines Heftchen. Hatte man alle benötigten Bilder zusammen, musste man sich gleich beim Kaufmann melden und hatte dann einen Preis gewonnen. Es gab Präsentkörbe, Warengutscheine, kiloweise Kaffee, Geschirr, und als Hauptpreis gab es Geld. Es war wichtig, dass man sofort zum Kaufmann ging, wenn man sein Heftchen vollgeklebt hatte, es konnte ja sein, dass im gleichen

Moment jemand anders auch seine Bildchen beisammen hatte, und wer zuerst kam, mahlte auch zuerst.

Ich kam vom Einkauf nach Hause, ein kleiner Einkauf nur: Margarine, etwas Käse und Zigaretten. Zusammen mit dem Wechselgeld legte ich die Klebemarken auf den Tisch. Beides wanderte in Deine Geldbörse und erst nach dem Abendbrot hast Du Dich daran erinnert.

»Oh!«, hast Du gerufen, »ich glaub, ich hab was gewonnen, da, alle Felder voll!«

Noch einmal wurde alles kontrolliert, ob nicht etwa ein Fehler vorlag, aber nein, Irrtum ausgeschlossen, alle Bildchen waren da, wo sie hingehörten.

»Mona, schnell, nimm das Heft und frag, was ich gewonnen habe. Du musst dich beeilen, die machen gleich zu!«

Ich lief ohne Jacke und in Hausschuhen zum Laden, kam eben noch rechtzeitig und hielt völlig aus der Puste nur das Heftchen hin. Der Kaufmann nahm es, ging damit nach hinten und kam nach ein paar Minuten lächelnd wieder zu mir zurück.

»Na, da hat aber mal jemand Glück gehabt! Ist das dein Heft, Mona?«

»Nein, es ist Mamas Heft, ich soll fragen, was sie gewonnen hat und ob ich es mitnehmen kann.«

Mitnehmen konnte ich es nicht. Ich sollte schnell heim laufen und Mama Bescheid sagen, dass sie selbst kommen müsse. Er würde hier noch eine Viertelstunde warten und wenn sie es nicht schaffte, dann hier zu sein, müsse sie eben morgen kommen.

»Hm, was soll das denn?«

Erfreut konnte man Deine Reaktion nicht eben nennen, trotzdem hast Du schnell Deine Schuhe angezogen, bist mit dem Kamm durch Deine Haare gefahren und bist mit mir im Schlepptau zum Laden marschiert.

Der Kaufmann war noch da, ließ uns in den Laden und schloss hinter uns die Tür wieder ab. Ein abenteuerliches Gefühl, in einem Laden zu stehen, der eigentlich schon geschlossen war.

Es waren nur noch wenige Lichter an und ich wollte gerade anfangen, mir vorzustellen, wie es wohl wäre, die ganze Nacht hier zu bleiben und mir den Bauch mit allen möglichen Süßigkeiten vollzuschlagen, als mir der nette Mann ein großes Eis in die Hand drückte.

»So, Mona, das hast du dir verdient, immerhin warst du heute schon als Glücksbote für deine Mutti unterwegs. Ich habe mir Ihr Heft noch einmal genauer angesehen, Frau Pagel, und muss Ihnen leider sagen, dass Sie den großen Präsentkorb *nicht* gewonnen haben!«

Da haben wir dann aber beide verdutzt aus der Wäsche geschaut.

»Ja, aber warum sollte ich dann heute Abend noch kommen?«

»Weil ich Sie fragen wollte, ob Sie morgen Nachmittag schon etwas vorhaben.«

Deine Augen wurden vor Überraschung noch größer.

Hättest Du eigentlich nicht, nein, warum?

Nun teilte er Dir mit, dass er Dich am nächsten Nachmittag um vier Uhr hier im Laden erwarten würde. Die Kinder könntest Du gern mitbringen und es wäre schön, wenn sich alle in ihren Sonntagskleidern hier einfinden könnten. Damit waren wir verabschiedet und genauso klug wie vorher.

»Vielleicht hast du das Geld gewonnen, Mama, Du musst bestimmt nicht in einem schönen Kleid da hin, nur weil du Kaffee gewonnen hast!«

Das schien logisch zu sein. Deine nächsten Gedanken kreisten dann schon darum, wie man das Geld am besten wieder los wurde. Eine Waschmaschine. Oder doch lieber einen Wohnzimmerschrank. Dann könnte man die Waschmaschine, die man ja ohnehin brauchte, lieber auf Abzahlung bestellen, genau wie das Sofa und den großen Kleiderschrank. Neue Schuhe für alle, eine Musikanlage für Papa, neue Kleider, einen Mantel mit Pelzkragen, da würde Erna ganz schön dumm gucken. Eine Ziehharmonika für Papa, dann brauchte er sich nicht mehr die von Opa zu leihen, wenn er für uns Musik machen wollte. Ging ja sowieso nicht mehr, wenn wir erst weg waren.

Himmel, Irma, das war eine der bescheuertsten Ideen, die Du je hattest! Es war so schon schlimm genug, wenn wir unbeweglich in Reih und Glied auf dem Sofa sitzen und dem Alten zuhören mussten, wenn er, einem plötzlichen musischen Impuls folgend, den »Kniedelkasten« von Opa nach unten holte und uns Seemannslieder vorspielte. Erkannt haben wir die Melodien nur, weil er zusammen mit Dir auch noch den Text zum Besten gab.

»Wo man singt, da lass dich ruhig nieder, böse Menschen kennen keine Lieder!«, hast Du dann immer gesagt.

Wenn eins der Kleinen ihn in einem Anflug von Leichtsinn bat, doch mal *Hänschen Klein* zu spielen, dann tat er auch das, und wir mussten alle mitsingen. Hatte Ulla, die schon seit so langer Zeit ein übermäßig stilles Kind war, dass wir alle uns daran gewöhnt hatten, das Glück, auf Deinem Schoß sitzen zu dürfen, dann sang auch sie mit. In der scheinbaren Sicherheit Deiner Gegenwart fühlte sie sich unbeschwert genug, in ein Lied einzustimmen. Musste sie aber bei ihm sitzen, so zwang sie sich, wenigstens mitzusummen, um nicht von ihm wegen Bockigkeit und Verstocktheit angeraunzt zu werden. Diese Hausmusik war bei uns Kindern nicht sehr beliebt, war aber immer noch besser als die fast alltägliche schlechte Laune und Ungerechtigkeit, die der Alte sonst an den Tag legte. Er konnte weder spielen noch singen, aber er war dann wenigstens mit sich selbst beschäftigt und ließ uns in Ruhe. Wir mussten nur aufpassen, dass wir nicht kicherten, wenn er ein Lied zum dritten oder vierten Mal beginnen musste, weil er einfach die Töne nicht traf. Und so einen Kasten wolltest Du ihm nun schenken. Fast hätte ich mir gewünscht, dass Du doch nur Kaffee gewonnen hättest.

Neidisch war ich obendrein. Was war mit mir? Ich wollte eine Jeans, ich wollte einen Kassettenrekorder, wie Rebecca einen hatte, ich wollte Kassetten von Smokie und eine schicke neue Schultasche. Turnschuhe wollte ich auch, und richtiges Sportzeug, sodass ich in der Schule nicht mehr wegen meiner altmodischen Steghosen ausgelacht und geärgert wurde. Und überhaupt, was war mit Pauls einziger Winterjacke? Die Ärmel gingen ihm kaum noch bis über die Ellenbogen und noch einen Winter würde er damit nicht überstehen. Und Ullas Schuhe mit der schlabbernden Sohle? Ich sammelte meinen ganzen Mut zusammen und fragte, ob wir auch etwas Neues zum Anziehen haben könnten. Erst hast Du mich überrascht angesehen, aber dann hast Du gesagt, dass sich jeder von uns etwas aus dem Katalog aussuchen dürfe.

»Was wir wollen? Irgendwas? Was wir leiden mögen?«

Na klar, gar kein Problem, Du wolltest uns genau das kaufen, was wir haben wollten. Und um die Sache perfekt zu machen, durften wir am Abend die Petroleumlaterne und den Katalog mit in die Kammer nehmen. Sogar einen Bleistift hast Du mir gegeben, damit ich aufschreiben konnte, auf welcher Seite unsere Wunschsachen zu finden waren.

Unglaublich, wie langsam die Zeit vergehen kann, wenn man unbedingt ins Bett will! So dringend wollte ich noch nie in die Kammer gesperrt werden. Als ich den anderen davon erzählte, waren sie genauso aufgeregt wie ich. Jeder sprudelte damit heraus, was er gern hätte, verwarf den Wunsch wieder, äußerte einen neuen.

Endlich war das Abendessen vorbei, der Tisch abgeräumt, die Kleinen ausgezogen und wir »durften« ins Bett. Schon fast in der Kammer, wurde ich zurückgerufen, sollte Katalog und Stift auf mein Bett legen und wieder in die Wohnküche kommen. Ach, du Scheiße, was war jetzt schon wieder? Tisch nicht sauber genug? Klamotten von den Kleinen nicht weggeräumt? Was ausgefressen? Hatte jemand gepetzt, dass ich vor ein paar Tagen einen Streifen Schaumspeck beim Kaufmann geklaut hatte? Nichts dergleichen.

»Hier, Mona. Zwei Butterkekse für jeden und eine Tüte Bonbons, aber schön aufteilen. Und aus der Brauseflasche kriegt auch jeder gleich viel! Ich komm nachher und drehe die Lampe aus!«

Schon wieder eine Glückswelle, die mir durch den Körper lief wie viele kleine warme Murmeln. Manchmal hast Du mich wirklich überrascht, Irma. Manchmal warst Du lieb, und das völlig grundlos. Obwohl ich es besser wusste, habe ich dann stets sofort gehofft, dass das immer so bleiben würde. Ich hätte Dich manchmal gern in den Arm genommen, ganz einfach, weil ich dankbar war für die seltenen Zuwendungen, für die ich nichts weiter tun musste, als einfach nur da zu sein. Vielleicht habe ich dann gedacht, dass Du mich doch lieb hast.

Ich teilte die Süßigkeiten auf, gab jedem Kind einen großen Schluck aus der Brauseflasche und dann ging es los. Antje wollte Schuhe haben, also sahen wir uns zuerst die Seiten mit den Schuhen an. Weil sie sich aber nicht entscheiden konnte, schwenkten wir erst mal zu den Kleidern. Ulla hatte schnell eins gefunden, das ihr sehr gefiel. Es war blau und hatte einen weißen Baumwollkragen, der aussah wie eins der feinen Taschentücher, die unsere Handarbeitslehrerin immer in der Brusttasche ihrer Jacke hatte. Irma wollte so ein Kleid, wie Mama eins hatte, eine Art Dirndl, nur ohne Schürze. Wir fanden eins in Grün-kariert, also schrieb ich es auf die Wunschliste. Als wir Paul fragten, was er denn haben wollte, sagte er »Ball!«.

»Nein, Paul, keinen Ball. Willst du nicht eine schöne neue Jacke haben?«

»Trecker!«

Es war unmöglich, ihm klarzumachen, dass er sich kein Spielzeug, sondern nur etwas zum Anziehen aussuchen durfte. Schließlich gaben wir nach, sagten ihm, wir würden den Trecker aufschreiben, und setzten eine Jacke für ihn auf die Liste. Damit war er zufrieden, schlief bald ein, und wir anderen saßen so lange mit glühenden Köpfen über den bunten Bildern, bis Du kamst, um die Lampe zu holen.

Ich war ziemlich gespannt, ob ich tatsächlich die Jeanshose bekommen würde, die ich mir ausgesucht hatte. »Solche Hosen sind was für Jungs und Männer beim Arbeiten!«, hattest Du jedes Mal gesagt, wenn ich fragte, ob ich nicht auch eine haben könnte. An unserer Schule trugen mittlerweile fast alle Mädchen die schicken dunkelblauen Hosen. Die beliebtesten waren von der Marke Wrangler und ich hätte ohne zu zögern meine ganze Familie verkauft, wenn ich nur auch so eine hätte haben können. In der Nacht träumte ich dann noch mit offenen Augen von riesengroßen Paketen voller Schuhe und Jeanshosen.

Am nächsten Nachmittag stellte sich dann heraus, dass Du tatsächlich den Geldpreis gewonnen hattest. Eintausend Mark. Das war eine Menge Geld! Und schick machen solltest Du Dich, weil jemand von der Zeitung da war, um ein Bild von Dir und dem Kaufmann zu machen. Den Lesern der Zeitung sollte die Gewinnerin der Klebemarkenaktion vorgestellt werden. Wir Kinder sollten nicht mit aufs Foto, nur Du und der Kaufmann, wie er Dir einen Blumenstrauß und einen Fächer aus 50-Mark-Scheinen überreichte.

Ich weiß nicht mehr, was Du anhattest, aber wie Deine Haare aussahen, das weiß ich noch genau: Du hattest sie Dir zu einem riesigen Vogelnest hochtoupiert und sahst aus wie eine böse Hexe. Du warst überwältigt, hast glücklich geguckt und dann den Fotografen gefragt, ob Du nicht ein Bild nachgemacht haben könntest. Nachdem der Budenzauber vorbei war und der Fotograf und die Zuschauer wieder weg waren, wollten wir uns mit unserer aufgehübschten Mama wieder auf den Heimweg machen, wurden aber vom Kaufmann aufgehalten.

»Frau Pagel, verstehen Sie mich nicht falsch, aber das wäre doch die Gelegenheit, den angeschriebenen Betrag aus der Welt zu schaffen!«

Und schon waren die ersten 160 Mark wieder weg. Oh, das war peinlich. Nicht nur Dir, sondern auch mir, die die Lebensmittel immer geholt hatte. Sogar Antje guckte ein bisschen betreten, als Du im Laden Dein gerade erst erhaltenes Geldbündel aus der Tasche holen und die Rechnung begleichen musstest. Schnell vergessen.

Kaum zu Hause, wurde ein Einkaufszettel geschrieben. Ich sollte aber in den anderen Laden gehen, auf gar keinen Fall zu dem geldgierigen Arschloch. Koteletts, guten Aufschnitt vom Fleischer, guten Sekt, teure Pralinen, billige Pralinen für Erna, frisches Feinbrot, keine Brotreste, und eine Nusstorte bestellen. Für morgen, damit wir feiern konnten. Beim Bäcker hatten sie schon von Deinem Geldsegen gehört und ließen Dir Glückwünsche ausrichten. Beim Fleischer wussten sie es auch schon und ich bekam ein Würstchen geschenkt. Der Reichtum war ausgebrochen und wir hatten mal wieder ein köstliches Abendessen mit allem Drum und Dran.

Am Abend wurden wieder Kataloge gewälzt, dieses Mal von Euch. Ihr wolltet Euch ansehen, was wir uns ausgesucht hatten, und ich sah durch den Türschlitz, dass Du Dinge auf den Bestellschein geschrieben hast. Ich hoffte und betete, dass ich meine Jeans bekommen würde, malte mir schon aus, wie die anderen in der Schule gucken würden, wenn ich auch endlich eine Wrangler anhatte. Dann könnten sie nicht mehr über meine Klamotten lachen und sich lustig machen über die Lumpen, die ich immer anhatte. Formlose Röcke und kratzige Pullover aus Wolle, die entweder zu eng oder aber viel zu weit waren. Auch meine Kleider kratzten und passten mir nicht wirklich, dazu trug ich Strumpfhosen, die so klein waren, dass ich sie nicht ganz hoch ziehen konnte. Sie endeten auf der Mitte meines Hinterteiles. Damit sie mir nicht ständig ganz nach unten rutschten, konnte ich mit zusammengepressten Beinen nur kleine Schritte machen, was sicherlich sehr komisch ausgesehen hat.

Aus der Jeans wurde nichts. Tatsächlich bekam ich dann so ein Kleid, wie Ulla es sich ausgesucht hatte, nur in einer anderen Farbe. Irma bekam ihr Dirndl und Antje genau das Paar Stiefel, das sie am wenigsten mochte. Paul bekam eine Winterjacke, nicht die, die wir für ihn ausgesucht hatten mit dem Teddybären darauf, sondern eine mit Karos, aber das war nicht schlimm. Außerdem bekam jedes von uns eine Garnitur Unterwäsche. Du hattest Deinen Pelzkragenmantel, Deine Kleider und Pullover und Dein Kerl jede Menge Pullover, Strümpfe, einen Morgenmantel mit einem W darauf, neue Schuhe und seinen Kniedelkasten.

Ich war furchtbar enttäuscht, musste aber gute Miene machen, weil es sonst Ärger gegeben hätte. Ich traute mich nicht, nach der Jeans zu fragen, aber mein Gesicht muss Bände gesprochen haben, der Alte kam von sich aus darauf zu sprechen:

»Was glotzt du wie ein totes Schwein? Ist das Kleid nicht gut genug, oder was? Es gibt keine Nietenhose und basta. Guck dir die Säue doch mal an, die damit rumlaufen, der halbe Arsch guckt da raus, so eng sind die. Nutten sind das! Aber du willst wohl auch, dass dir die Kerle zwischen die Beine packen!«

Gleich am nächsten Morgen musste ich das neue Kleid mit dem feinen Kragen zur Schule anziehen. Das Kleid war vielleicht schön für Ulla, aber Ulla war im Vergleich zu mir auch noch ein kleines Mädchen. Dazu musste ich Schuhe aus schwarzem Lack anziehen, die Du meine guten Schuhe nanntest. Sie waren wirklich gut erhalten, aber sie liefen vorne spitz zu, unmoderner ging es nicht mehr, und ich schämte mich, damit überhaupt vor die Tür zu gehen. Kein Mensch an der Schule, noch nicht mal die alten Lehrerinnen, trugen spitze Schuhe.

Für mich war dieser Aufzug doppelt schlimm, weil ich ohnehin unter meinen Mitschülern zu leiden hatte, geärgert und gehänselt wurde. Dieses Kleid und besonders diese Schuhe würden mir sicher nichts als Gelächter und Frotzeleien bescheren. So war es dann auch.

Die beiden schlimmsten Jungs aus meiner Klasse fielen über mich her wie ausgehungerte Köter über einen Knochen. Sie lachten und johlten, schrien den anderen zu, dass sich die Totengräberin aber fein gemacht habe, bestimmt wolle sie gleich nach der Schule ein paar alte Knochen ausgraben. Sie traten auf die Spitzen meiner Schuhe, zogen an meinen Ärmeln, hoben mir den Rock hoch, eine Naht riss und plötzlich hatte einer der Jungs meinen Kragen in der Hand. Er warf ihn achtlos zu Boden und lief schnell weg, als unser Klassenlehrer auftauchte. Als der die Bescherung sah und begriff, was geschehen war, versuchte er mich damit zu trösten, dass die Jungs eben dumm und unreif seien.

Das nützte mir aber wenig, denn nun musste ich zu Hause erklären, warum mein nagelneues Kleid in so einem Zustand war. Zu allem Übel war der Alte noch da, weil er Nachtschicht hatte, und ich wurde als verlogene Drecksau bezeichnet, als ich erzählte, was mir passiert war. Er warf mir vor, ich hätte das Kleid mit Absicht kaputt gemacht, aus Wut darüber, dass ich keine Nuttenhose bekommen hätte. Sogar mein Einwand, dass der Lehrer alles gesehen habe, blieb ohne Wirkung. Ich bekam eine Tracht Prügel, kein Mittagessen und musste, als die anderen am Nachmittag mit ihm fernsehen durften, mit dem Rücken zum Bildschirm am Tisch sitzen. Ich durfte nicht sprechen, nicht lesen, mich nicht bewegen. Als er endlich einschlief, hast Du mir ein Käsebrot hingestellt und mich dann mit den Kleinen nach draußen zum Spielen geschickt.

38

Unser Umzug verzögerte sich um zwei Wochen, weil in unserem neuen Haus noch ein paar neue Fenster eingebaut werden sollten. Wir waren alle aufgeregt und unruhig, besonders Dir kam diese Neuigkeit gar nicht gelegen. Das bedeutete eine weitere Frühschichtwoche und damit eine weitere Woche der Angst, ob der Alte am Nachmittag nach Hause kommen würde. Er hatte sich nämlich angewöhnt, nach der Frühschicht zu seinem Kollegen zu gehen und sich dort zu besaufen.

Von Erna hattest Du erfahren, dass die Schwester des Kollegen häufig bei diesen Saufgelagen dabei war. Ein ganz schlimmer Finger sollte das sein, ein Flittchen, wie es noch keins gegeben hatte. Ihr hattet deswegen schon wiederholt Streit gehabt. Auf Deine Bitten, doch einfach nach Hause zu kommen, reagierte er mit höhnischem Gelächter und hielt Dir dann vor, dass Du ihm auch nicht das kleinste Vergnügen gönnen würdest. Jemand, der so hart arbeitete wie er, um eine Bande nichtsnutziger Fresser über die Runden zu bringen, könne sich wohl mit Recht auf ein paar Bierchen mit seinem Kollegen treffen.

Als ihm Deine Schimpftiraden und Eifersuchtsszenen zu viel wurden, erklärte er Dir klipp und klar, dass er sicherlich nichts gegen nette Damenbekanntschaften habe, dass er, egal, was Du sagtest, weiterhin zu seinem Kollegen gehen und sich dort amüsieren würde. Du solltest Dich nicht so anstellen, machen könntest Du dagegen sowieso nichts. Damit hatte er für Dich den Ehebruch halbwegs zugegeben und Du hast einen lautstarken Weinkrampf bekommen. Als er die Wohnung dann verließ, versiegten Deine Tränen abrupt und Du hast angefangen, ihn zu verfluchen.

Dich weinen zu sehen war für uns nicht mehr so schlimm wie früher, wir wussten, dass Du Deine Tränen immer dann eingesetzt hast, wenn Du Dir anders nicht mehr zu helfen wusstest und Drohungen Dich nicht weiterbrachten.

Etwas anders sah die Sache aus, wenn Du wegen uns »geweint« hast. Dann mussten wir befürchten, dass der Alte davon erfuhr und wir eine Abreibung bekamen. Je nachdem, wie wütend Du warst, hast Du Deine Leidensmiene nämlich bis zu seinem Feierabend mit Dir herumgetragen, und wenn er dann fragte, was los sei, dann hast Du ihm von dem Kummer erzählt, den wir Dir wieder bereitet hatten.

39

Eine hinterhältige, falsche und rachsüchtige alte Vettel. Das bist Du gewesen, und was ich in den vergangenen Jahren so gehört habe, hat sich daran nichts geändert. Ich wäre neugierig, wie es Dir jetzt so geht. Dass Du bis hierher gelesen hast, daran besteht für mich kein Zweifel. Ich wüsste aber gern, ob Du jemandem von diesen Zeilen erzählt hast oder ob Du sie versteckst und nur dann weiterliest, wenn Du allein bist. Ja, ich glaube, genau das tust Du. Und genau darum wirst Du auch bis zum Ende weiterlesen. Du musst einfach erfahren, was ich noch alles zu sagen habe. Dir sind sicherlich einige Dinge eingefallen, von denen ich noch berichten könnte. Unerquickliche Dinge, die Du ganz hinten in Deiner Erinnerung in eine Schachtel gesperrt hast und nur äußerst ungern wieder ans Tageslicht lassen würdest. Aber schon jetzt hätte es unbequeme Fragen für Dich zur Folge, wenn Du zum Beispiel Deinen Mann in diesem Brief lesen lassen würdest, nicht wahr?

Vielleicht gibt es ja Dinge, an die auch ich mich nicht erinnern kann. Dann hast Du Glück gehabt. Aber alles, was sich in meinem Erinnerungskasten befindet, werde ich offenbaren, das musst Du Dir schon gefallen lassen. Ich will, dass Du weißt, dass meine Kindheit für mich nicht aus Erinnerungsfragmenten, aus schattenhaften Grauzonen oder aus verschleierten Banalitäten besteht. Kann ja sein, dass Du annimmst, das dicke Federbett des Vergessens hätte sich über alles gelegt. Dem ist nicht so. Ich will Dich, so schmerzhaft wie möglich, an alles erinnern, was Du gesagt und getan oder eben auch nicht getan hast.

40

Tante Erna kam in letzter Zeit häufig. Sie half Dir, Sachen zu verpacken, sie machte Pläne für die Zukunft, sie gab Dir Ratschläge und sie hechelte mit Dir über Deinen Kerl. Dass er Dich betrog, stand für sie außer Zweifel. Er war keinen Deut besser als ihr Kerl und die konnte man doch eh alle in einen Sack stecken und draufprügeln, man würde nie den Falschen treffen.

Dass Ihr beide auch einigen Dreck am Stecken hattet, schient Ihr dabei vollkommen vergessen zu haben. Mir war völlig schleierhaft, wie man sich noch einen Geliebten anschaffen konnte. In Anbetracht der Tatsache, dass es immer nur um das eine zu gehen schien, konnte ich mir schwer vorstellen, dass man nicht schon an einem Mann mehr als genug hatte. Sie wollten alle ihre Dreckspimmel irgendwohin stecken und dann das Zeug da irgendwo über einen spritzen, was zum Geier war denn daran schön?

Außer dem Ekelthema habt Ihr nur über das neue Haus gesprochen. Es hatte eine Küche mit Anschlüssen, aber es war nichts darin außer einer Spüle. Wir brauchten also wenigstens noch einen Herd und einen Kühlschrank. Außerdem müssten wir unbedingt einen neuen Küchenschrank haben und wenigstens eine kleine Gefriertruhe. Es war ja so unerhört praktisch, Fleisch im Sonderangebot zu kaufen und dann einzufrieren. Ach, wäre es nur schon so weit!

Diese Planungen haben Dich bei der Stange gehalten, haben dafür gesorgt, dass Du ihn weiterhin wie einen Pascha behandelt und liebevoll umsorgt hast. Die Nachbarn fragten schon, wann es denn endlich so weit sei, und eigentlich wollten wir doch schon längst weg sein.

Wir waren schon in der Schule abgemeldet und die letzten beiden Wochen haben wir einfach geschwänzt. Wir waren auf dem Absprung in ein neues Leben, wir waren praktisch gar nicht mehr da, also brauchten wir auch nicht mehr in die Schule zu gehen.

Mir war das recht, ich hasste die Schule. Den anderen ging es ebenso, auch sie wurden gehänselt und geschlagen. Wir versprachen uns von unserem neuen Leben auch bessere, nettere Klassenkameraden. Mein Plan für die neue Schule war, mich einfach so zu verhalten, wie die anderen es auch taten. Niemand kannte mich dort und wenn ich mich einfach anpasste, konnte doch nichts schiefgehen. Ich wollte sein wie alle anderen: unauffällig in der Menge untergehen, anstatt unangenehm daraus hervorzustechen.

Ich wurde bald zwölf, mit achtzehn wäre ich erwachsen. Das hieß, ich musste nur noch sechs Jahre durchhalten, dann würde ich sowieso verschwinden und nur noch das tun, was ich wollte. Diese sechs Jahre wollte ich durchstehen.

Wenn es stimmte, dass jetzt wirklich alles besser werden würde, dann dürfte mir das auch gelingen. Überdies hatte ich nun bald Rebecca wieder, meine beste Freundin, meine einzige Freundin. Sie hatte mir noch vor knapp einer Woche gesagt, dass sie sich freue, wenn wir nah beieinander wohnen würden, dass wir immer Freundinnen seien und dass ich ihr ruhig alles erzählen könne. Wenn wir uns das nächste Mal sehen würden, dann würden wir sogar Blutsbrüderschaft schließen und dann waren wir für immer miteinander verbunden. Blutsbrüderschaft wie die Indianer. Und die Zigeuner. Und überhaupt alle, die großartige Gefühle hatten. Wir wollten uns mit dem scharfen Kartoffelschälmesser in die Hände ritzen und unser Blut dann vermischen. Diese heroischen Gedanken vermittelten mir eine Ruhe und Gelassenheit, die mich selbst erstaunte.

Ich ertrug die Wochen bis zum Umzug in einer Art Kino-Realität: Ich war nur die Zuschauerin, wenn der Alte wieder besoffen nach Hause kam und Theater machte. Ich ertrug die Kopfnüsse als Beobachterin von außen, sie taten mir nicht weh. Ich saß vor der Leinwand und wusste, es würde ein Happy End geben, musste es einfach.

Neues »Zuhause«

41

Der Umzugstag. Der Alte hatte einen Lkw von der Ziegelei ausgeliehen und sein Kollege und Saufkumpan sollte beim Verladen helfen und den Laster mit uns und unserer Habe anschließend zu unserem neuen Domizil fahren. Keins von uns Kindern hatte das Haus vorher gesehen und so waren wir alle gespannt und aufgeregt. Die Nachbarn standen herum, begutachteten unsere Besitztümer und tuschelten ungeniert über den Sperrmüll, der da verladen wurde. Sogar ein paar Kinder aus meiner Schule waren da. Sie sangen: »Totengräber, zieht hier endlich aus, Totengräber, zieht ins Leichenhaus!«

Es interessierte mich nicht mehr, ich würde heute nicht nur in ein neues Haus, sondern auch in ein neues Leben ziehen. Sollten sie doch spotten, ich musste keinen von ihnen je wiedersehen. Die direkten Nachbarn aus dem Haus halfen, die Säcke und Kartons auf den Laster zu verfrachten, und verabschiedeten sich von jedem von uns mit Handschlag. Oma wischte sich die Augen und winkte uns mit dem Taschentuch hinterher, dann waren wir schon um die Kurve verschwunden und konnten das Armenhaus nicht mehr sehen. Der Alte würde nur noch einmal mit dem Bus nach zurückfahren, um die Kleinen abzuholen. In den Lkw passten nämlich nur noch Antje und ich, wir wurden zuerst mitgenommen, weil wir beim Auspacken und Einräumen der Sachen helfen sollten.

Endlich in dem neuen Dorf angekommen, bogen wir nach links ab und fuhren durch eine Art Deichlücke. Eine staubige schmale Straße führte etwa einen Kilometer weit durch eine Einöde. Rechts waren ein paar Gemüsegärten, in denen sich Frauen mit Kitteln und Kopftüchern zu schaffen machten, sonst gab es nur Gestrüpp und schmale Gräben. Auf der linken Seite befanden sich Eisenbahnschienen mit ein paar abgestellten Waggons darauf und ansonsten waren auch dort nur Gestrüpp und karge Sträucher. Die Straße mündete in einen Weg, der teils geschottert, teils mit Gras bewachsen war. Auf beiden Seiten standen jetzt hohe Bäume, sodass er fast wie eine kurze Allee wirkte. Hinter den Bäumen konnte man bald langgezogene, flache Gebäude erkennen. Vier Stück an der Zahl. Das seien die Ausländerbaracken, wurde uns erzählt. Die türkischen Gastarbeiter wohnten dort, sie arbeiteten fast alle in der nahe gelegenen Chemiefabrik. Sie waren nur zum Geldverdienen hier und würden bald in ihre Heimat zurückkehren, also nahmen sie möglichst billige Unterkünfte, damit das erarbeitete Geld nicht für teure Miete draufging. Direkt hinter den Baracken fuhren wir einen kleinen Schotterhügel hinauf und da standen wir vor unserem neuen Zuhause.

Es war ein sehr großes Haus aus dunkelroten Steinen, die vielen Fenster waren so schmutzig, dass man nicht hindurchsehen konnte. Die neuen Fenster, von denen die Rede gewesen war, konnte ich nirgends entdecken. Es machte den Eindruck, als hätte hier schon seit Langem niemand mehr gewohnt. Um zur Haustür zu gelangen, musste man ein paar Stufen hinaufgehen, man kam dann in einen kleinen Vorbau, der unten aus Brettern bestand und oben bis zur Höhe der Eingangstür verglast war. Auch dieses Glas war völlig verdreckt, von den Brettern und der Haustür blätterte die Farbe ab. In den Spinnennetzen hatten sich ein paar Fliegen und Blätter verfangen, es roch ein bisschen muffig und sah eigentlich nicht viel anders aus als in unserem alten Dorf.

Als Du die Tür aufgeschlossen hast, schlug uns ein modriger Geruch entgegen, der mich an die Kammer erinnerte, die ich nie wieder zu betreten hoffte. Fast zeitgleich mit uns kamen die Grasmanns an und bevor wir mit dem Ausladen der Sachen anfingen, sollte erst einmal ein Rundgang gemacht werden. Rechts neben dem Eingang befand sich die Küche, grauer Linoleumboden, eine verschmutzte und angerostete Spüle und in der Mitte des Raumes ein großer Tisch, dunkelrot gestrichen und mit einem herausziehbaren Unterteil, in dem sich zwei Emailleschüsseln befanden. Die Küche war dunkel, sie hatte nur ein einziges kleines Fenster, aber es war eine kleine Lampe über der Spüle angebracht. Sie funktionierte sogar, man musste nur an der Schnur ziehen. Gegenüber der Küche war der Raum, der Euer Schlafzimmer werden sollte, es musste nur noch tapeziert und Tür und Fensterrahmen gestrichen werden.

Auf der gleichen Seite eine Tür weiter war das Wohnzimmer. Es hatte zwei Fenster, sogar die Vorhänge hingen noch. Ein Kachelofen stand in der Ecke und eine Tür an der rechten Seite des Zimmers führte in etwas, das aussah, als wäre es auch einmal eine Küche gewesen. Eine weitere Spüle, die aber sehr viel besser erhalten war als unsere, stand darin. Zwei alte Kisten mit staubigen Einmachgläsern und ein alter Küchenstuhl, von dem die Lehne abfiel, als ich ihn anfasste. An der Wand eine gemusterte Küchentapete. Sie zeigte in kleinen Rechtecken immer abwechselnd eine Uhr, einen Milchkrug, zwei Kochlöffel und ein Kochbuch. Dieses sollte Ullas Zimmer werden.

In dem Raum gab es wiederum eine Tür, die irgendwohin führen musste, aber sie war verschlossen und wir führten unsere Besichtigung in die andere Richtung fort. Das Badezimmer war zwar klein, aber es hatte eine Badewanne, aus der man tatsächlich das Wasser einfach ablaufen lassen konnte, weil unten dran Rohre waren, die in die Kanalisation führten. Ich drehte den Wasserhahn auf und heraus kam nach einigem Rattern eine braune Flüssigkeit, die nach Metall roch. Dasselbe beim Waschbecken. Die Spülung der Toilette funktionierte nicht, es kam nur ein dünnes Rinnsal, auch braun, offensichtlich war der Spülkasten defekt. An den Wänden waren lindgrüne Fliesen, der Fußboden war mit grau-weiß-braun gesprenkeltem Pfennigmosaik bedeckt.

Die nächste Tür endlich führte in die beiden letzten Räume, die Kinderzimmer. Ähnlich wie in der alten Wohnung waren auch diese beiden Zimmer durch eine Tür verbunden. Das hintere, größere Zimmer hatte zwei Fenster mit verschlissenen grauen Gardinen. Ein riesiger alter Kleiderschrank nahm fast eine ganze Wand ein, der Fußboden war aus dunklen Holzdielen, die mit einer dicken Schicht Staub überzogen waren und darum ganz grau aussahen. Wenn man aus den Fenstern schaute, sah man wieder Gestrüpp und einen Graben, in dem trübes, brackiges Wasser stand.

Der vordere Raum war also demzufolge mein Zimmer! Nicht groß, aber doch so, dass man es als Zimmer bezeichnen konnte. Das Beste daran war, dass an einer Wand ein alter Schreibtisch stand. Ein dunkelbraunes Ungetüm, so wie es in den fünfziger Jahren in einem Kontor gestanden haben mochte, mit einer Schublade in der Mitte und links und rechts davon ein Fach mit einer Tür, sogar mit Schlüssel. Ich bekniete Dich, den Schreibtisch behalten zu dürfen, wollte meine Schulsachen darauf ausbreiten, meine Bücher in die Fächer stellen. Du hattest nichts dagegen und ich wäre Dir vor lauter Dankbarkeit fast um den Hals gefallen. Auch aus meinem Zimmer sah man in den Graben und auf das verwilderte und vertrocknete Buschwerk. Kein schöner Ausblick, aber mir war alles recht, dies war mein Zimmer und wie es dahinter aussah, sollte mich nicht stören.

Jetzt musste es aber ans Abladen des Lastwagens gehen, der Kollege des Alten hatte Nachtschicht und musste vor Arbeitsbeginn noch einige Stunden schlafen. Weil der Kleiderschrank im Kinderzimmer schon stand, fiel Antje und mir die Aufgabe zu, unsere Klamotten darin zu verstauen. Kleiderbügel hatten wir nicht, also machten wir es wie gewohnt: Wir legten die Sachen so gut es ging zusammen und stapelten sie. Ein Haufen für jedes Kind, ein Haufen mit Sachen, die allen passten, ein Haufen mit Sachen, die keinem passten. Jeder hatte ein Fach und dann war noch ein Fach für die Socken und die Unterhosen da. Strümpfe und Unterhosen zu finden war bisher eine Art Glücksspiel gewesen. Die Strümpfe waren nie zu Paaren gebündelt gewesen und so hatten wir in der Kommode, die uns bisher als Aufbewahrungsort gedient hatte, immer auf gut Glück in die Kleiderhaufen gegriffen und gehofft, das Richtige zutage zu fördern. Wir nahmen immer die Socken, die farblich am besten zusammenpassten, und versuchten nur, besonders ausgefallene Farbkombinationen wie etwa schwarz und rosa geblümt zu vermeiden.

Nachdem ich die Dielen, so gut es mir möglich war, mit einem alten Besen abgefegt hatte, schütteten wir die Kleidersäcke einfach auf den Boden und fingen an zu sortieren. Für Strümpfe und Unterwäsche holte ich mir je einen Karton, wir fügten einzelne Socken zu Paaren zusammen und nach und nach entwickelte sich so etwas wie eine Ordnung. Auf den Karton malte ich das Wort »Strümpfe« und wenn man hineingriff, konnte man wie von Zauberhand ein zusammenpassendes oder auch ein fast zusammenpassendes Paar herausholen. Der andere Karton erhielt die Aufschrift »Schlüpfer« und so hatten wir ein System entwickelt, das uns morgens jede Menge Zeit ersparen würde.

Als wir wieder aus dem Kinderzimmer kamen, wimmelte es im und vor dem Haus nur so von Leuten, die ich noch nie gesehen hatte. Es waren türkische Gastarbeiter, die vor ihren Türen gesessen und sich unterhalten hatten. Als sie gesehen hatten, dass es eine Menge ins Haus zu tragen gab, waren sie kurzerhand herübergekommen und hatten ihre Hilfe angeboten. Du musstest nur noch die Aufgaben delegieren und sagen, wo alles hin sollte, und schon kam in kürzester Zeit alles an seinen Platz. Schränke und Betten wurden aufgebaut, das Geschirr in die Küche geräumt, im Nu stand das Sofa, sogar die ersten Bilder wurden schon an die Wände gehängt. Man konnte gar nicht so schnell gucken, wie das Aufbauen vonstatten ging. In unserem alten Dorf hatte es keine Gastarbeiter gegeben und wir hatten kaum je Ausländer gesehen. Wir fanden ihre Art zu sprechen lustig und ahmten sie nach, wenn wir dachten, dass sie uns nicht hören würden.

»Das Arbeit für Mann, Frau nix schwer tragen!«

»Hakan machen Regal für Fernseh für Familie!«

»Hakan holen süße Tee für Familie!«

Rums, da hatten sowohl Antje als auch ich uns eine derbe Kopfnuss eingefangen. Was uns denn wohl einfiele, uns über erwachsene Leute lustigzumachen. Wollten wir den Scheiß etwa selbst schleppen? Noch ein Wort und wir könnten uns den Arsch einseifen.

»Dumm geboren und nichts dazugelernt, ihr Drecksgören!«, zischte Dein Kerl uns zu. Als Hakan ins Zimmer kam, strich er uns aber über die Köpfe und sagte uns, wir wären ganz schön fleißig. Etwas später hieß es: »Mona, geh mal zehn Bier und Käse und Brot kaufen!«

Wo denn? Ich hatte keine Ahnung, wo hier ein Laden war. Als ich das sagte, setzte es wieder eins hinter die Ohren. Ich könne doch nicht auch noch zu blöd sein, ein bisschen Brot zu kaufen. Ich solle den Weg zurückgehen, den wir mit dem Lastwagen gekommen waren, dann stünde ich schon mitten im Dorf. Und da gäbe es wohl auch einen Laden zu finden. Aber zack, zack und Beeilung, die Männer müssten mal was zu beißen haben.

Tante Erna erklärte mir, ich solle einfach über die Schienen laufen, unter den abgestellten Waggons hindurch. Ich solle nur aufpassen, dass nicht gerade eine Lok kam und die Waggons bewegte, dann würden sie nämlich alle umsonst auf Brot und Bier warten. Wenn ich heil unter den Waggons durchgekommen sei, würde ich schon eine Deichlücke sehen. Da solle ich dann hindurchgehen, dann links und schon würde ich den Supermarkt sehen. Tatsächlich. Kaum eine Viertelstunde später stand ich in einem Laden, wie ich ihn in dieser Größe noch nie gesehen hatte.

Allein an Bier hatten sie mindestens zehn Sorten und so viele verschiedene Käsesorten, dass mir ganz schwindelig wurde. Frisches Brot, abgepacktes Brot, sogar Brot in Dosen. In der Süßigkeitenabteilung bekam ich vor Staunen den Mund nicht mehr zu, außerdem gab es unzählige verschiedene Zeitungen und Zeitschriften zu kaufen und Obst, das ich noch nicht einmal vom Sehen her kannte. Ich schaute mir alles genau an, erinnerte mich dann aber mit Schrecken, dass ich mich eigentlich beeilen musste, und nahm schnell den Käse und das Brot und das Bier mit.

Natürlich kam ich viel zu spät zu Hause an, unsere türkischen Helfer hatten schon Fladenbrot, verschiedene Aufstriche und eine sehr dunkle Art Mettwurst geholt, alles stand auf dem Küchentisch und man langte kräftig zu. Wo ich bloß wieder gewesen sei?

Als ich erzählte, wie groß der Laden war und was es alles zu sehen gab, lachten die Türken und erstickten so den Ärger, den ich sicher bekommen hätte, im Keim. Bier wollten sie keines haben. Sie waren Muslims und die durften keinen Alkohol trinken. Käse hatten sie auch schon selbst geholt, Schafskäse war es, der mir nicht schmeckte, aber ich musste ihn wegen der Gastfreundschaft trotzdem aufessen.

Nach dem Essen ging die Arbeit weiter, Willi Grasmann und Dein Kerl hatten das Bier in kürzester Zeit ausgetrunken und ich wurde noch einmal zum Laden geschickt, um weitere zehn Bier und zwei Flaschen Sekt zu holen, schließlich sollten die Frauen auch keine trockenen Kehlen haben. Nachdem auch die Betten in den Kinderzimmern noch aufgebaut und zusammengenagelt worden waren, stand schließlich alles am rechten Fleck. Einige Kisten konnten nicht ausgepackt werden, weil Ihr keinen Schrank in Eurem Schlafzimmer hattet. All diese Sachen waren aber in einem Versandhaus bestellt worden und sollten bis zur Mitte der nächsten Woche geliefert werden.

Ich musste zum dritten Mal an diesem Tag ins Dorf gehen, Weinbrand, gelbe Brause und ein paar Dosen Ravioli holen. Bei den Süßigkeiten traf ich auf Rebecca, es gab ein großes Hallo und sie erzählte, dass sie ohnehin jetzt zu uns gekommen wäre. Hartmut und sie hatten sich geprügelt und sie hatte einen mächtigen blauen Fleck am Arm davongetragen. Wir freuten uns beide über das Wiedersehen und schnatterten und kicherten den ganzen Weg zurück. Ich zeigte ihr mein Zimmer, wir dachten uns aus, wie wir es schöner gestalten könnten, und sie versprach mir ihren alten Kassettenrekorder, weil sie gerade einen funkelnagelneuen Radiorekorder bekommen hatte. Dazu noch das alte Radio ihrer Eltern und dann könnte ich selbst Musik aufnehmen und mit den Liedern aus dem Radio bespielen, die mir gefielen.

Die Stimmung war wegen Bier, Weinbrand und Sekt recht locker, die Arbeit war geschafft und jetzt saßen die Erwachsenen in der Stube und machten Pläne für die nächsten Tage. Zwei der

Türken waren noch geblieben, sie erzählten aus der Heimat, wie lange sie in Deutschland bleiben würden und über ihre Arbeit. Tante Erna und Du, ihr wart recht guter Dinge, Ihr seid zusammen aufs Klo gegangen und Rebecca und ich hörten Euch kichern und darüber spekulieren, wie Hakan und Yilmaz wohl gebaut seien.

»Ich trau mich das!«, sagte Tante Erna.

»Ich fass den da an, darf bloß keiner von den Kerlen sehen. Kannst ihn ja mal eben in die Küche schicken, irgendwas holen.«

Rebecca und ich sahen uns an, wir wussten nicht ganz genau, was nun gemeint war, und hatten auch keine Möglichkeit, es herauszufinden, weil wir nicht ungesehen um die Ecke schielen konnten. Uns war es auch wichtiger, über unsere Zimmer und über Musik zu sprechen.

Wir beschlossen, dass sie ins Wohnzimmer gehen und fragen sollte, ob wir den Kassettenrekorder von ihr holen dürften. Nach einigem Hin und Her und der Auflage, sofort wieder zurückzukommen, durften wir endlich gehen. Es war ein ganzes Stück zu laufen, aber für mich war ja alles neu und es gab viel zu sehen. Rebecca zeigte mir die verschiedenen Läden, eine Kneipe, ein Modegeschäft, das Haus des Lehrerehepaars Müller, die Post, sie erklärte mir alles, zeigte mir einen Imbiss, wo es sehr leckere Pommes gab.

Das Haus, in dem sie wohnte, war nicht so groß wie unseres, aber sehr viel sauberer und freundlicher. An allen Fenstern waren neue Gardinen, im Wohnzimmer standen neue Möbel und die beiden großen Kinder hatten jeder ein Jugendzimmer bekommen. Rebecca hatte Poster an den Wänden, sie zeigten die Gruppe Smokie und vor allen Dingen ihren Sänger Chris Norman, für den Rebecca schwärmte. Sie hatte einen Schlüssel für ihre Zimmertür und wir schlossen uns ein, damit Hartmut nicht kommen und uns ärgern konnte. Sie suchte den Rekorder aus ihrem Schrank, gab mir noch das Mikrofon, zwei leere Kassetten und eine bespielte Smokie-Kassette dazu. Nachdem sie mir noch schnell den Rest des Hauses gezeigt hatte, liefen wir zurück in den Außendeich.

Dort war die Stimmung noch ausgelassener als vorher, auch die Türken tranken jetzt von dem Weinbrand. Wir nahmen Antje mit in mein Zimmer und Rebecca erklärte mir, wie man Musik vom Radio aufnahm. Man benutzte dazu das Mikrofon, das man direkt vor das Radio stellen musste. Es musste ganz leise sein, weil sonst die Hintergrundgeräusche mit auf der Kassette waren. Wir sprachen Dinge auf die Kassette, sangen, alberten herum und hörten uns unsere Aufnahmen schließlich unter viel Gelächter an.

Es war ein schöner Abend. Auch weil Ihr Euch nicht um uns gekümmert habt, Ihr habt uns nur gerufen, wenn wir etwas erledigen sollten, und habt uns dann wieder in Ruhe gelassen. Auch von Bettzeit war keine Rede und wir verbrachten den ganzen Abend mit unserer Musik.

Am nächsten Tag wurde das Grundstück inspiziert. Viel gab es nicht zu sehen, es war bis auf ein paar Büschel Gras alles karg und verwildert. Im Schuppen lag ein großer Stapel Holz, davor lagen Bretter, Baumstümpfe und anderes Altholz vor einem Haublock. Neben dem Haus hing zwischen zwei dürren Bäumen eine Wäscheleine und ein kaputter Korbstuhl fristete sein unbeachtetes Dasein, hinter dem Schuppen waren vier Kaninchenställe und daneben lag eine Rolle Draht. Das gesamte Grundstück war wie eine Staubwüste. Es wurde an einer Seite von dem Graben begrenzt, an der anderen Seite lief der Fleet entlang. Nach vorne heraus waren die Baracken und die Bäume und alles in allem war es eine recht triste Landschaft.

Heute wolltet Ihr mit dem Bus zu Oma und Opa fahren, die Kleinen abholen, damit auch die endlich ihr neues Heim kennenlernten, und Antje und ich sollten dableiben und Wäsche sortieren, abwaschen und aufräumen. Im Laufe des Tage sollte Tante Erna nach uns sehen und uns etwas zu essen bringen. Die kam dann auch, Rebecca im Schlepptau, stellte uns einen Topf Erbsensuppe hin und verschwand dann mit der Bemerkung, sie habe Kopfschmerzen und würde ein wenig spazieren gehen. Rebecca sollte bei uns bleiben und wir sollten das Haus nicht verlassen. Ein Blick aus dem Wohnzimmerfenster sagte uns, dass ihr Spaziergang sie direkt zu den Baracken führte, wo sie lachend und scherzend mit Yilmaz vor der Türe stand und schließlich zusammen mit ihm nach drinnen verschwand.

Es dauerte fast zwei Stunden, bis sie wieder da war. In der Zwischenzeit hatten Rebecca, Antje und ich die Schlüssel zu der Tür hinter Ullas Zimmer entdeckt. Ein dickes Bund mit verschiedenen Schlüsseln lag in einer Ecke des Zimmers unter einem alten Schal. Wir probierten ein wenig herum und schon beim dritten Versuch ließ sich das Schloss öffnen. Dahinter befand sich ein Flur mit mehreren Türen an einer Seite und eine lange Treppe, die in den oberen Teil des Hauses führte. Hinter den vier Türen unten befanden sich drei Toiletten und eine Dusche. Oben waren drei Zimmer, teils angefüllt mit Gerümpel, ein paar alten Matratzen, Apfelkisten, einem Tisch mit wackeligen Beinen und allerlei Krimskrams wie Blumentöpfen, Vasen, altem Kochgeschirr und Gläsern. Ein Müllsack spuckte Altkleider und Sofakissen aus, die noch gut erhalten und sogar recht hübsch waren. In einer kleinen Kiste fanden wir einen Omahut, Damenkleider und eine Häkelstola aus weicher, weißer Wolle.

Wir beschlossen einstimmig, niemandem von diesen Zimmern und unseren Funden zu berichten. Vielleicht konnten wir hier oben so eine Art Geheimversteck einrichten, in das wir uns hin und wieder unbemerkt von Euch zurückziehen konnten. Diesen Teil des Hauses hatten wir nicht mit gemietet, er wurde überhaupt nicht genutzt, und so stand eigentlich auch nicht zu befürchten, dass irgendjemand hier heraufkam. Wir suchten uns das kleinste Zimmer für uns aus. Es hatte eine geblümte Tapete und über der Tür war ein kleines Fenster, auf dem Abziehblumen von Prilflaschen klebten. Ich sollte die Schlüssel gut verstecken und aufpassen, dass weder Du noch der Alte sie finden konnten. Ich steckte sie in eine kleine Plastiktüte und warf eine Rolle Nähgarn, einen Buntstift, eine alte Nagelfeile und anderen Kleinkram dazu und deponierte alles ganz unten im Kleiderschrank. Solltest Du die Schlüssel wider Erwarten doch entdecken, konnte ich immer noch sagen, ich hätte alle diese Sachen beim Umzug gefunden und ganz vergessen, Dir davon zu erzählen.

Tante Erna kam zurück, ihre Kopfschmerzen schienen wie weggeblasen und nur wenig später wart auch Ihr mit den Kleinen wieder da. Paul wollte aber wieder »Hause hin!« und es dauerte eine Weile, bis wir ihm klargemacht hatten, dass das hier jetzt sein Zuhause war. Er sprach sehr schlecht für sein Alter, wohl auch, weil wir anderen immer wieder den Fehler machten, weiterhin in Babysprache mit ihm zu reden.

Ulla fing an zu weinen, als sie sah, dass sie nun ein eigenes Zimmer hatte und darin auch allein schlafen sollte. Sie war überhaupt nicht wieder zu beruhigen und als die Bettzeit immer näher kam, fing sie an zu wimmern. Sie hatte große Angst vor dem dunklen und ungewohnten Raum, und nichts, was wir oder sogar Du sagten, brachte sie davon ab. Erst als Du sagtest, dass Du ja ganz in der Nähe seist, ihr Zimmer sei doch neben der Stube und da würdest Du den ganzen Abend bleiben und wenn etwas wäre, dann bräuchte sie nur zu rufen, beruhigte sie sich etwas. Trotzdem weinte sie wieder, als ich sie schließlich zu Bett brachte.

Am nächsten Tag musste der Alte wieder zur Schicht und kaum war er aus dem Haus, stand auch schon Tante Erna vor der Tür. Es wurde Kaffee gekocht, wir wurden hinausgeschickt und dann berichtete sie Dir von den Amouren in der Baracke.

Gut gebaut sei er, der Yilmaz, das hatte Tante Erna in Erfahrung gebracht, und zwar nicht nur einmal. Die haben doch eine ganz andere Potenz, diese Südländer! Und wie charmant er sei, und das mit seinem schlechten Deutsch. Aber wer wollte auch schon reden? Großes Gelächter, Getuschel, da ging es doch sicher an die Details, nicht wahr, Irma? Den ganzen Tag habt Ihr plaudernd und kichernd verbracht. Auch die folgenden Tage ging das so, sie kam vorbei, wenn der Alte zur Arbeit war, verschwand für einige Zeit in den Baracken und anschließend berichtete sie Dir von ihren Abenteuern.

Abends bekamen wir nun häufiger Besuch von Hakan. Er kam, wenn der Alte da war, und zusammen reparierten sie die Kaninchenställe und bauten einen Verschlag und ein Freigehege für die Hühner, die wir bald anschaffen würden. Uns Kinder hatte er anscheinend gar nicht mehr auf dem Zettel, er sah uns nur zu den Mahlzeiten, ansonsten waren wir in den Kinderzimmern, spielten und hörten dabei Musik auf meinem Kassettenrekorder. Uns gefiel es gut, so wie es war. Die erste Zeit in dem neuen Haus war für uns alle auch die schönste. Wir wurden in Ruhe gelassen, brauchten uns nur um den Haushalt zu kümmern, zur Schule musste noch keins von uns und wir konnten den ganzen Tag einfach nur wir selbst sein.

Wir mussten noch immer früh zu Bett, alle zur gleichen Zeit, egal wie alt wir waren, aber wir durften noch für eine halbe Stunde das Licht anlassen und Musik hören. Dann musste Ulla in ihr eigenes Zimmer, das Licht wurde gelöscht und es hatte Ruhe zu herrschen.

42

Eines Nachts wachte ich auf, weil ich meinte, ich hätte Ulla weinen gehört. Ich lauschte angestrengt und dachte schon, ich hätte nur geträumt, aber dann hörte ich es wieder, Ulla hatte gewimmert, ich war ganz sicher. Vorsichtig stieg ich aus dem Bett und öffnete meine Zimmertür. Es war alles dunkel, also wart Ihr schon im Bett. Ich dachte, Ulla habe Angst im Dunkeln und traue sich nicht zu rufen, also ging ich durch das Wohnzimmer zu ihrer Tür, die nur angelehnt war. Auch in ihrem Zimmer war es dunkel, aber ich hörte Geräusche. Ein dumpfes Jammern und noch etwas anderes: heftiges und aufgeregtes Atmen. Bevor ich noch richtig darüber nachdenken konnte, hatte ich schon auf den Lichtschalter gedrückt. Dein feiner Mann lag neben Ulla im Bett und hielt ihr den Mund zu. Als er mich sah, sprang er auf, packte mich an den Haaren und zerrte mich ins Wohnzimmer.

»Ein Wort zu jemand und ich bring dich um! Steh ja nie wieder nachts auf, du Drecksnutte. Sofort ins Bett und kümmer dich um deinen eigenen Scheiß! Ich bring euch beide um, wenn ihr das Maul nicht haltet!«

An Schlaf war jetzt für mich nicht mehr zu denken. Genau wie früher lag ich im Bett und wartete darauf, dass er ins Zimmer kam, um mir etwas anzutun. Ich wusste genau, was Ulla eben mitgemacht hatte. Ich fragte mich, wie oft er wohl zu ihr ging. Es musste oft sein, denn mich hatte er schon eine ganze Weile nicht mehr angefasst. Ich wusste, ich würde nichts tun können, um ihr zu helfen. Sie musste es einfach durchstehen. Nun war also sie es, die keine Nacht mehr ruhig schlief, die beim kleinsten Geräusch vor Angst zusammenzuckte.

Nun weißt du also, Irma, warum er Dir so dringend geraten hatte, Ulla ein eigenes Zimmer zu geben. Erinnerst Du Dich? Er hatte Dir weisgemacht, Ulla müsse in einem eigenen Zimmer schlafen, weil sie ja so unruhig war und auch noch hin und wieder ins Bett machte. Woher wusste er das denn eigentlich? Er hat sich doch nie um uns gekümmert, schon gar nicht morgens, wenn wir aufstanden. Wenn Ulla tatsächlich ins Bett gemacht hatte, dann war ich es, die es frisch bezogen hat, und ich habe ganz sicher Deinem Kinderschänder nichts davon erzählt!

Ich konnte nicht aufhören, darüber nachzudenken, aber je mehr ich das tat, desto mehr steigerte ich mich wieder in meine Angst hinein. Ich konnte es drehen, wie ich wollte, es gab keinen Weg, etwas für Ulla zu tun.

In der Folgezeit war es schwer für mich, Ulla überhaupt ins Gesicht zu sehen, ich schämte mich dafür, dass ich ihr nicht helfen konnte, ich bedauerte sie, war netter zu ihr als zu den anderen und sah bei den Mahlzeiten zu, dass sie die besseren Sachen bekam, den frischeren Käse und das frische Brot, nicht das altbackene, das wir eigentlich essen sollten. Ich beobachtete sie und lauschte abends auf Geräusche. Er ging nicht jede Nacht zu ihr, aber jeden zweiten, spätestens jeden dritten Abend hörte ich, wie er leise durch das Haus schlich.

Du hast verschlafen, dass er sich an Deiner jüngsten Tochter gütlich tat, Irma, Du hast mal wieder nichts gemerkt.

Die Übergriffe auf meine kleine Schwester beschränkten sich aber nicht nur auf nachts. Ich sah ihn manchmal aus dem Schuppen schleichen, nachdem eine Minute vorher Ulla herausgekommen war. Ich sah zu, dass er mich nicht bemerkte, aber als ich einmal arglos vor die Haustür trat und ihm begegnete, konnte ich mich nicht mehr ungesehen verkrümeln. Er sah mich aber nur an und sagte: »Denk dran!« Damit wusste ich schon Bescheid.

Eines Tages erwischte er mich, als ich gerade die Wäsche aufgehängt hatte. Ich kann mich nicht erinnern, was Du oder die anderen gerade gemacht habt, ich war auf jeden Fall allein draußen. Er stand beim Schuppen und rief nach mir. Ich ging bis auf ungefähr zehn Schritte heran und blieb wartend stehen.

»Guck mal, was ich gefunden hab«, sagte er. »Komm mal her!«

Ich ging zögerlich bis zur Tür des Schuppens, plötzlich zog er mich mit einem Ruck am Arm ganz hinein. Er packte mich im Genick und zwang meinen Kopf auf den Haublock. Mit der anderen Hand hob er eine Axt hoch.

»Ich wollte dir nur mal eben zeigen, was ich mit dir mache, wenn du deine Schnauze nicht hältst. Ich schlag dir den Schädel ab, du Drecksau!«

Er ließ wieder los und schubste mich aus dem Schuppen. Ich strich mir über die Wange, an der kleine Holzstückchen klebten, hob den Wäschekorb wieder auf und ging zurück ins Haus. Ich hatte nicht ernsthaft angenommen, dass er mich wirklich erschlagen würde, hatte aber vorsichtshalber die Augen geschlossen, als ich die Axt sah. Ich erinnere mich, dass mein Herz zwar laut schlug, aber außer der üblichen Angst war da jetzt noch etwas, ein Gefühl von Wut. Ich war plötzlich so wütend, dass ich mir wünschte, die Axt zur Abwechslung einmal gegen ihn zu erheben. Sich an Schwächeren vergehen, das konnte er, das war sein Niveau, mehr hatte er nicht drauf! Ich dachte darüber nach, was wohl geschehen würde, wenn ich einfach zur Polizei gehen und dort erzählen würde, wie es bei uns zu Hause war, was er meiner Schwester und mir antat. Nur ... zugeben würde er natürlich nichts. Er würde uns der Lüge bezichtigen und ihm würde gar nichts geschehen. Und Du würdest wieder nur ihm glauben. Die Polizei müsste wieder abziehen und Ulla und ich würden verprügelt werden.

Zu dem Zeitpunkt war ich, was körperliche Gewalt anging, schon so abgehärtet, dass ich keine Angst davor hatte, er könnte mir wirklich den Kopf mit der Axt abschlagen. Was sollte er mit dem Kopf anfangen? Wo würde er den Rest meiner Leiche verstecken? Und das ganze Blut wäre nicht so einfach aufzuwischen. Er würde mit seinen besudelten Klamotten ins Haus gehen müssen, um sich umzuziehen, immer Gefahr laufend, Dir zu begegnen. Wie wollte er Dir das erklären? Töten würde er mich nicht, dachte ich, dazu war er zu feige und auch zu dumm. Er tat das nur, um mir Angst zu machen, um mich einzuschüchtern.

In der folgenden Nacht ging er nicht zu Ulla. Er kam zu mir und zerrte mich einfach aus dem Bett. Er legte mir eine Hand über den Mund und zog mich ins Badezimmer, verriegelte die Tür und zischte mir zu, ich solle ja die Fresse halten.

»Ich lass dich in Ruh und tu dir nichts, wenn du die Fresse hältst!«, sagte er.

Ich musste mich in die Badewanne stellen, vorher mein Nachthemd ausziehen. Ich sollte mich mit dem Rücken zu ihm hinstellen und mich nicht mucksen. Ich tat, wie er mir befohlen hatte, innerlich auf alles gefasst. Plötzlich spürte ich, wie etwas Warmes an mir herunterlief. Er pinkelte mich an.

Ich muss ein Geräusch von mir gegeben haben, Überraschung, Verwirrung, Ekel, vielleicht alles zusammen, er schlug mir auf den Hintern. Das Geräusch, das dieser Schlag auf meinen Hinterbacken machte ... als wenn man mit der ganzen Handfläche auf ein Kotelett schlägt. Kleine Tropfen von seinem Urin befeuchteten meine Arme, spritzten bis hoch an meine Wange. Mir war so übel, dass ich Angst hatte, mich jeden Moment übergeben zu müssen. Dann war es zum Glück auch schon vorbei. Ich musste mit dem Gesicht zur Wand stehen bleiben, sollte warten, bis ich die Tür zum Schlafzimmer hörte, und mich erst dann waschen. Nicht duschen, das wäre zu laut. Nur waschen und dann sofort ins Bett gehen. Und keinen Mucks. Schon war er weg. Ich konnte mich vor Ekel kaum bewegen, der Urin war jetzt kalt auf meiner Haut und ich stieg ganz langsam aus der Wanne, hin zum Waschbecken. Irgendwie brachte ich es über mich, meinen eigenen Körper zu berühren, um ihn sauber zu machen. Ich fühlte mich taub, ganz leer, konnte nicht fassen, dass ein Mensch einem anderen so etwas antun konnte. Mehr demütigen konnte er mich nicht mehr. Er hatte sich auf mir entleert. Was war da in seinem Schädel vorgegangen, ich weiß es nicht, möchte es auch nicht wissen. Als ich etwas später ganz leise aus dem Badezimmer ging, hörte ich Euer Bett quietschen, Du hast gestöhnt.

43

Wie fühlst Du Dich jetzt, Irma? Wie kommst Du Dir vor? Was macht der Gedanke mit Dir, dass Du nur die Notlösung warst, nachdem er sich an seiner Stieftochter aufgegeilt hatte? Hat er Dich auch angepinkelt? Oder wollte er das vielleicht von Dir, aber Du hast Dich voller Ekel abgewandt und nun musste eben ich herhalten? Genau wie für die anderen Spielchen, die er so gern trieb. In der Schule, auf dem Friedhof, im Schuppen. Haben Dich seine sexuellen Fantasien abgestoßen und er dachte, wenn er es bei Dir nicht kriegt, dann holt er es sich eben woanders?

Während ich noch im Bad stand und meinen Körper von seiner Pisse befreite, lag er auf Dir. Womöglich bist Du Dir dabei begehrenswert vorgekommen. Lass mich Dir was sagen ... Er wollte nur seinen Dreck loswerden, nachdem er seiner Fantasie so herrlich freien Lauf gelassen hatte und sich nur nicht traute, mir auch den letzten Schritt noch anzutun. Denn das wäre zu leicht nachzuweisen gewesen, sollte ich dann Theater machen.

Ob nun ich die Hauptrolle in seinem Wahn spielte oder Ulla oder ein anderes kleines Mädchen … Du warst es mit Sicherheit nicht! Du warst nur die, die dann bereitwillig die Beine breit gemacht hat. Immer noch besser, als sein Teil selbst in die Hand nehmen zu müssen.

Du hast mich so oft als Lügnerin beschimpft, hast aber andererseits alles getan, um ihn so gut wie möglich unter Kontrolle zu halten. Du hast nicht nur meine, sondern auch seine Unterhosen auf irgendwelche Spuren untersucht, ich habe Dich oft genug dabei gesehen. Was hast Du eigentlich gehofft oder gefürchtet zu finden? Blut? Sperma? Eine Mischung aus beidem? Und weil Du nichts Eindeutiges gefunden hast, hast Du angenommen, dass ich lüge?

So sehr geliebt haben kannst Du ihn gar nicht, Du hattest Männer nebenher, also kannst Du nicht vor lauter Liebe so blind gewesen sein. Sicherheit konnte er Dir auch nicht bieten. Was war es, Irma, sag es mir, ich will wenigstens versuchen zu verstehen, warum er Dir immer wichtiger war als wir Kinder.

Ja, bitte, sag was dazu.

Sonst muss ich glauben, dass Du nicht nur davon gewusst hast, sondern auch einverstanden gewesen bist. In meinen Gedanken habe ich Dich ganz lange beschützt. Versucht, Entschuldigungen zu finden.

Mama hat nichts davon gewusst.

Mama kann nichts gewusst haben, sie hätte das sonst niemals zugelassen.

Mama wusste gar nicht, dass es solche Monster gibt.

Mama hat *wirklich* gedacht, dass unser Papa immer das Beste für uns wollte.

Mama war nur etwas streng, weil wir so viele waren und sie die Ordnung aufrechterhalten musste.

Mama hat uns doch lieb gehabt.
Mama ist krank.
Mama ist traurig wegen ihrem Scheißleben und deswegen ist sie böse zu uns, sie meint es nicht so.
Ich habe versucht, Dich vor Dir selbst zu entschuldigen.
Deine Ignoranz, Deinen Egoismus, Deine Kälte, Deine eingebildeten Krankheiten, Deine Gleichgültigkeit gegenüber Deinen Kindern, Deine Geltungssucht und Deine erdachte Erhabenheit über den Rest der Welt.
Ich habe nicht nur versucht, das zu entschuldigen, ich habe sogar versucht, das alles zu verstehen. Lange habe ich das getan.
Jetzt nicht mehr.
Hier bist nicht Du das Opfer.
Das sind wir, Ulla und ich.
Du bist Mittäterin.

44

Er kam jetzt häufiger in mein Zimmer. Er holte mich nicht mehr, aber er war da. Ich erwachte zum Beispiel, weil ich meinte, einen bösen Traum gehabt zu haben, machte die Augen auf und sah in der Dunkelheit etwas huschen. Und bevor ich noch einordnen konnte, was der Schatten wohl sein konnte, hatte ich schon eine Ohrfeige kassiert. Dann ging die Tür und ich war wieder allein.

Ich zwang mich in manchen Nächten, wach zu bleiben, um ja mitzubekommen, wenn etwas geschah, ich dachte ja schon, ich würde verrückt werden. Meine Tür ging auf, er kam herein. Setzte sich eine Weile an das Fußende meines Bettes, ging manchmal, ohne etwas getan zu haben. Manchmal aber wachte ich auf von diesem Gefühl an meinem Hals. Dann hatte er eine Hand um meine Kehle gelegt, drückte ein wenig zu, nur ein wenig. Genug, dass ich aufwachte und vor Angst zu zittern begann.

Tagsüber warf er mir Blicke zu. Beim Essen machte er Andeutungen, die nur ich verstehen konnte.

»Na, Mona, wenn wir Hühner schlachten, dann müssen wir aber aufpassen, dass der Kopf mit einem Hieb ab ist, sonst muss das Vieh ja noch leiden! Aber das kann uns ja egal sein, wir wollen ja richtig viel Blut sehen, oder!?«

Dabei lächelte er. Du hast dazu gelacht und dann gesagt, er solle uns doch lieber keine Angst machen, nachher würden wir noch schlechte Träume kriegen. Du blöde Kuh! Ich hatte schlechte Träume, seit ich fünf war. Ulla fing bei solchen Gelegenheiten an zu weinen, ich pulte ihr dann im Ohr herum und sagte ihr, dass sich der Ohrschmalz bis heute Abend in einen Bonbon verwandelt haben würde. Sie glaubte mir. Kein Wunder, dass sie auch Deinem Viehschinder glaubte, wenn er ihr drohte.

Mittlerweile ging ich natürlich schon in die neue Schule. Ich hatte mir vorgenommen, mir hier nicht mehr so viel gefallen zu lassen, und zu meiner eigenen Überraschung gelang mir das auch recht gut. Gleich am ersten Tag gab es eine Keilerei auf dem Pausenhof. Mehrere Mädchen schlugen auf jemanden ein, von dem ich dachte, es sei ein Junge. Es war ein Mädchen aus meiner Klasse dabei, also bin ich dazwischengegangen in der Absicht, ihr zu helfen.

»Du Arschloch!«, rief sie. Also rief ich auch: »Du Arschloch!«

Ich schlug drauflos und wenn ich ehrlich bin, muss ich gestehen, dass es mir Spaß machte.

»Du Arschloch!«

Ich schlug und schlug und das Arschloch duckte sich unter meinen Schlägen weg, ging in Deckung und sah zu, dass es nicht allzu viel abbekam.

Dann kam der Lehrer und zog mich recht unsanft aus dem Gedränge.

»Na, ist das dein Einstand hier? Benimm dich, du kommst doch nicht aus dem Urwald! Ich möchte, dass du dich bei Wilma entschuldigst!«

Wilma? Ich musste erkennen, dass der Junge, auf den ich eingedroschen hatte, in Wirklichkeit ein Mädchen war. Nachher stellte sich heraus, dass sie die unbestrittene Königin des Pausenhofes war, streitbar, mit losen Fäusten und einem Mundwerk, dass sogar die Lehrer bisweilen sprachlos dastanden. Ich ging zu ihr und sagte: »Tschuldigung!« Sah sie dabei nicht an, weil ich meinte, sie würde mir dann sofort eine runterhauen.

Der Lehrer ging wieder, behielt uns aber im Auge. Wilmas Gefolgschaft versammelte sich um sie, sah sich ihre Flecken an und versuchte, sie zu trösten. Rebecca und noch ein Mädchen kamen auf mich zu.

»Alter, der hast du es aber gegeben!«

Fortan hatte ich den Ruf, erst zuzuschlagen und dann nachzufragen, wo das Problem war. Sogar die Jungs begegneten mir mit Respekt, ich war die Schlägerin. Was so ein einziger Ausraster doch manchmal ausmachen kann. Ich wurde nicht dumm von der Seite angesprochen und schon gar nicht gehänselt und allmählich gewöhnte ich mich an das, was die anderen von mir sagten, nämlich, dass ich eine war, mit der nicht gut Kirschen essen war.

Die Schule hier gefiel mir sehr viel besser als die alte. Nicht nur, weil ich hier nun endlich nichts mehr auszustehen hatte, sondern auch weil ich ganz plötzlich Spaß am Lernen hatte. Es stellte sich heraus, dass ich, was das Erlernen von Sprachen anging, kaum Mühe hatte und schon bald war ich Klassenbeste in Englisch. Es schien fast, als würde ich nur etwas auffrischen, was ich schon wusste und kannte, nur längere Zeit nicht genutzt hatte. Nach der Schule ging ich in die Bibliothek und lieh mir Wörterbücher. Ich übte zu Hause, ich schrieb Sätze auf und löste Aufgaben, die erst zwei Jahre später dran gewesen wären.

Ich versuchte, die Texte der Lieder, die ich jeden Tag hörte, aufzuschreiben und zu übersetzen. Kannte ich ein Wort nicht oder verstand es nicht richtig, so gab ich keine Ruhe, bis ich es in einem der Wörterbücher fand. Nach und nach machte das Gesungene Sinn und ich konnte im Unterricht mit meinem Wissen glänzen.

Ihr wollt den Text von einem Smokie-Lied zum Mitsingen? Fragt Mona, die hat ihn sicher!

Ihr kommt in Englisch nicht weiter? Fragt Mona, für die ist das leicht!

Ihr wollt Schimpfworte auf Englisch? Mona hat eine ganze Liste davon … und sie kann sie sogar übersetzen!

Deine Tochter war plötzlich wer! Ich wurde um Rat gefragt, wenn es um den Unterricht ging. Nicht nur in Englisch, auch in Deutsch gab es plötzlich niemanden mehr, der mir das Wasser reichen konnte. Ich schrieb die besten Diktate, die treffendsten Aufsätze, und ich schaffte es immer, die Hausaufgaben noch kurz vor Beginn der Stunde zufriedenstellend zu erledigen. Dafür bekam ich von den Mitschülern Schokokussbrötchen, eine Dose Cola oder auch einmal eine Mark.

In dieser ersten Zeit an der neuen Schule schwänzte ich so gut wie nie. Warum auch, ich kam im Unterricht gut mit, ich war nicht mehr unbeliebt und hatte zudem nun wenigstens vormittags das Gefühl, ein ganz normales Mädchen zu sein. Außerdem besuchte ich den Konfirmandenunterricht wieder. Die ersten paar Male war ich noch in unserem alten Dorf gegangen. Dann, nach dem Umzug, hatte ich beschlossen, es sein zu lassen, denn der Unterricht war langweilig und trocken, beschränkte sich auf das Auswendiglernen von Geboten und Gebeten und machte im Allgemeinen nur wenig Spaß. Ich überlegte es mir anders, als ein paar Mitschüler erzählten, wie viel Geld ihre älteren Geschwister zur Konfirmation bekommen hatten. Von weit über tausend Mark war die Rede gewesen, Geld, das sie für tolle Stereoanlagen, Klamotten oder für ein Mofa ausgegeben hatten. Das wollte ich auch. Dafür war ich bereit, einmal in der Woche den Unterricht zu ertragen und Stellen aus der Bibel auswendig zu lernen. Ich wollte das viele Geld dann sparen und aufheben für den großen Tag, an dem ich endlich von zu Hause abhauen könnte.

45

Rebecca und ich sahen uns nun fast jeden Tag. Ihre Mutter war die meiste Zeit bei uns und brachte sie dann mit. Es hatte sich eingebürgert, dass wir beide mit einem Korb unserer schmutzigen Wäsche ins Haus ihrer Eltern gingen und dort in die Waschmaschine steckten. Eine eigene Maschine hatten wir noch immer nicht. Die Versandhäuser zeigten sich aufgrund einiger unbezahlter Rechnungen in letzter Zeit etwas sperrig, was die Lieferung weiterer Waren anging. Zwar standen seit einiger Zeit ein neues Bett, ein Kleiderschrank und eine neue Kücheneinrichtung im Haus, das Bezahlen hattet Ihr aber wohl aus irgendeinem Grunde versäumt. Während die Waschmaschine dann durchlief, hatten Rebecca und ich Zeit für unsere Musik, zum Herumalbern und in der *Bravo* zu lesen. Zu Hause durfte ich die Jugendzeitschrift wegen ihrem schweinischen Inhalt natürlich nicht lesen. Als Rebecca sie einmal bei mir vergessen hatte, nützte mir die Ausrede, dass es gar nicht meine Zeitung war, wenig. Du hast sie mir über den Kopf gehauen, bis sie völlig zerfleddert war.

Eine richtige Tracht Prügel hatte ich aber seit Längerem nicht bekommen und allgemein konnte man wohl sagen, dass das Leben dadurch leichter geworden war. Besonders wenn der Alte nicht da war, war es recht gut auszuhalten. Du hast Dich so gut wie gar nicht um uns gekümmert, warst mit Deiner Freundin beschäftigt und hast uns kaum bemerkt. Wir schmissen den Haushalt, kochten und kümmerten uns um unsere Sachen, während Ihr schnatternd im Wohnzimmer gesessen habt oder »auf Besuch« in den Baracken wart.

Rebecca und ich hatten uns eines der Zimmer im oberen Stockwerk als Geheimversteck hergerichtet, die alten Matratzen und Stühle aufgebaut, ein paar Kisten dienten als Tisch und Regale und in die Blumenvase hatten wir Plastikrosen gesteckt. Vor das Fenster hatten wir eine Häkelstola gehängt und wir malten uns aus, wie schön es sein würde, wenn wir erst richtig zusammenwohnen würden. Dass wir das eines Tages tun würden, daran bestand für uns kein Zweifel. Wir konnten es kaum erwarten. Mit der Zeit wurden wir aber unvorsichtig, gingen immer öfter nach oben, auch, wenn Ihr im Haus wart. Irgendwann haben wir wohl Euer Rufen nicht gehört, als wir gerade auf unserem »Sofa« lagen und in der *Bravo* blätterten. Plötzlich wurde die Tür aufgerissen und Erna und Du kamt ins Zimmer. Ihr müsst Euch die Treppe hochgeschlichen haben und da standet Ihr nun mitten in unserer eigenen kleinen Welt, die jetzt durch Euer Auftauchen nicht nur entdeckt, sondern irgendwie auch entweiht wurde. Ihr habt ganz schön blöde geguckt, aber wenn ich ehrlich bin, glaube ich kaum, dass Rebecca und ich viel intelligenter ausgesehen haben.

»Ach, da ist mein guter Kuchenteller! Und da ist ja auch der Kerzenständer!«

Wir hatten nach und nach immer mehr Sachen aus dem Haushalt nach oben geschafft, verfügten über Gläser, Besteck und auch ein paar Teller. In einer Keksdose bewahrten wir Bonbons auf, falls wir hungrig wurden, und für den Durst hatten wir zwei Flaschen Cola im Kistenregal stehen. Fast gleichzeitig fingen Rebecca und ich an zu betteln.

»Bitte, Mama, bitte, Tante Erna, meckert uns nicht aus. Wir machen doch gar nichts. Wir haben uns nur eine Bude gebaut. Bitte erzähl Papa nichts davon. Setzt Euch doch auf unser Sofa, wir haben ein paar Bonbons, wenn ihr wollt.«

Mit Engelszungen redeten wir auf Euch ein und schließlich habt Ihr Euch wirklich auf unsere Matratze gesetzt und von unserer Cola getrunken.

Ihr habt Euch sogar breitschlagen lassen, Euren Kerlen nichts davon zu erzählen und uns gewähren zu lassen.

Ihr wart so großzügig, es war fast gruselig.

Ihr habt Euch angeguckt.

Ihr habt gekichert.

Rebecca und ich hielten es für Sympathie.

Nur den Schlüssel, den durften wir nicht behalten. Es würde doch wohl völlig genügen, dass wir uns hier oben aufhalten konnten, da mussten wir das Zimmer nicht auch noch abschließen. Es würde uns schon keiner etwas von den Sachen wegnehmen. Aber in Zukunft sollten wir fragen, ob wir nach oben in unsere Bude durften. Konnte ja sein, dass wir gesucht würden und niemand wüsste, wo wir waren. Das ging nun wirklich nicht. Wir müssten ja unseren Pflichten nachkommen. Das passte uns natürlich nicht, weil Ihr jetzt jederzeit in unser Reich eindringen und herumschnüffeln konntet. Aber was blieb uns anderes übrig? Entweder so, oder wir würden unsere Bude ganz verlieren. Wir hatten so viel Arbeit investiert, so viel Fantasie und Liebe auf die Einzelheiten verwandt, wie erbärmlich sie auch gewesen sein mögen. Es war »unser« Reich. Wir hatten Gardinen gebastelt, hatten sie mit Klebefilm an den Scheiben befestigt, hatten einen Schal zur Tischdecke umfunktioniert, hatten die nackte Glühbirne mit Nagellack bepinselt, damit sie rötlich schimmerte ... unsere Vorstellung von einer Disco. Wolldecken lagen über den Matratzen und in einer Ecke im Flur hatten wir uns ein »WC« eingerichtet: ein Eimer, abgedeckt mit einem Stück Teppich, daneben eine Rolle Toilettenpapier auf einer Apfelkiste. Wir haben es nicht benutzt, aber wir *hatten* es, falls wir es einmal brauchen sollten. Meine Idee, natürlich.

Es war Frevel, dass Ihr das alles nun entdeckt hattet, aber wir mussten uns arrangieren. Wir mussten klein beigeben und so tun, als sei es völlig in Ordnung, dass Ihr Zugang hattet zu einer Welt, die Euch nichts anging. Wir haben dort die *Bravo* gelesen, haben uns Geheimnisse erzählt, haben heimlich Cola getrunken, haben uns frei gefühlt und ... ja, wir haben auch heimlich geraucht.

Als Rebecca und ich die Stufen in die wirkliche Welt wieder hinabstiegen und sich unsere Blicke trafen, da wusste ich, dass wir beide dasselbe dachten: *Scheiße!!*

Dass es noch mindestens zwei weitere Schlüssel zu unserem Zimmer gab, habe ich natürlich nicht erwähnt, nicht vor Euch und nicht vor Rebecca. Wenn wir in der Folgezeit fragten, ob wir nach oben durften, lautete die Antwort immer öfter Nein. Wir sollten Wäsche waschen, einkaufen, auf die Kleinen aufpassen, aufräumen, unsere Pflicht erfüllen. Es ging nicht an, dass wir uns dauernd vor der Arbeit drückten. Und heute sehe ich das auch ein, Irma! Es ging wirklich nicht, dass die Hausarbeit liegen blieb! Ihr konntet sie schlecht selbst erledigen, Ihr wart die meiste Zeit drüben in den Baracken, habt dort wer weiß was angestellt und seid erst wieder ins Haus gekommen, wenn die Feierabendzeit für Eure Kerle gekommen war, da mussten wir natürlich freudig für Euch einspringen und Euren Job erledigen! Dann spurtete Erna mit ihren Kindern nach Hause und Du hast Dir wieder Deine Alltagskleidung angezogen. Schnell noch die Haare in Ordnung gebracht und die Dosensuppe in den Topf geschüttet, das unbeschwerte Leben war für diesen Tag vorbei.

An den Abenden kam entweder Hakan zu Besuch oder Ihr seid zu ihm nach drüben gegangen, Du ganz gesittet am Arm Deines Mannes, die Bluse ganz bis oben zugeknöpft, ganz die unschuldige, treue Ehefrau. Hakan und Dein Kerl waren mittlerweile die allerbesten Freunde. Sie hatten ein Gehege für Eure und seine Hühner gebaut, sie hatten sogar ein Gemüsebeet angelegt, das sie dann aber wieder aufgaben, als sie bemerkten, dass auf dem unfruchtbaren Boden mit Sicherheit kein einziges Radieschen wachsen würde. Sie gingen gemeinsam auf Kaninchen- und Geflügelausstellungen und verbrachten beinah jeden Abend zusammen. Hakan brachte Geschenke für Euch: türkische Wurst, türkische Süßigkeiten und eine Art Parfüm für Dich. Es roch abscheulich, wenn man die Plastikflasche aufschraubte, aber Hakan behauptete, Du würdest damit wie eine türkische Rose duften. Kopfnote: Katzenurin. Herznote: Rosenbeet an Hauptverkehrsstraße.

Einmal in der Woche kam ein Lieferwagen mit türkischen Spezialitäten zu den Baracken und so nahm der Vorrat an türkischer Wurst und Plastikflaschenparfüm niemals ab. Bald kamen noch türkischer Käse, Fladenbrot und eine Wasserpfeife hinzu und kurz darauf hing der erste grellbunte Teppich an der Wohnzimmerwand. Er zeigte eine Moschee und statt einer Sonne prangte die türkische Fahne am Himmel.

Abends wurde Tee getrunken. Nicht aus Tassen, sondern aus Gläsern, die Du Dir mitsamt den dazugehörigen Minilöffeln beim türkischen Spezialitätenwagen gekauft hattest. War Euch nach Feiern zumute, gab es Weinbrand und selbst Hakan süffelte trotz seines Glaubens, der ihm das eigentlich verbot, so manches Glas davon leer. Im Wohnzimmer roch es dann wie in einer Hafenkaschemme, Alkohol, Billigparfüm-Ausdünstungen und dicke Schwaden von türkischen Zigaretten. Ich machte belegte Brote und brachte sie Euch ins Wohnzimmer. Machte ich dabei kein freundliches Gesicht, wurde ich angeraunzt. Sogar Hakan gab mir zu verstehen, dass ich meine Arbeit mit mehr Freude zu verrichten hatte.

»Was machen du Gesicht? Eltern arbeit hart, gute Kind muss Eltern viel helfen! Du Mädchen, du machen Hausarbeit!«

Ich hätte ihm am liebsten erzählt, dass ich mich nicht mal erinnern konnte, wann Du das letzte Mal zum Beispiel den Abwasch gemacht oder die Wäsche aufgehängt hättest, dass es immer schon meine Geschwister und ich gewesen waren, die Deine Arbeit erledigt hatten, aber das hätte für mich unerquickliche Konsequenzen gehabt, also hielt ich lieber den Mund und dachte mir nur meinen Teil.

Auf jeden Fall hatte Hakan sich seit diesem Tag auch noch den letzten Rest meiner Sympathie verscherzt. Hatte ich ihn am Anfang noch ganz nett gefunden, so konnte ich mit der Zeit nicht mehr verstehen, was ihn immer wieder zu uns herübertrieb. Wie konnte man freiwillig auch nur eine Stunde seines Lebens mit so einem Arschloch wie meinem Stiefvater verbringen wollen? Mit ihm zusammenhocken, ihm sogar Geschenke machen? Er hatte schon öfter Bemerkungen gemacht, die uns Mädchen zeigen sollten, zu was wir taugten.

»Paul ist Junge, Paul nix arbeiten in Küche!«, sagte Hakan etwa, wenn ich meinen Bruder bat, mir den Zwiebeleimer zu holen.

Als ich Dir in seinem Beisein erzählte, dass ich gern Pferdewirtin werden wolle, unterbrach er mich einfach mit den Worten: »Mädchen gut für Haus und heiraten, Mädchen nix gut für Schule und arbeiten!«

Dir gefiel, was er an Schwachsinn von sich gab, bestärkte es Dich doch noch darin, uns Mädchen die komplette Hausarbeit erledigen zu lassen und selbst auf der faulen Haut zu liegen. Als sei es das Selbstverständlichste der Welt, trug er uns auf, seine Einkäufe zu erledigen und seine Hühner zu füttern. Murrten wir darüber, dass wir für einen Fremden arbeiten sollten, gab es Schelte von Dir oder eine Kopfnuss vom Alten. Wir hatten zu gehorchen. Wir hörten ja jetzt endlich auch mal von anderen, dass wir zu nichts anderem taugten, als im Haus zu helfen. Aus uns würde ohnehin nichts werden, da konnten wir noch froh sein, wenn wir eines Tages von einem dahergelaufenen Blöden geheiratet werden würden.

Ein wenig von meinem rebellischen Verhalten in der Schule hatte ich mittlerweile auch zu Hause eingeführt. Wenn der Alte nicht da war, nörgelte ich über die viele Arbeit, dass alles an mir hängen bliebe und dass ich lieber zu Rebecca gehen wolle. Manchmal hatte das zur Folge, dass Du den Einkauf einer meiner Schwestern übertragen hast. Manchmal setzte es auch eine Ohrfeige, und wenn ich ganz großes Pech hatte, bist Du am Abend vor anwesendem Publikum unvermittelt in Tränen ausgebrochen. Auf die Frage vom Alten oder von Hakan, was denn los sei, hast Du Dich erst geziert und bist dann damit rausgerückt, dass Du fix und fertig seist, dass man Dich bald in die Klapsmühle einliefern könne und dass Du nicht die geringste Ahnung hättest, wie Du mit meinen Frechheiten und Dreistigkeiten überhaupt umgehen solltest. Was hättest Du bloß bei meiner Erziehung falsch gemacht, dass Du jetzt so ein Verhalten als Dank dafür hinnehmen müsstest?

»Ihr seht das ja nicht, sie macht das ja nur, wenn ihr nicht da seid, die behandelt mich wie ein dummes Gör!«

Bei solchen Gelegenheiten wurde mir der Kassettenrekorder weggenommen, ich musste sofort ins Bett und durfte das Licht nicht mehr anmachen. War Hakan nicht da, gab es zusätzlich noch Prügel und die üblichen Beschimpfungen und Drohungen. Warum Ihr Euch vor ihm zusammengerissen habt, ist mir nicht klar, schließlich hat er Euch doch noch den Rat gegeben, dass man Mädchen am besten mit einer Rute in die Kniekehlen schlägt. So würde man das in seinem Dorf mit den ungehorsamen Dingern machen, und es würde seine Wirkung nicht verfehlen.

46

Mittlerweile schwänzte ich die Schule wieder öfter. Entweder hatten wir alle verschlafen oder Du brauchtest meine Hilfe bei so aufwendigen Unternehmungen wie dem Großeinkauf oder ich sollte mit der Schubkarre zur Genossenschaft laufen, um dort das Hühnerfutter für einen ganzen Monat zu besorgen. An den Waschtagen schwänzte auch Rebecca und wir beide zogen mit unserem Wäschekorb durch das halbe Dorf. An diesen Tagen wurde darauf geachtet, dass alle Kinder außer uns beiden brav in die Schule gingen, und Rebecca und mir wurde gesagt, wir könnten uns ruhig Zeit lassen. Wir durften uns auf dem Weg noch Pommes frites aus dem Imbiss holen und nachdem die Wäsche durchgelaufen war, sollten wir noch Ernas Blumenbeet vom Unkraut befreien.

Wir beide fragten nicht nach den Gründen, wir freuten uns einfach. Denn mussten wir auch unsere Aufgaben erfüllen, so war es für uns doch mehr wie Freizeit, wenn wir zusammen waren. Wir kicherten, erzählten uns Geschichten und machten Pläne für unsere gemeinsame Wohnung. Wie es dort aussehen würde, was wir kochen würden, wen wir alles einladen würden. Wir hatten fast den ganzen Tag für uns und fuhrwerkten im Haus ihrer Eltern, als sei es unseres. Wir machten uns Kakao, bedienten uns an den eingemachten Birnen und brieten uns Spiegeleier zum Mittagessen. Wir waren so dankbar für unsere Freiheit, dass wir sogar die Böden saugten und den Müll nach draußen brachten.

Wir standen nun beide kurz vor der Konfirmation und in Gedanken gaben wir das viele Geld, das wir erwarteten, für alle möglichen Sachen aus. Hauptsächlich für Klamotten. Ich wollte mir eine Jeans kaufen, die ich irgendwo verstecken und heimlich auf dem Weg zur Schule anziehen würde. Außerdem einen Bundeswehrparka, so wie sie jetzt Mode waren. In unseren Spinnereien gaben wir Abertausende von Mark aus und hatten immer noch nicht genug. Wir blätterten die *Bravo* durch, sahen die Sängerinnen in ihren schillernden Kostümen und sagten wie aus einem Mund: »Kauf ich mir auch!«

An solchen Tagen war ich glücklich. Ich konnte für ein paar Stunden vergessen, dass es Dich und Deinen Scheißkerl überhaupt gab. Ich konnte vergessen, dass ich ein Stück Dreck war, und sogar an Ulla musste ich eine Zeit lang nicht denken. Ich hatte Rebecca bisher nichts von meinem und dem Martyrium meiner kleinen Schwester erzählt, nur einmal eine zaghafte Andeutung gemacht. Sie schien zu verstehen, auf was ich hinauswollte, fragte aber nicht nach, und ich wollte nicht, dass unsere Freundschaft durch diese Dinge gestört werden würde. Außerdem hatte ich ja immer noch die Warnungen und Drohungen des Alten im Hinterkopf, so absolut sicher war ich mir nicht, dass er davon nicht doch irgendwas wahrmachen würde.

Aus einem Versandhaus kamen dann die Klamotten für meine Konfirmation: Schuhe mit einem kleinen Absatz und Schnallen, wadenlanger schwarzer Rock und eine züchtige weiße Bluse. Ich sah dem feierlichen Tag mit großer Aufregung entgegen, rechnete in Gedanken schon aus, mit wie viel Geld ich rechnen konnte. Von den anderen in der Schule wusste ich, dass die größten Geschenke von Eltern, Großeltern und Paten zu erwarten waren.

Nun gut, meine Patentante würde mir sicherlich nichts schenken, sie lag seit Jahren im Streit mit Dir und hatte sich auch noch nie um mich gekümmert. Vielleicht wusste sie gar nicht mehr, dass sie überhaupt meine Patentante war.

Ein Mädchen aus der Klasse über mir hatte von ihren Eltern eine neue Zimmereinrichtung bekommen und zusätzlich noch 200 Mark, das hörte sich sehr gut an. Ich wollte zwar viel lieber Geld haben, damit ich mir meine Wünsche selbst erfüllen konnte, aber gegen ein neues Bett oder einen Teppich auf den Dielen in meinem Zimmer hätte ich auch nichts einzuwenden gehabt. Ich weiß nicht, woher ich die Dreistigkeit nahm, einfach anzunehmen, Ihr würdet mir auch ein großes Geschenk machen. Ich ging einfach davon aus, weil die anderen bei der Aufzählung ihrer Geschenke immer die Eltern zuerst nannten, die ihnen am meisten geschenkt hatten.

Als die Kirche am Konfirmationstag endlich aus war und der Fotograf uns entlassen hatte, musste ich dem Pastor noch Rede und Antwort stehen. Wo denn meine Eltern seien, er habe niemanden bei mir gesehen, wäre ich an diesem großen Tag etwa allein hier?

Ja, das war ich.

Ich entschuldigte Euer Fernbleiben damit, dass Du krank seist und mein Vater alles für die Feier vorbereiten müsse. Onkel und Tanten hätte ich nicht, sagte ich, und meine Großeltern würden erst am Nachmittag mit dem Bus ankommen. Merkwürdig angesehen hat er mich schon, Irma. Es war ihm bestimmt noch nicht sehr oft untergekommen, dass ein Mädchen ganz allein zur Konfirmation erschien. Dann hatte ich es überaus eilig, nach Hause zu kommen.

Zur Feier des Tages gab es Gulasch, von Dir selbst umgerührt und nur sehr wenig angebrannt. Nur das teure Rindfleisch, kein Schwein dabei, schließlich sollten auch Hakan und ein paar seiner Freunde aus den Baracken von Deinen Kochkünsten profitieren. Alle Kinder wurden angehalten, sich keinen Nachschlag zu nehmen, damit das Fleisch für die Erwachsenen reichte. Zum Nachtisch wahlweise Vanillepudding mit eingemachten Pflaumen von Tante Erna oder Schokoladenpudding mit Vanillesoße.

Ich brauchte nicht abzuwaschen, um meine neuen Kleider nicht zu beschmutzen, und musste mich nach dem Mittagessen nach draußen vor die Hauswand stellen, um mich fotografieren zu lassen. Wieder mit der Bibel und dem Maiglöckchenstrauß in der Hand, die ich schon während des Gottesdienstes gehalten hatte.

Am Nachmittag kamen Oma und Opa und eine irgendwie Verwandte, die wir alle Tante Anna nannten, mit ihrer Schwiegertochter aus der nahe gelegenen Kreisstadt zum Kaffee. Zusammen mit Euren türkischen Freunden und uns war die Stube damit gerammelt voll. Butterkuchen und Marmorkuchen aus dem Supermarkt und zwei kleine Fertigtorten zierten den Kaffeetisch und wieder die Ermahnung, erst ein zweites Stück Kuchen zu nehmen, wenn die Erwachsenen satt wären. Langsam wurde ich nervös, Geschenke hatte ich noch keine gesehen und ich fing schon an, mich zu fragen, ob es überhaupt etwas geben würde, als Opa endlich den Anfang machte und mir feierlich einen Umschlag überreichte.

»Hier, mein Deern, alles Gute zu deiner Konfirmation! Bleib man so, wie du bist!«

100 Mark waren in dem Umschlag, zusammen mit einer Karte. Kaum hatte ich sie gelesen, da zog mein lieber Opa noch zwei weitere Umschläge aus seiner Anzugtasche. Sie kamen von ehemaligen Nachbarn aus dem Armenhaus und enthielten neben den Karten jeweils 10 Mark. Dann kramte Tante Anna ihr Geschenk heraus, 20 Mark, ohne Karte, sie hatte keine auftreiben können, wollte mir aber nachträglich eine mit der Post schicken. Ihre Schwiegertochter hatte eine Karte. »Die besten Wünsche zum neuen Jahr« stand darauf. Das Wort »Jahr« war durchgestrichen und handschriftlich durch »Lebensabschnitt« ersetzt worden. Auch von ihr bekam ich 20 Mark. Weitere 20 Mark kamen von Hakan.

Seine Freunde überreichten mir kleine Geschenke. Ich erhielt einen Satz Teegläser, ein buntes Kopftuch und das gleiche Parfüm wie Du, damit auch ich in Zukunft wie eine türkische Rose duften konnte. Außerdem bekam ich ein Bilderbuch mit den schönsten Landschaften der Türkei. Die Bilder waren wirklich sehr schön, die Texte dazu konnte ich aber nicht lesen, sie waren sämtlich in Türkisch verfasst.

Dann kamst endlich Du an die Reihe.

»Ja, Mona, Geld können wir dir natürlich nicht geben, aber wir haben ja das ganze Essen und das Trinken für die Feier bezahlt, das war ja auch nicht wenig. Aber wir haben noch was für dich, geh man in unserem Schlafzimmer gucken, da liegt es auf meinem Bett!«

Da lagen dann Deine Geschenke für mich. Lockenwickler, zwei Stofftaschentücher, ein Satz Schüsseln mit blauem Muster, ein Satz Whiskygläser mit Bildern von Scottish Terriern darauf und ein Satz verschieden großer Kochlöffel. Ausgerechnet Kochlöffel! Ich war so oft mit den Dingern verhauen worden, dass Du doch nicht ernsthaft annehmen konntest, ich würde die jemals benutzen! Als ich mich umdrehte, hast Du in der Tür gestanden und mich angesehen.

»Na, was sagst du? Kannst du alles schon für deine Aussteuer nehmen, wenn du später mal heiratest!«

Also heuchelte ich Freude, gab Dir die Hand und bedankte mich. Dem Alten musste ich natürlich auch die Hand geben. Er wusste aber gar nicht, woraus Euer Geschenk eigentlich bestand, und fragte erst einmal nach, was denn da auf dem Bett alles gelegen habe.

»Na, dann hast ja ordentlich was gekriegt!«, war sein einziger Kommentar.

Um mich zu abzulenken, damit ich nicht vor allen in Tränen ausbrach, gab ich nun jedem die Hand und bedankte mich. Ich gab Opa einen Kuss, er hielt mich einen Augenblick fest und flüsterte: »Ist doch besser als nichts!«

Damit hatte er zwar recht, aber meine Enttäuschung war so groß, dass ich wirklich kämpfen musste, um nicht einfach loszuheulen. Am Abend meines großen Tages goss ich mir in der Küche ein Brauseglas halb voll Weinbrand und trank es in einem Zug aus.

Am nächsten Tag kamen noch 20 Mark von Tante Erna hinzu, Glückwunschkarten verschiedener Geschäfte des Ortes und ein Schreiben von einer Sparkasse zusammen mit einem Fünfmarkgutschein, den ich aber dazu verwenden musste, ein Konto zu eröffnen, wollte ich das Geld auch wirklich bekommen.

Als ich von Rebecca erfuhr, dass sie mehr als viermal so viel bekommen hatte wie ich, dazu noch neue Jeans und den lang ersehnten Parka, da war es aber mit meiner Beherrschung endgültig vorbei. Ich konnte ihr ansehen, dass ich ihr leidtat, ich selbst tat mir auch leid und ich heulte aus Wut und Enttäuschung über die, wie ich meinte, vertanen zwei Jahre im Konfirmandenunterricht. Meine Freundin tröstete mich, so gut sie konnte, lud mich am nächsten Tag nach der Schule in den Imbiss ein, ich solle mir dort zu essen aussuchen, was immer ich wolle, und schließlich schaffte sie es, mich ein wenig zu beruhigen, indem sie mir versprach, alle neuen Lieder, die sie auf Kassette hatte, für mich zu überspielen. Außerdem sollte ich mit ihr in die Stadt fahren, sie wollte sich neue Klamotten kaufen und mich dabei um Rat fragen.

»Du kannst ja dein Geld auch mitnehmen, dann können wir für dich auch etwas Tolles aussuchen, wir fahren zu Hertie, da gibt es Sachen ohne Ende!«

Ich war noch nie in der Stadt gewesen, die Aussicht auf einen riesigen Laden wie Hertie versöhnte mich und ich begann nun doch, mich über mein Konfirmationsgeld zu freuen. Jetzt galt es nur noch, Dich zu überzeugen, dass ich auch wirklich mitfahren durfte. Keine leichte Aufgabe, ich war noch nie allein irgendwohin gefahren. Ich redete und bat und bettelte, bekniete Dich, aber Du warst nicht zu erweichen. Ich solle das Geld lieber sparen, ich solle warten, bis ich etwas wirklich Wichtiges bräuchte, zum

Verschludern würdest Du mir nichts von meinem Geld geben. Erst sollte ich Dir beweisen, dass ich wirklich mit Geld umgehen könne, hier, da hätte ich 10 Mark. Wenn ich damit die Woche über auskäme und keinen Scheiß kaufte, dann wolltest Du darüber nachdenken, mir noch mehr zu geben. Und jetzt Ende der Debatte, sonst würdest Du Papa heute Abend erzählen, wie aufsässig ich wieder sei.

Ich behielt die 10 Mark eisern in der Tasche. Um morgens Geld für ein Schokokussbrötchen zu haben, klaute ich Dir ein oder zwei Mark aus Deiner Geldbörse, wann immer ich unbemerkt in Euer Schlafzimmer huschen konnte. Dort lag Dein Geld zwischen der Bettwäsche versteckt. Beim Einkaufen etwas einzubehalten war nicht möglich, weil Du die Kassenzettel kontrolliertest.

Gleich am folgenden Montag präsentierte ich Dir meinen Zehner und triumphierte schon ob meiner »Sparsamkeit«, jetzt hatte ich ja wohl bewiesen, wie gut ich mit Geld umgehen konnte.

»Ja, siehst du, dann hast du ja noch was für diese Woche!«

Ich verfluchte mich wegen meiner unglaublichen Dummheit. Ich hätte es besser wissen sollen! Wäre das Geld ausgegeben, würde ich nichts bekommen, weil ich es verschludert hätte; würde ich noch etwas davon in der Tasche haben, würdest Du nichts herausrücken, weil ich ja noch etwas hätte.

Als ich eine Woche später fragte, ob ich mir nun etwas kaufen könne, hieß es einfach, Du hättest das Geld dringend für die Stromrechnung gebraucht, sonst hätten sie uns das Licht abgestellt. Von dem Geld war einfach nichts mehr übrig geblieben, weil Ihr Euch für meine Konfirmation so in Unkosten gestürzt hättet.

Meine Konfirmation, die Aufnahme in die Welt der Erwachsenen, war so misslungen, dass ich mich immer daran erinnern werde.

47

Irgendwann zeigte ich Rebecca, dass ich sehr wohl noch über einen Schlüssel für unsere Bude verfügte. Wir beide freuten uns diebisch darüber, Euch eins ausgewischt zu haben. Wann immer Ihr drüben in den Baracken wart, gingen wir nach oben. Volle Aschenbecher und leere Sektflaschen zeigten uns, dass Ihr in der Zwischenzeit öfter oben gewesen wart, unsere Geheimbude in Euren persönlichen VIP-Bereich verwandelt hattet. Wir fanden Pralinenschachteln, Papiertaschentücher und uns fielen fast die Augen aus dem Kopf, als wir halb unter den Matratzen versteckt Hefte fanden, deren Inhalt man beim besten Willen nicht anders als pornografisch bezeichnen konnte. So etwas hatten wir noch nie gesehen. Halb neugierig und halb beschämt blätterten wir durch die Magazine, ein Auge immer auf die Tür gerichtet.

Zwar wurde in der Schule viel über Sex geredet, auch über verschiedene Stellungen, aber ich hatte mich aus solchen Diskussionen immer herausgehalten. Und das, was hier auf Hochglanzfotos gezeigt wurde, kannten Rebecca und ich noch nicht einmal vom Hörensagen.

Wir fragten uns, zu welchen Zeiten Ihr wohl hier heraufkommen würdet. Natürlich! Wenn wir beide mit der Wäsche unterwegs waren. Darum also durften wir uns an den Waschtagen immer so schön viel Zeit lassen. Ihr wollet in Ruhe in Euren Schmuddelheften blättern.

»Wenn das mein Vater wüsste!«, sagte Rebecca, und sprach damit aus, was ich dachte. Ich fragte mich, ob der Alte wohl etwas davon ahnte. Tat er mit Sicherheit nicht.

Schon ein paar Tage später fanden wir heraus, zu welchen Gelegenheiten Ihr in Eurer Lektüre geschmökert habt. Rebecca und ich sollten die Wäsche machen, danach noch den Keller aufräumen und dann ein Stück vom Garten umgraben, weil Tante Erna ein Petersilienbeet anlegen wollte. Wir waren schon ein gutes Stück gegangen, als Rebecca merkte, dass sie ihren Haustürschlüssel vergessen hatte. Es half also nichts, wir mussten den ganzen Weg mit dem schweren Wäschekorb noch einmal zurückgehen.

Im Haus war niemand, wir nahmen deswegen an, Ihr wärt drüben bei den Baracken. Rebecca fand ihren Schlüssel und ich schlug vor, noch kurz nach oben zu gehen, um uns ein paar Pralinen als Wegzehrung zu klauen. Schon an der Treppe hörten wir Stimmen und Gelächter. Wir sahen uns an, dachten wohl beide, dass da jemand eingebrochen sein müsse, und Rebecca flüsterte, wir sollten uns auf die Suche nach Euch machen, um Euch davon zu erzählen. Aber die kehlige laute Lache, die wir dann hörten, gehörte niemand anders als Tante Erna. Die andere Stimme erkannten wir auch, sie gehörte Hakan. Dann ein Kreischen, gefolgt von lautem Kichern, Deine Stimme, Irma.

Rebecca flüsterte, wir sollten abhauen und so tun, als hätten wir nichts gemerkt, aber ich wollte unbedingt herausfinden, was da oben vor sich ging. Ich überredete sie leise, mir nach oben zu folgen. Wenn wir erwischt werden würden, wollten wir einfach sagen, wie es war. Dass wir Geräusche gehört hatten und nachsehen wollten, was denn da los war. Vielleicht hat Rebecca geahnt, was da oben passierte, aber ich wollte es genau wissen. Ich war sehr aufgebracht darüber, dass Ihr nun auch noch Hakan in unser Versteck mitgenommen hattet. Da könnte ja gleich die ganze Welt davon erfahren, dachte ich, da könnten ja alle dahin zum Feiern gehen oder wir könnten ein Schild an die Tür nageln: »Rebeccas und Monas Geheimbude, jeder Arsch darf rein!«

Was zum Teufel habt Ihr da drinnen gemacht? Die Bude vollgequalmt, das konnte ich deutlich riechen. Womöglich hättet Ihr auch noch Sekt und Pralinen aufgetischt und nachher würdet Ihr nicht wieder sauber machen. Jetzt erklang auch noch Musik – Ihr hattet da drinnen eine Party! Ich deutete auf den Hocker, der neben der Tür stand, aber Rebecca schüttelte den Kopf und verdrehte die Augen. Sie wollte einfach verschwinden und so tun, als hätte sie nie etwas von diesem Affentheater mitbekommen. Sie machte mir Zeichen, ich solle dringend mit nach unten kommen, also gab ich meinen Lauschposten an der Tür auf und schlich hinter ihr die Treppen hinunter. Sie flehte mich an, einfach den Wäschekorb zu nehmen und wieder zu gehen. Wenn man uns beim Lauschen erwischen würde, dann könnten wir aber etwas erleben. Ihr hattet ja nicht umsonst gewartet, bis wir weg waren, Ihr wolltet ganz sicher nicht, dass wir etwas von Eurer Party erfuhren. Warum wart Ihr dazu eigentlich nach oben gegangen, sonst habt Ihr doch auch unten gesoffen und gegackert?

Ich war aber unerbittlich, jetzt wollte ich es erst recht ganz genau wissen. Wenn Ihr schon auf unserer Bude herumlungern musstet, dann wollte ich wenigstens wissen, was da drinnen passierte. Ich war so entrüstet und verletzt, für mich fühlte es sich an, als hättet Ihr damit Hausfriedensbruch begangen.

Ich musste ein paar Minuten lang auf Rebecca einreden und überzeugte sie schließlich durch das Argument, dass Ihr gar nichts gegen uns unternehmen könntet, selbst wenn Ihr uns erwischen solltet. Eure Kerle wüssten nichts von der Privatfeier da oben und Ihr würdet Euch hüten, uns bei ihnen wegen Schnüffelei zu verpetzen.

Wir schlichen also die Treppe wieder nach oben. Allzu leise brauchten wir gar nicht zu sein. Ihr fühltet Euch anscheinend sehr sicher und habt gekichert und gelacht. Die Musik war jetzt leiser und wir hörten Hakan aufstöhnen. Rebecca holte auf mein Zeichen den Hocker dicht an die Tür heran, sie hielt mich fest, während ich daraufstieg, um durch das Oberlicht zu spähen.

Was ich dann sah, ließ mir den Atem stocken. Vor Überraschung, vor Schreck, vor Ekel, ich weiß nicht, was noch. Die beiden Matratzen, die uns als Sofa gedient hatten, waren auseinandergelegt. Auf der einen sah ich Hakan mit heruntergelassener Hose zwischen Deinen Beinen. Dein Rock war hochgeschoben, Deine beringte Hand streichelte seinen Rücken. Er hatte sein Drecksding in Dich gesteckt und so wie es sich anhörte, musste er jeden Moment fertig sein. Auf der anderen Matratze lag

Tante Erna, ihre Bluse war ganz aufgeknöpft und Yilmaz' Hand drückte ihren Busen, während sie seinen Penis rieb. Untermalt war die Szene mit türkischer Musik.

Ich stand starr auf dem Hocker und konnte kaum glauben, was ich sah. Als ich mich wieder bewegen konnte, stieg ich herunter und flüsterte Rebecca zu: »Guck auch mal, kannst du ruhig, die hören eh nichts!«

Sie sah mich fragend an, stieg auf den Hocker, kam aber gleich wieder herunter. Ohne mich noch einmal anzusehen, lief sie schnell und leise nach unten. Nachdem ich den Hocker zurückgestellt hatte, folgte ich ihr und fand sie weinend am Küchentisch sitzen.

»Das dumme Schwein!«, sagte sie immer wieder und mir war nicht ganz klar, ob sie nun Yilmaz meinte oder ihre Mutter.

Ich erinnerte sie daran, dass es nun aber wirklich an der Zeit sei, zu verschwinden, und nachdem sie ihr Gesicht getrocknet hatte, machten wir uns mit dem Wäschekorb wieder auf den Weg. Wir schwiegen eine Weile und dann sagte Rebecca, dass sie das eigentlich schon länger gewusst habe. Ob mir denn nie aufgefallen sei, wie oft Ihr immer in den Baracken wärt oder wie Ihr zweideutige Scherze mit Kerlen gemacht hättet. So habt Ihr also Eure Freizeit verbracht. Herumhuren am Vormittag. Tolles Hobby, Irma!

Warum sie denn geweint habe, wollte ich von Rebecca wissen, und sie erklärte mir, dass das nur der Schreck gewesen sei.

»Ich hab nicht gewusst, dass meine Alte solche Hängetitten hat!«, prustete sie und für den Rest des Weges mussten wir den Korb alle paar Meter absetzen, weil wir vor Lachen nicht mehr konnten.

Wir verbrachten den Tag damit, uns die Mäuler über Euch zu zerreißen. Wir mutmaßten, wie lange das wohl schon ginge und was geschehen würde, wenn Eure Kerle davon erfahren würden. Normalerweise, das war klar, hatten wir Euch jetzt in der Hand, aber weder Rebecca noch ich würden den Mut aufbringen, zu Euch zu gehen und Dinge zu sagen wie: »Hört mal zu, ihr zwei, wir wissen, was ihr da oben mit euren Liebhabern treibt, also seid in Zukunft schön nett zu uns!«

Aber wir malten uns aus, was Ihr dann alles würdet tun müssen: nicht nur nett sein, nein, Ihr müsstet uns auch ausreichend Taschengeld geben, Ihr müsstet die Hausarbeit selbst erledigen und uns obendrein bedienen, wenn wir hungrig wären. Ihr müsstet unsere Zimmer aufräumen und uns alles erlauben, was wir wollten. Wenn die Alten dann fragen würden, warum Ihr das alles für uns tun würdet, dann müsstet Ihr Ihnen sagen, dass Ihr entdeckt hättet, was für gute Mädchen wir doch seien, und dass wir nichts anderes als ein gutes Leben verdient hätten.

Als wir Stunden später mit der Wäsche wieder zurückkamen, war alles wie immer. Wir wurden ausgemeckert, weil wir zugeben mussten, dass wir vergessen hatten, den Garten umzugraben. Wir wurden mit vier Platiktaschen voller Leergut wieder ins Dorf gejagt, mussten Besorgungen machen und schließlich noch den Abwasch erledigen. Ganz schön mutig von Euch, uns so herumzuscheuchen. Aber Ihr wusstet ja nicht, was wir gerade über Euch herausgefunden hatten.

Ich war gespannt, wie Du Dich verhalten würdest, wenn der Alte von der Arbeit kommen würde, aber Du warst genau wie an anderen Tagen auch. Ich habe keine Veränderung bemerkt. Selbst als Hakan später bei uns auftauchte, war keinem von Euch etwas anzumerken. Er gab dem Alten die Hand, fragte, wie es seinem Freund so ginge, und machte es sich in der Stube gemütlich. Keine heimlichen Blicke, kein verschwörerisches Lächeln, keine vertrauliche Geste. Nichts deutete auf das hin, was zwischen Euch vorging. Ich hatte ein gewaltiges Wissen und doch konnte ich nichts damit anfangen, weil ich einfach zu feige war, Dich damit zu erpressen.

In der Folgezeit sahen wir das Zimmer, das unser alleiniger und geheimer Zufluchtspunkt gewesen war, mit anderen Augen. Es war uns nun verleidet, uns einfach auf den Matratzen herumzulümmeln, weil wir dann automatisch Eure halbnackten Körper vor uns sahen. Es war nicht mehr »unser« Reich, Ihr hattet es entweiht, es gehörte jetzt Euch und Euren Freunden. Sie waren beide verheiratet, genau wie Ihr. Sie hatten Frauen und Kinder in ihrer Heimat und schämten sich trotzdem nicht, es in Deutschland mit ebenfalls verheirateten Frauen zu treiben, sich bei deren Männern sogar als Freunde einzuschmeicheln.

Aber geschämt habt Ihr Euch ja auch nicht. Ihr habt sogar Geschenke für Eure Liebesdienste angenommen. Hier ein Armband für Dich, dort ein Rock und eine Bluse für Tante Erna. Rock und Bluse waren blutrot und sie bildete sich Wunder was darauf ein. Später hörte ich, wie Hakan dem Alten erzählte, dass in der Türkei Rot als Farbe der Prostituierten galt. Als etwas später auch Du einen roten Rock hattest, war mir klar, für was Euch die beiden hielten.

Hast Du das eigentlich gewusst, Irma? Dass Rot die Farbe der Nutten ist? Ist Dir jetzt klar, warum Eure Liebhaber Euch Klamotten in gerade dieser Farbe geschenkt haben? Und dass das freundliche Lächeln der Barackenbewohner in Wirklichkeit ein abwertendes und hämisches Grinsen war? Sie wussten ja alle, was los war, haben Euch ja täglich Eure »Freunde« in deren Zimmer aufsuchen sehen.

Nur wenig später hast Du dann richtig tief in der Scheiße gesteckt. Ich habe zufällig das Gespräch belauscht, das den nächsten Skandal einläutete. Du warst mit Erna und Hakan in der Küche, als ich früher Schulschluss hatte, weil ein Lehrer krank war.

»… und es kann sein, dass es von dir ist«, hörte ich Dich sagen.

»Was? Kann sein? Du gesagt, du nix ficken mit Wolf! Du gesagt, nur ficken mit mir! Was mach du? Wie kann passieren, wir haben immer Gummi. Geht nix neues Kind, meine Frau kommen mit Sohn aus Türkei und bleiben bei mir, wir mieten neue Wohnung.«

Ein großes Hin und Her folgte. Du wolltest wissen, warum nun plötzlich seine Frau käme, er habe Dir doch erzählt, er würde Dich lieben. Und was solltest Du nun machen, solltest Du es Dir vielleicht aus dem Leib reißen? Was solltest Du Deinem Mann erzählen? Zum Glück hättest Du zur fraglichen Zeit auch mit ihm geschlafen, sonst wäre jetzt Holland aber wirklich in Not.

Dazwischen immer wieder Ernas Stimme, die versuchte, Euch beide zu beruhigen. Man könne es drehen und wenden, wie man wolle, es gäbe keine anderen Möglichkeiten als entweder abzutreiben oder es dem Alten unterzuschieben.

Ich hatte genug gehört, schlich ein paar Meter zurück bis zur Auffahrt, um dann laut singend wieder zur Tür zurückzugehen. Ihr habt noch immer am Tisch gesessen, keiner sagte ein Wort und so ging ich nach einer fröhlichen Begrüßung meinerseits in mein Zimmer, schmiss die Schultasche unter den Schreibtisch und drehte den Kassettenrekorder auf. Chris Norman sang mir verheißungsvoll *I'll meet you at midnight* vor und ich war gut gelaunt und sehr gespannt, wie Ihr aus dieser Sache wieder herauskommen wolltet. Als ich an diesem Abend ins Badezimmer ging, hörte ich, wie der Alte polterte: »Ach, du Scheiße!!!«

Also hattest Du ihm eröffnet, dass er wieder Vater werden würde.

48

Ihr habt das Mädchen, das dann geboren wurde, Nina genannt. Sie hatte ganz olivfarbene Haut und sehr viele sehr dunkle Haare. Sie war ein ganz entzückendes Baby, heulte aber viel und schlief wenig. Sie schlug völlig aus der Art und alle wunderten sich über ihr dunkles Aussehen.

»Das muss sie von deiner Mutter haben!«, sagtest Du zu Deinem Kerl. »Die war ja auch so dunkel. Und ein Muttermal hat sie auch, genau auf dem Rücken, ganz wie deine Mutter!«

So musste es wohl sein. Ich habe mich gefragt, ob Dein Schwachkopf keine Augen im Kopf habe. Erst lässt er sich Hörner aufsetzen, macht sich zum Gespött der Leute, guckt sich an, wie sein Nebenbuhler bei uns ein und aus geht, und dann lässt er sich auch noch ein X für ein U vormachen.

Meine Schadenfreude war nicht von langer Dauer, denn natürlich musste ich nun wieder den Babysitter spielen. Jeden Abend musste ich mich auf Dein Bett setzen, neben dem der Kinderwagen stand, und Nina schaukeln. Sie wollte und wollte nicht einschlafen, sie hatte eine unglaubliche Energie. Tagsüber musste ich sie herumschieben, sie sogar mit zum Einkaufen ins Dorf nehmen. Dazu musste ich aber den langen Weg gehen, ich konnte ja schlecht mit dem Kinderwagen unter den Waggons herumkriechen. Auch ein kleiner Einkauf dauerte so weit über eine Stunde und ich war den ganzen Tag böse und genervt wegen Ninas Anwesenheit. Das ständige Heulen, das ewige Windelwechseln, das dauernde Vorkochen von Schmelzflocken, das sich allabendlich wiederholende und langandauernde Ritual des Einschaukelns. Ich nahm mir vor, niemals Kinder zu bekommen, sonst würde ich ja mein ganzes Leben lang nichts anderes tun, als Kinderwagen zu schaukeln und Fläschchen an Babymäuler zu halten.

Da hattest Du mit sonst wem Kinder in die Welt gesetzt und das Aufziehen flugs in andere Hände delegiert. Himmel, habe ich Dich dafür gehasst! Erst Paul, jetzt Nina und die Götter allein wussten, von wem das nächste Balg stammen mochte.

Es war kaum mehr möglich, eine ungestörte Stunde mit Rebecca zu verbringen. Nina war mitsamt Kinderwagen Dauergast in meinem Zimmer. Wir versuchten, Musik vom Radio aufzunehmen, konnten aber sicher sein, dass Nina spätestens bei Platz 9 des Chart-Countdowns aufwachen und durch ihr Geheul jede Aufnahme unmöglich machen würde.

Ich war vierzehn, Irma, ich wollte nicht die Ersatzmutti für ein Baby sein, das nicht geplant, nicht gewollt war, nur durch Zufall entstanden, weil Dein Lover und Du zu blöde wart, ein Kondom richtig zu benutzen. Ich wollte mit meiner Freundin zusammen sein, Musik hören und in der *Bravo* lesen. Ich wollte meine Träume träumen, die mit der Wirklichkeit nichts zu tun hatten, mir aber halfen, meinem allzu realen Alltag zu entfliehen. Du mit Deiner Hurerei, Du warst mir zuwider, Du hast mich genauso angeekelt wie Dein pädophiler Drecksack von Ehemann. Wenn Rebecca und ich böse auf Dich und Deine Freundin waren, dann nannten wir Euch Barackenschlampen. Weißt Du, was ich zu der Zeit jeden Tag voller Hass gedacht habe?

Jetzt muss ich das Balg von einem Gastarbeiter und meiner Schlampenmutter großziehen!

Es gab jetzt wieder häufiger Streit, die Fetzen flogen, Ihr habt Euch schon wegen Kleinigkeiten angeschrien. Er soff, randalierte und fluchte wie in den besten Zeiten im alten Dorf. Dann fing er auch wieder an, an seinen Pulsadern zu schnippeln, kündigte aber jedes Mal vorher an, dass er sich jetzt aus diesem Scheißleben verabschieden würde. Er ritzte aber immer nur so viel, dass gerade eben ein bisschen Blut kam, es floss nicht einmal, sondern tröpfelte nur. Wenn er seine Märtyrerrolle satt hatte, ging er zu Bett und tat am nächsten Tag so, als wäre nie etwas vorgefallen.

Nur ein einziges Mal musste ich zur Telefonzelle, um die Polizei zu rufen. Er hatte sich, nach Ankündigung seines nunmehr endgültigen Ablebens, im Badezimmer eingeschlossen. Wir hörten, wie er uns erst alle verfluchte, dann vor lauter Selbstmitleid in Tränen ausbrach und schließlich einmal aufstöhnte. Durch das Schlüsselloch war nichts zu sehen und als er nach zwei Stunden immer noch nicht herausgekommen war, bekamst Du es mit der Angst. Das Klopfen und Rufen nutzte nichts und so sollte ich die Polizei und einen Arzt anrufen.

Die Beamten traten die Tür ein, fanden ihn unversehrt und schlafend auf dem Klo und nahmen ihn schließlich mit, als er aufwachte und unvermittelt einen Tobsuchtsanfall bekam. Sie legten ihm Handschellen an und wir alle waren Zeugen, wie er durch den Flur, die Eingangsstufen hinab zum Polizeiauto geführt wurde.

Überraschenderweise war es Ulla, die am lautesten nach ihrem Papa rief. Sie warf sich auf den Boden, schrie in einer Stimmlage, die ich schriller nie wieder gehört habe, sie riss an ihren Haaren und war nicht wieder zu beruhigen. Als ich versuchte, sie wieder hochzukriegen, schlug sie nach mir und biss mir in die Hand. Sie übergab sich und ich erinnere mich, wie ich gleichzeitig versuchte, ihr den Kopf zu halten und meine Haare in Sicherheit zu bringen, die ich erst am Abend zuvor gewaschen hatte.

Ich weiß nicht, ob es so etwas wie einen Nervenzusammenbruch bei Kindern gibt, ich denke aber, es muss etwas zumindest sehr Ähnliches gewesen sein, an dem Ulla jetzt litt. Sie schrie wie am Spieß, sie heulte und als die Kräfte sie schließlich verließen, da saß sie einfach nur noch apathisch da und schaukelte mit ihrem Oberkörper hin und her. Dabei umarmte sie sich selbst, ließ nicht zu, dass jemand sie berührte, und ihr Blick war ganz leer, wie in Trance, so als sei sie irgendwohin geflohen, wo sie keiner von uns erreichen konnte. Dabei summte sie, als würde sie versuchen, sich selbst zu trösten.

Mmmmmmmmhhhhhh, machte sie.

Mmmmmmmmhhhhhh.

Die ganze Zeit. Sie hörte damit auch nicht auf, als es mir endlich gelang, sie ins Bett zu bringen. Ich hatte sie mit in mein Zimmer genommen und zugedeckt, sprach leise mit ihr. Ich musste aber bald erkennen, dass so an Schlaf nicht zu denken war. Aus dem Nachbarzimmer kam Antje, um sich über das Gesumme zu beschweren, auch Paul wollte, dass sie endlich damit aufhörte, und Irma schaute immer wieder um die Ecke, weil sie es witzig fand, wie sich ihre Schwester aufführte.

Ich trug Ulla also in ihr Zimmer und legte sie in ihr eigenes Bett. Sie ließ alles mit sich geschehen, wehrte sich weder, noch gab sie irgendwie zu erkennen, dass sie überhaupt mitbekam, was mit ihr geschah. Sie hätte dringender einen Arzt gebraucht als Dein versoffener Kerl, aber als ich Dir den Vorschlag machte, noch einmal zur Telefonzelle zu laufen, da hast Du abgewunken.

»Die wird schon wieder. Willst du uns etwa das Jugendamt auf den Hals hetzen?«

Du hattest zu viel Angst vor Ärger, um dafür zu sorgen, dass Deine Tochter ärztlich versorgt wird. Das machte mich wütend.

»Sollen die doch ruhig sehen, was wir hier mit dem Scheißkerl aushalten müssen!«

Die Worte waren gesagt, bevor ich sie noch richtig bedacht hatte. Dein Kopf ruckte in meine Richtung und ich befürchtete, dass ich nun Schläge kassieren würde. Stattdessen hast Du angefangen zu heulen. Hast Dich mal wieder beklagt, dass all Deine Mühe nichts bringen würde, dass Du Dich so angestrengt hättest, eine gute Ehe zu führen, und was hätte es Dir eingebracht. Wenn Du nur könntest, dann würdest Du einfach verschwinden, sollten doch alle sehen, wie es wäre, wenn Du auf einmal nicht mehr da wärst. Mir wurde wirklich schlecht von Deiner dreisten Heuchelei und ohne ein Wort verschwand ich in mein Zimmer.

Am nächsten Morgen ging natürlich niemand von uns in die Schule. Stattdessen machten wir lange Ohren, um Dein Gespräch mit Erna nicht zu verpassen. Das war ja wieder einmal ein Gesprächsthema, das so ganz nach Eurem Geschmack war. Lang und breit habt Ihr Euch über Eure Ehemänner ausgelassen, die beide nichts taugten. Beide zu blöde, Euch ein halbwegs angenehmes Leben zu ermöglichen oder sich um ihre Familien zu kümmern. Beide soffen sie und kümmerten sich ein Scheiß darum, wie es Euch ging.

Erna meinte, all Dein Kummer komme sicher auch daher, dass Du hier so abgeschieden von der Welt seist. Du würdest ja nie jemanden zu Gesicht bekommen, nur immer den Alten und Hakan. Die Sache mit Hakan schien irgendwie im Sande zu verlaufen. Soviel ich wusste, hatten die heimlichen Treffen oben im Zimmer gänzlich aufgehört. Mittlerweile waren nämlich seine Frau und sein Sohn aus der Türkei gekommen und wohnten vorübergehend bei einer befreundeten Familie in der Stadt. Er hatte erzählt, dass er sich um eine Wohnung kümmern würde, damit sie alle zusammen leben könnten. Ich hörte, wie Du ihm deswegen Vorwürfe gemacht hast, und bekam mit, dass er Dir hin und wieder Geld zusteckte, von dem Du dem Alten aber natürlich nichts erzählt hast. Waren das heimliche Unterhaltszahlungen?

Erna erzählte, dass sie das Haus nicht mehr lange würden halten können. Sie hatte sich aber schon nach etwas anderem umgesehen und herausgefunden, dass es sehr viele leerstehende und auch günstige Wohnungen in den Blocks nahe des Schwimmbades geben würde. Ihr solltet doch ernsthaft einen Umzug in Betracht ziehen. Man könnte sich bemühen, zwei Wohnungen im selben Block zu bekommen, dann wärt Ihr nur durchs Treppenhaus voneinander getrennt. Dort könnte auch der Alte nicht mehr so ausrasten. Wegen der vielen Nachbarn müsste er sich zusammenreißen. Die Wohnungen seien topmodern ausgestattet, nicht alles so altmodisch wie in dieser Bude, die zusehends mehr verfalle. Du solltest einmal darüber nachdenken, dann könnte man Pläne schmieden.

Am Nachmittag kam der Alte wieder. Die Polizei hatte ihn aus der Ausnüchterungszelle entlassen. Da er kein Geld hatte, musste er wohl den ganzen Weg zu Fuß gehen. Gruß- und wortlos verschwand er im Bett und stand erst zum Abendbrot wieder auf.

Ulla starrte ihn mit großen runden Augen an, ich glaube, sie hatte Angst. Es sah aus, als würde sie versuchen herauszufinden, ob er gleich wieder ausrasten würde, als sei sie auf der Hut und überlegte, wie sie sich verhalten sollte, falls er gleich wieder anfing zu toben.

»Was glotzt du blöde? Geh mir aus dem Weg! Das gilt für euch alle!«

Nun, wir hatten nicht vor, seine Nähe zu suchen. Nach dem Abendessen räumten Antje und ich die Küche auf und verkrümelten uns dann in die Kinderzimmer. Ulla hatten wir wieder mitgenommen, sagten ihr, dass sie keine Angst haben müsse. Sie konnte bei uns schlafen, durfte aber dann nicht wieder summen.

»Ich will nicht summen, ich will nur, dass der wieder verschwindet! Ich muss kotzen, wenn ich den sehe, ich hasse ihn!«

Das taten wir alle.

49

Du hattest den Alten irgendwann so weit, dass er einem Umzug zustimmte. Die Wohnung war im zweiten Stock, hatte eine Einbauküche, von der Du sehr angetan warst, aber nur zwei Kinderzimmer. Egal, das würde schon gehen, es wäre immerhin alles sehr zentral hier, da mache es nichts aus, wenn sich die Kinder wieder die Zimmer teilen müssten. Der Mietvertrag war schnell unterschrieben und Du brachtest Erna zum Staunen, als Du ihn ihr unter die Nase gehalten hast. Die Wohnung über uns war unbewohnt und Du hast sie gedrängt, sich schnell zu kümmern, damit auch sie bald hier einziehen könne. Einige Tage später zog aber eine türkische Familie ein, Erna war nicht schnell genug gewesen und hatte es auch plötzlich gar nicht mehr sonderlich eilig, das Haus, in dem sie wohnte, zu verlassen.

Die Stimmung zwischen Euch beiden hatte sich darum ein wenig abgekühlt. Du hattest es Dir so schön ausgemalt. Ihr wärt nur durch ein Stockwerk voneinander getrennt, könntet den ganzen Tag zwischen den Wohnungen hin und her laufen, müsstet nicht mehr durch das halbe Dorf marschieren, wenn Ihr Euch sehen wolltet. Erna aber schienen die Wohnungen nun doch nicht mehr ganz so gut zu gefallen, sie wollte in ihrem Haus bleiben, solange es eben möglich war. Vielleicht hast Du Dich verraten gefühlt, weil sie jetzt einen Rückzieher machte. Auch ihre Kinder hätten sich die Zimmer dann wieder teilen müssen. Auch sie würde Abstriche machen müssen und die Ausstattung der Wohnungen konnte mit der Einrichtung ihres Hauses bei Weitem nicht mithalten.

Für Dich stellte sich heraus, dass die Einbauküche, auf die Du so scharf gewesen warst, einen großen Nachteil der Wohnung nicht wettmachen konnte: Wenn der Alte frei hatte, hing er uns nun ständig auf der Pelle. Er hatte ja draußen nichts mehr zu tun. Kein Schuppen mehr, keine Kaninchen und auch die Hühner gab es nicht mehr. Yilmaz und einige seiner Kollegen hatten ihm die Tiere abgekauft und einen Großteil davon geschlachtet. Jetzt lümmelte er sich stundenlang auf dem Sofa herum, sah fern und nörgelte den lieben langen Tag. Nach seinen Nachtschichten legte er sich ins Wohnzimmer und schlief dort ein. Wir mussten leise sein, denn wenn er aufwachte, weil wir sprachen, dann gab es gewaltigen Ärger. Wir verbrachten viel Zeit auf dem Spielplatz, der im Innenhof der Wohnblocks lag. Es war stinklangweilig. Die Geräte waren alt und teilweise beschädigt, die Sandkisten waren voller Hundekot und die Sitze der Schaukeln hatten scharfe Kanten. Sowohl Paul als auch Irma verletzten sich wiederholt daran. Ich verbrachte unzählige Stunden dort unten, immer mit Nina im Schlepptau, auf die ich aufpassen musste. Sie lag jetzt nicht mehr im Kinderwagen, sondern war mit einer Art Brustgurt in eine Karre gefesselt. Sie konnte den Gurt nicht ausstehen, machte sich steif und heulte, aber herauslassen wollte ich sie nicht. Dann hätte ich sie die ganze Zeit tragen müssen und dazu hatte ich noch weniger Lust. Wenn sie die Hosen voll hatte, hast Du einfach eine neue Windel vom Balkon geworfen und ich musste sie auf der steinernen Tischtennisplatte wickeln. Nach oben sollten wir nach Möglichkeit nicht kommen, solange der Alte noch schlief.

Einige der Kinder fragten mich, ob das mein Baby sei. Eine türkische Mutter, die auch jeden Tag auf dem Spielplatz war, fragte mich, wie alt meine Tochter sei. Ich gab ihr eine patzige Antwort. Das fehlte auch noch, dass die so etwas von mir dachten.

Ich fing an, mich nachmittags mit Klassenkameraden zu verabreden. Um wenigstens für zwei Stunden wegzukommen, erzählte ich Dir, im Jugendzentrum finde ein Kochkurs für Mädchen statt, an dem wollte ich unbedingt teilnehmen. Um die Sache noch sicherer zu machen, erzählte auch Rebecca zu Hause von dem erfundenen Kurs, obwohl es für sie kein Problem war, von daheim wegzukommen. Wir machten Euch außerdem weis, dass dieser Kurs 5 Mark pro Woche kostete. Für Material. Der Kurs an sich kostete nichts, sagten wir. Rebecca hatte im Keller ein altes Kochbuch gefunden, aus dem lernten wir verschiedene Rezepte auswendig, damit wir Euch etwas erzählen konnten. Bald erfand ich noch einen Nähkurs hinzu, bereute das aber schnell, denn als Du neue Gardinen kauftest, war ich diejenige, die Meter um Meter mit der Hand umnähen musste, ich hatte es ja schließlich »gelernt«. Nach vielen Wochen fragtest Du, wie lange dieser Kurs eigentlich noch ginge.

»Oh, mittlerweile backen wir auch! Morgen ist ein Hefezopf dran!«

Die Nachmittage verbrachte ich dann in einer Gaststätte, die ein Hinterzimmer mit Flipperautomaten hatte. Wir veranstalteten richtige Meisterschaften und es war toll, sich so frei und ungezwungen bewegen zu können. Wenn ich kam, wurde ich begrüßt wie eine, die dazugehörte. Wenn ich einmal nicht erschien, wurde ich gefragt, was denn los gewesen sei, mein Team habe mich vermisst.

Der Wirt, ein sehr netter älterer Mann, duldete sogar, dass wir unser eigenes Getränk mitbrachten. Er erlaubte es nicht, aber er drückte beide Augen zu, wenn er sah, dass einer von uns aus einer mitgebrachten Flasche trank. Wir mussten nur darauf achten, dass wir den Raum in Ordnung hielten, und er drückte uns auch schon einmal den Staubsauber in die Hand, damit wir unsere Fußspuren wieder beseitigen konnten. Hier fühlte ich mich wohl, war von allen akzeptiert und brauchte nicht ständig auf der Hut zu sein, ob ich nicht vielleicht zu laut war oder etwas Falsches sagte.

Ich schwänzte nach wie vor ziemlich oft die Schule, ging aber trotzdem zu den Flippernachmittagen. Meine Klassenkameraden wussten, dass ich zu Hause den Babysitter spielte. Ich hatte außerdem erzählt, dass Du krank seist und ständig Hilfe bräuchtest, nicht in der Lage seist, die Arbeit allein zu schaffen. Einmal erwähnte ein Junge aus meiner Klasse, dass der Lehrer von meinem häufigen Fehlen genervt sei und vor der Klasse erwähnt habe, dass es nun einen blauen Brief nach Hause geben würde. Ich zuckte nur mit den Schultern, niemand wusste ja besser als Du, warum ich nicht in die Schule ging.

Erna kam wieder fast täglich. Die schlechte Stimmung zwischen Euch, weil sie nicht mit in den Block gezogen war, hatte sich gelegt und Ihr wart wieder die besten Freundinnen. Durch sie hattest Du einige Frauen aus der Nachbarschaft kennengelernt und so seid Ihr abwechselnd von einer zur anderen gezogen. Einen Kaffee hier, ein Glas Sekt dort. Wenn Dir der nörgelnde oder auf dem Sofa schlafende Alte zu sehr auf die Nerven ging, hast Du uns einfach nach unten auf den Spielplatz geschickt und bist zu Erna, Frau Renzke oder zu einer Deiner anderen neuen Bekanntschaften geflüchtet.

Eines Nachmittags ging ich in die Wohnung, um etwas zu trinken für uns zu holen. Der Alte lag nicht auf dem Sofa, also ging ich davon aus, dass er sich ins Bett verzogen hatte. Ich wollte eine neue Windel für Nina mitnehmen, damit ich später nicht noch einmal hoch müsste, und machte die Kinderzimmertür auf. Ulla lag nackt auf dem Bett, das Schwein lag über ihr und hielt ihr die Hände über dem Kopf fest. Auch er war nackt. Sein Kopf ruckte herum, seine Augen waren schreckgeweitet, und als er mich erkannte, zogen sie sich zu Schlitzen zusammen.

»Verschwinde, du Sau!«

Er bewegte sich noch nicht einmal von meiner Schwester herunter. Ich schloss die Tür wieder und verließ ohne Windel und Trinken die Wohnung. Unten setzte ich mich auf die Bank, in meinem Kopf waren rote Blitze. Ich hatte Ulla noch gar nicht vermisst gehabt, dachte, sie wäre wohl auf dem zweiten Spielplatz, drüben bei den anderen Blocks. Sie ging manchmal dorthin, weil die Schaukeln besser waren und außerdem ein Mädchen aus ihrer Klasse dort wohnte. Vielleicht hatte sie auf die Toilette gemusst und geklingelt und war so in die Falle getappt. Der arme Kerl hatte ja durch den Umzug in die Wohnung kaum noch Gelegenheit, seine Grundbedürfnisse zu befriedigen, und nahm sicher jede Gelegenheit wahr, sich an seiner Tochter zu vergehen.

Mich hatte er schon lange nicht mehr angefasst. Einmal hatte er es noch versucht. Das war noch in dem Haus im Außendeich gewesen. Er langte mir von hinten an die Brust, als ich beim Abwasch stand. Ich schlug aber seine Hand weg und sah ihn an. Etwas in meinen Augen muss ihm gesagt haben, dass er mich besser in Ruhe lassen sollte. Auch die nächtlichen Besuche an meinem Bett hatten aufgehört. Ich schlief jetzt mit Antje in einem Zimmer und er muss Angst gehabt haben, dass sie aufwachen könnte, wenn er nachts hereinkam, um mir die Hand an die Kehle zu legen.

Ulla hingegen glaubte nach wie vor an seine Drohungen. Wie brutal die waren, wusste ich ja aus eigener Erfahrung und sie muss sich halb zu Tode gefürchtet haben und darum alles mit sich geschehen lassen.

Meine Gedanken ratterten. Ich fragte mich, wo Du wohl warst. Sollte ich Dich suchen und Dir davon erzählen? Aber selbst, wenn ich das täte, bis Du zu Hause wärst, wäre er längst wieder angezogen und würde harmlos auf dem Sofa sitzen und fernsehen.

In dem Moment kam auch schon Ulla auf den Spielplatz. Sie ging schnurstracks an mir vorbei, sah mich nicht an. Ich konnte sie auch nicht rufen, denn plötzlich stand der Dreckskerl oben auf dem Balkon und sah zu uns herunter. Sie hatte geweint, das konnte ich sehen, aber ich hielt meinen Mund und ließ sie weitergehen zu dem anderen Spielplatz. Er stand dort oben eine geschlagene Viertelstunde und glotzte in meine Richtung. Unmöglich, jetzt die Karre mit Nina zu nehmen und Ulla hinterherzugehen.

Zur Abendbrotzeit wurden wir von Dir nach oben gerufen. Von Ulla keine Spur, sie meldete sich auch auf Dein mehrfaches Rufen vom Balkon nicht. Ich wurde nach unten geschickt, um sie zu suchen. Ich schaute hinter alle Geräte und Spielhütten, rief ihren Namen, aber sie meldete sich nicht. Dann ging in einer der Wohnungen ein Fenster auf und die Mutter von Ullas Freundin sagte mir, dass Ulla bei ihnen sei. Sie habe sie zum Abendbrot eingeladen und nun säße sie mit am Tisch und äße Nudeln. Sie würde sie aber gleich nach dem Essen nach Hause schicken, ich solle meiner Mutter Bescheid sagen. Ich war beruhigt, dass es ihr so gut ging, dass sie wenigstens essen konnte, und machte mich mit der Entwarnung auf den Weg nach oben.

Der Alte tobte, was dem Gör einfiele, einfach ohne Bescheid zu sagen zu verschwinden. Was habe die da eigentlich zu suchen? Müsste sie zum Fressen jetzt schon zu anderen gehen? Als Ulla endlich wieder da war, bekam sie von ihm zur Begrüßung eine Ohrfeige. Was sie sich dabei gedacht habe, warum sie nicht höre, wenn man nach ihr riefe, und vor allen Dingen: Was habe sie den Leuten erzählt?

»Was soll sie schon erzählen?!«, hast Du ihn gefragt, aber er antwortete nicht, schnaubte nur und zwang Ulla, jetzt noch eine Scheibe Brot mit Schmierkäse zu essen. Wenn sie meinte, sie würde woanders was Besseres zu fressen kriegen, dann habe sie sich getäuscht.

Ulla sagte kein Wort, aß schweigend ihr Brot und sah niemanden an. Nach dem Essen musste sie sofort ins Bett. Auch wir anderen wurden bald aufs Zimmer geschickt. Ich machte das Licht aus und wartete, bis der Alte kurz vor neun die Wohnung verließ, um zur Arbeit zu fahren. Dann stand ich wieder auf, ging ins Wohnzimmer und setzte mich zu Dir. Ich zitterte, sah Dir aber trotzdem in die Augen. Bevor Du irgendetwas sagen konntest, fing ich an zu erzählen. Wie ich nach oben gekommen war, wie ich die Kinderzimmertür geöffnet hatte und was ich da gesehen hatte. Wie er mich später vom Balkon aus beobachtet hatte und ich mich nicht getraut hatte, Ulla hinterherzugehen. Wie ich Dich suchen wollte, um Dir davon zu erzählen, damit Du nach Hause kommst und es mit eigenen Augen siehst. Und weil ich sowieso gerade dabei war, mir mein eigenes Grab zu schaufeln, erzählte ich, dass er mich erst seit Kurzem in Ruhe ließ, dass die Übergriffe niemals aufgehört hatten. Erzählte Dir, wie er mich angepinkelt hatte und nachts zu mir ins Zimmer kam, um mir die Hände um den Hals zu legen.

Du hast mir zugehört, etwa so, wie man einem Geschichtenerzähler zuhört, der gerade eine gute Story zum Besten gibt. Hast

Dir hin und wieder ein Stück Schokolade in den Mund geschoben und einen Schluck aus Deiner Kaffeetasse genommen. Als ich mit meinem Bericht fertig war, hast Du Dich aufgesetzt, den Fernseher wieder lauter gestellt und auf die Uhr gesehen.

»Na, was du da wohl wieder gesehen hast!«

»Was willst du jetzt machen, Mama?«

»Was soll ich denn machen? Ich kann ihn ja mal fragen. Was dann passiert, weißt du ja noch vom letzten Mal.«

Damit war ich entlassen und musste wieder ins Zimmer.

All die alten Gefühle kehrten zurück. Ich schlotterte vor Angst, fragte mich, was Du ihm sagen würdest, auch, wie die Bestrafung dieses Mal aussehen würde. Ich wunderte mich, warum Du Ulla nicht aus dem Bett geholt hattest, um sie zu vernehmen und zu erfahren, ob das, was ich da erzählte, etwa der Wahrheit entsprach. Hättest Du es doch getan! Ich bin sicher, dass Ulla Dir alles bestätigt hätte. Vielleicht wäre sie froh gewesen, endlich alles erzählen zu können. Es wäre ihr bestimmt schwer gefallen, klar, aber wenn der Anfang erst einmal gemacht wäre, dann würde sicherlich alles aus ihr herausplatzen.

Ich schlief nicht, ich dämmerte nur ab und zu weg und als am Morgen der Alte nach Hause kam, da war ich beim Geräusch des Schlüssels in der Tür sofort hellwach. Ich rechnete jeden Moment mit einem Riesengeschrei, dass meine Tür aufgerissen und ich aus dem Bett gezerrt wurde. Aber nichts passierte. So angestrengt ich auch lauschte, es blieb alles ruhig. Du schienst zu schlafen und er rumorte in der Küche, um sich Kaffee zu kochen, dann hörte ich das Radio und alles blieb friedlich.

Ich blieb im Bett, solange ich nur konnte, aber irgendwann musste ich doch in die Höhle des Löwen, Nina musste gefüttert werden, der Kaffee für Dich musste gekocht werden. Ich sah Dich an, aber Du hast Dich so benommen, als hätte ich Dir nie etwas erzählt. Du hast Ulla beobachtet, sie senkte unter Deinen Blicken die Augen und sprach kaum. Dann, ganz unvermittelt, fragtest Du sie: »Stimmt das?«

Sie sah Dich an, dann mich, mit vor Schrecken geweiteten Augen, und fing an, ganz leise zu weinen. Weiter geschah nichts. Du hast weder Ulla nach Einzelheiten gefragt, noch hast Du Deinen Kerl damit konfrontiert. Du hast es einfach totgeschwiegen. Du hast einfach so hingenommen, dass Dein Scheißer nun mal ein etwas außergewöhnliches Hobby hatte. Ich frage mich, was Du getan hättest, wenn Du ihn einmal in flagranti erwischt hättest. Wärst Du ausgerastet? Wenn ja, warum? Weil Du Dich verletzt gefühlt hättest? Betrogen? Weil er solche Geheimnisse vor Dir hatte?

Du hast angefangen, nicht Deinen Mistkerl, sondern Ulla zu kontrollieren. Hast nachgesehen, was sie tat, wenn sie allein im Zimmer war, hast ihr verboten, auf den anderen Spielplatz zu gehen oder zu ihrer Freundin in die Wohnung. Wenn Du mitbekommen hast, dass sie draußen mit jemandem sprach, hast Du sie gelöchert, was derjenige von ihr gewollt habe, was sie geantwortet habe und was sie so mit den Leuten besprach. Auch ihre Unterwäsche und sogar ihr Bettzeug hast Du auf Spuren untersucht – ich weiß nicht, ob Du welche gefunden hast.

Ich für meinen Teil hatte beschlossen, mein Schweigen jetzt zu brechen, und erzählte Rebecca davon. Nicht nur die Sache mit Ulla, auch was er mir angetan hatte, vertraute ich ihr an. Ich erzählte keine Details, dafür schämte ich mich zu sehr, aber ich hatte endlich erkannt, dass das, was mit meiner Schwester und mir passierte, auf gar keinen Fall unsere eigene Schuld war, dass wir nichts dafür konnten, dass wir die Opfer eines gewissenlosen Schurken waren und dass wir für das Geschehene keinerlei Verantwortung trugen.

Rebecca war geschockt, sie drängte mich, zur Polizei zu gehen und dort alles zu erzählen. Sie war sicher, dass der Alte auf der Stelle verhaftet werden würde und dass wir dann unsere Ruhe vor ihm hätten. Daran hatte ich auch schon oft gedacht, vermutete aber, dass es uns nicht wirklich weiterbringen würde. Er würde natürlich alles abstreiten und so, wie ich Dich mittlerweile einschätzte, stand zu befürchten, dass Du in dieselbe Kerbe schlagen und behaupten würdest, Du hättest niemals etwas von derlei Vorkommnissen mitbekommen.

Mit einem anderen Vorschlag konnte ich mich eher anfreunden. In der Schule hing ein Plakat mit der Nummer eines Sorgentelefons für Kinder und Jugendliche. Man konnte dort anrufen, ohne seinen Namen zu nennen, und erzählen, was einen bedrückte. Am nächsten Tag ging ich mit Rebecca in eine Telefonzelle und wählte die angegebene Nummer. Ich druckste erst herum, erzählte nur von großen Problemen in der Familie und mit meinem Stiefvater. Er würde uns Dinge antun und wir wüssten nicht mehr, was wir tun sollten. Die Dame am anderen Ende war sehr nett. Sie hatte bald erkannt, was ich eigentlich sagen wollte, und fragte geradeheraus, ob mein Stiefvater uns sexuell belästige oder missbrauche. Sie bot mir ein persönliches Gespräch an und ich sagte zu, dachte aber bei mir, dass ich sicher nicht zu ihr in die Stadt fahren und ihr alles erzählen würde. Sie versicherte mir, ich brauche keine Angst zu haben, sollte einfach erst einmal zu ihr kommen und dann würden wir weitersehen.

Rebecca hielt das für eine gute Idee und wollte mich zu dem Gespräch begleiten. Irgendwann willigte ich ein, rief noch einmal an und machte einen Termin für den übernächsten Tag aus. Dir erzählte ich etwas von einer Geburtstagsfeier meiner Klassenkameradin, bat Dich um etwas Geld für ein kleines Geschenk und gab es dann für die Busfahrkarte in die Stadt aus.

Die Dame war immer noch nett, fragte aber nach Einzelheiten, die ich nicht zu erzählen bereit war. Hauptsächlich erzählte ich von meiner schlimmen Kindheit, von »den Dingen«, die passierten, wenn Du nicht da warst, und von Ulla, wie sie litt und wie es mir das Herz brach, nichts für sie tun zu können. Ihren direkten Fragen wich ich aus. Einerseits, weil ich mich schämte. Auch, weil Rebecca dabei war und weil ich mehr als alles andere Angst davor hatte, was geschehen würde, wenn nun alles herauskam. Die Dame mag geahnt haben, in was für einer Situation ich mich befand, und gab mir klar zu verstehen, dass sie nicht sehr viel für mich tun könne, wenn ich nicht bereit sei, alles zu erzählen, und ihr erlauben würde, die Polizei einzuschalten. Das Gespräch dauerte wohl eine knappe Stunde. Als ich wieder auf der Straße stand, bereute ich schon, überhaupt hingegangen zu sein. Ich hatte darauf bestanden, nicht zur Polizei gehen zu wollen, weil ich den Ärger fürchtete, den das nach sich ziehen würde.

Als ich ein paar Tage später mittags aus der Schule kam, hast Du schon auf mich gewartet. Du hast mich ins Wohnzimmer gezogen und fürchterlich auf mich eingeprügelt. Du hast so gekreischt, dass ich nicht verstehen konnte, was Du eigentlich sagen wolltest. Dann musste ich mich an den Esstisch setzen. Du warst vollkommen außer Atem und hast Dich nur langsam wieder eingekriegt. Irgendwann warst Du endlich in der Lage, mir den Grund für Deinen Anfall mitzuteilen.

Leute vom Jugendamt waren bei Dir gewesen, sie hatten erzählt, dass ich mit einer Freundin zusammen im Büro des Sorgentelefons gewesen sei und was ich dort gesagt hätte. Von den Schlägen, die an der Tagesordnung seien, von der Hausarbeit, die ausschließlich von uns Kindern verrichtet werden würde, und auch davon, dass der Vater wohl die Kinder sexuell belästige. Sie wollten wissen, ob Du etwas darüber wüsstest, ob Du Dir vorstellen könntest, dass ich die Wahrheit sagte. Sie fragten Dich, welche Arbeiten wir Kinder im Haushalt erledigen müssten und wie viel Freizeit wir hätten.

Das Reden hat Dich wieder so sehr in Rage gebracht, dass Du erneut auf mich eingeschlagen hast. Plötzlich hattest Du die große gusseiserne Schaumkelle aus der Küche in der Hand und hast damit auf meinen Rücken eingeschlagen. Ich saß immer noch am Tisch, war überrascht, als mich das Ding zum ersten Mal traf. Der Schmerz war gewaltig, aber die Schläge erfolgten so schnell hintereinander, dass ich sie nicht abwehren konnte.

Du hast mich angebrüllt, was für ein Miststück ich doch sei, ob ich denn die ganze Familie mit meinen Lügen kaputt machen wolle. Was mir einfiele, mich darüber zu beschweren, dass ich mal ein bisschen im Haushalt helfen müsse. War ich mir zu fein, um einmal eine Abwaschbürste in die Hand zu nehmen? Brach ich mir etwa einen Zacken aus der Krone, wenn ich mich hin und wieder um meine kleine Schwester kümmerte? Das würdest Du Papa erzählen, so viel stand fest. Und der würde mich so durchprügeln, dass ich mir überlegen könnte, ob ich lieber vorher aus dem Fenster springen wolle. Wäre vielleicht das beste, dann hättet Ihr wenigstens mit mir schon mal keinen Ärger mehr.

Und zwischendurch immer wieder die Schläge auf meinen Rücken. Als Du mich bei einem Schlag am Kopf getroffen hast, ob aus Versehen oder mit Absicht, kann ich nicht sagen, da war vor meinen Augen plötzlich diese rote Wolke. Der Schmerz mischte sich mit Wut. Ich sprang plötzlich von meinem Stuhl auf und schlug Dir die Schaumkelle aus der Hand. Ich ertrug es einfach nicht mehr. Ich schrie, dass Du aufhören solltest, mich zu schlagen, dass Du mich endlich in Ruhe lassen solltest. Ich wisse, dass Du mich nie lieb gehabt hättest, aber Du solltest mich nicht totschlagen.

»Ich bin kein Monster! Ich bin kein Stück Scheiße! Ich bin dein Kind!«

Mein plötzlicher Widerstand hat Dich so erschreckt, dass Du vor mir zurückgewichen bist. Du hast mich angestarrt und ich konnte sehen, dass Du Angst vor mir hattest. Ich sagte Dir all die Dinge, die ich bisher nur gedacht hatte, und als Du mich unterbrechen wolltest, habe ich Dich angeschrien, dass Du mir zuhören solltest. Ich sagte Dir jetzt, wie ich mich in all den Jahren gefühlt hatte.

Ungeliebt.

Ungewollt.

Störend.

Abgeschoben.

Benutzt.

Weggestoßen.

Allein gelassen.

Verlassen.

Einsam.

Misshandelt und missbraucht, nicht nur körperlich.

Ich sagte Dir, wie oft ich mir gewünscht hatte, einfach zu sterben, und dass es nicht nur mir so ging, sondern uns allen. Wir wollten lieber tot sein, als weiterhin unser Dasein als Eure Kinder fristen zu müssen. Dass ich keine einzige Familie kannte, sogar noch nie von einer gehört hatte, wo die Kinder auch nur annähernd so schlecht behandelt wurden wie wir. Dass andere Eltern ihre Kinder liebten und ihnen das auch zeigten. Die waren stolz auf sie und wollten, dass einmal etwas aus ihnen wird. Denen wurde nicht erzählt, dass sie nichts weiter als ein Stück Scheiße waren, zu schade, das tägliche Brot an sie zu verschwenden. Ich habe Dir vorgeworfen, dass Du uns nie vor dem Alten beschützt hast, dass es Dir egal war, wie es uns ging und wie er uns behandelte.

Du hast Du dagestanden, Deine Hände an die Brust gepresst, hast schwer geatmet und mich angeglotzt. Ich war so in Fahrt, es war, als wäre ein dicker Knoten in mir aufgebrochen und würde seinen giftigen Inhalt endlich aus meinem Körper katapultieren. In diesem Moment wäre es mir sogar gleichgültig gewesen, wenn der Alte plötzlich aufgetaucht wäre. Ich hätte mich nicht von ihm schlagen lassen, ich hätte mich gewehrt, egal, was für Folgen das für mich gehabt hätte.

In diesem Moment, Irma, habe ich die Szene wieder genau vor Augen. Die Gefühle, die ich damals hatte, sind jetzt wieder in mir. Unglaubliche Wut gepaart mit abgrundtiefer Verzweiflung. Mir ist abwechselnd warm und kalt und fast scheint es mir, als wäre all das erst gestern passiert. Ich sehe Dich genau vor mir. Sehe, wie Du wieder in Tränen ausbrichst und wie Du Dir die Haare raufst. Was ich gesagt habe, hat Dich nicht bewegt. Es ist gar nicht zu Dir vorgedrungen. Du warst einfach nur entsetzt über meine Frechheit, Dir solche Dinge an den Kopf zu werfen. Es war der Moment, in dem ich aufhörte, Dich zu lieben und als meine Mutter zu betrachten.

Fluchten

50

Ich beschloss, mir weder von Dir noch von ihm noch länger etwas sagen zu lassen. Und falls Du Dich auf die Abreibung gefreut hattest, die ich am Abend vom Alten bekommen würde, so solltest Du Dich getäuscht haben. Als ich Dich vom Balkon aus mit einer Nachbarin reden hörte, nahm ich die Gelegenheit wahr, schnappte mir eine Jacke und verließ die Wohnung. Wohin ich gehen sollte, wusste ich nicht, aber für mich stand fest, dass ich nie wieder zu Euch zurück wollte. Ich stellte mich an die Straße und fuhr per Anhalter in die Stadt. Dort lief ich herum, schaute durch die Läden und überlegte, wie es jetzt weitergehen sollte. In der Zwischenzeit hattest Du mein Fehlen sicher schon bemerkt, ich konnte mir gut vorstellen, wie Du toben würdest. Ich hatte zwar keinen ausdrücklichen Hausarrest, aber die Wohnung ohne Deine Erlaubnis zu verlassen, das war sicherlich auch nicht gestattet.

Ich wanderte erst ziellos herum, marschierte dann stadtauswärts und als ich ein Schild mit der Aufschrift »Hamburg 46 km« sah, da stellte ich mich wieder an den Straßenrand und hielt den Daumen hoch. Es wurde schon langsam dunkel und ein wenig mulmig wurde mir schon, aber die Leute, die mich immer stückweise mitnahmen, waren alle sehr nett, und irgendwann war ich tatsächlich in der großen Stadt angekommen.

Ich sah eine Telefonzelle, warf 20 Pfennig ein und rief zu Hause an. Es klingelte viermal und dann warst Du am Telefon. Ich meldete mich nicht, lauschte nur in den Hörer.

»Na, kriegst kalte Füße? Du kannst was erleben!«

Da legte ich den Hörer zurück auf die Gabel. In einiger Entfernung sah ich ein Riesenrad und genau dahin wollte ich jetzt gehen. Warum nicht mal nachsehen, was da so los war. Vielleicht war es sogar möglich, etwas zu essen zu organisieren, mir knurrte der Magen schon seit Stunden. Vier Mark hatte ich in der Tasche, nicht viel, wenn man gerade ein neues Leben beginnen wollte und zudem Hunger für zwei hatte.

Das Riesenrad gehörte zu einem großen Volksfest, es machte mir Spaß, herumzulaufen und mir die verschiedenen Fahrgeschäfte anzusehen. Leider roch es auf dem kompletten Gelände so verführerisch nach Würsten und gebrannten Mandeln, dass das Geld alle war, bevor ich noch halb über das Volksfest gelaufen war. Hunger hatte ich aber immer noch. Stehlen kam nicht infrage, ich hatte zu große Angst, erwischt zu werden. Jemanden anzusprechen traute ich mich auch nicht, zu dem Hunger kam jetzt noch Durst, und guter Rat war teuer. An einer Losbude fragte ich, ob sie mich nicht für eine Arbeit gebrauchen könnten. Nur für ein paar Stunden. Ich hätte meine Geldbörse verloren und käme sonst nicht wieder nach Hause.

»Wie alt bist du denn?«

»Siebzehn!«, log ich.

Der Mann musterte mich und drückte mir dann einen Eimer mit Losen in die Hand, die sollte ich den Leuten unter die Nase halten, damit sie sie mir abkauften.

»Zwei Stunden!«, sagte der Losverkäufer zu mir.

»Ich geb dir dafür acht Mark, das wird für 'ne Fahrkarte reichen. Und wenn du irgendwo die Bullen siehst, dann gibst du mir den Eimer zurück, verstanden?«

Jawohl, das hatte ich verstanden. Viel waren acht Mark nicht, aber besser als überhaupt nichts, und ich würde mir nach den zwei Stunden was zu essen und zu trinken kaufen können.

Ich schüttelte meinen Eimer und sprach die Leute an, gleichzeitig hielt ich Ausschau nach Polizisten. Die kamen dann auch schneller, als ich gedacht hatte. Ich hatte sie nicht erkannt, weil sie keine Uniformen trugen. Sie fragten, ob ich zur Losbude gehöre, und als ich Ja sagen wollte, mischte sich der Losverkäufer ein und meinte, ich würde nicht dazugehören, ich hätte nur mal den Eimer schütteln wollen. Sie ließen sich die Papiere des Verkäufers zeigen, machten sich Notizen, fragten nach meinem Alter, und als ich mich nicht ausweisen konnte, musste ich mit ihnen zur Wache gehen. Sie glaubten mir natürlich nicht, dass ich schon siebzehn sei, und als sie mich fragten, wo ich wohnte, kniff ich die Lippen zusammen und blieb die Antwort schuldig. Irgendwann verloren die Beamten die Geduld mit mir und machten mir klar, dass mir mein Schweigen nichts nützen würde. Sie würden spätestens morgen herausfinden, wer ich war, und ich würde jetzt in eine Zelle gesperrt werden und könne mir überlegen, ob ich nicht doch noch etwas zu erzählen hätte.

Bis auf eine Art Gummimatratze und eine Wolldecke war die Zelle leer. An der Decke sah ich eine Kamera und so setzte ich mich mit dem Rücken dazu auf die Matratze. Wenig später ging die Tür wieder auf und einer der Beamten, die mich auf die Wache gebracht hatten, fragte mich, ob ich hungrig und durstig sei. Natürlich war ich das, deswegen hatten sie mich ja erwischt. Er führte mich in ein kleines Büro, auf dem Schreibtisch eine Bratwurst mit einer Scheibe Brot, dazu eine Flasche Mineralwasser. Während ich die Wurst in mich hineinschlang, beobachtete mich der Polizist, grinste sogar ein bisschen und schien sich zu freuen, dass es mir so gut schmeckte. Dann fing er an zu sprechen.

»Liebeskummer? Ärger zu Hause? Vielleicht wegen der Schule? Kannst es mir ruhig erzählen. Sieh mal, wir werden auf jeden Fall herausfinden, was mit dir los ist, aber du machst die Sache für uns alle einfacher, wenn du es von dir aus erzählst!«

Was er sagte, leuchtete mir ein und so nannte ich meinen Namen und meine Adresse. Nur als er nach dem Grund für mein Weglaufen fragte, da verstummte ich wieder. Ach, hätte ich ihm doch alles erzählt. Aber zu all seinen Mutmaßungen schüttelte ich nur mit gesenkten Augen den Kopf. Er fragte mich nach meiner Telefonnummer und dann hörte ich, wie er mit Dir telefonierte. Nein, heute Nacht könne ich nicht mehr abgeholt werden, erst im Laufe des nächsten Tages, man müsse erst ein Auto organisieren, das sei nicht so einfach.

Also musste ich die Nacht doch in der Zelle verbringen, bekam aber zu der kratzigen Decke noch ein kleines Kissen, damit ich es etwas bequemer hatte. Der nette Polizist wollte wissen, ob ich schon öfter weggelaufen sei, weil sich meine Mutter nicht sehr besorgt angehört hätte.

Am nächsten Tag gegen Mittag tauchte dann der Alte mit einem Nachbarn auf, um mich abzuholen. Er stand vor dem Tresen, als ich hereingeführt wurde, sah nur kurz auf mich, dann auf den Polizisten, so als warte er auf etwas.

»Haben Sie vielleicht etwas dazu zu sagen?«, wurde er gefragt und ich sah, wie er rot anlief. Er hatte tatsächlich Angst, ich könnte geplaudert haben. Es war ein toller Anblick, wie er da stand und nicht weiter wusste.

»Was soll ich dazu schon sagen?«, brachte er endlich heraus.

Der Beamte zuckte mit den Schultern, sagte, dass man mich aufgegriffen habe, als ich an einer Losbude stand, und dass mir nichts passiert sei. Der Alte musste unterschreiben, dass er mich unversehrt in Empfang genommen hatte, und dann waren wir entlassen und konnten gehen. Ich hatte keine sonderlich große Angst. Dass dieser Ausflug für mich nicht folgenlos bleiben würde, war mir klar und ich machte mich innerlich auf eine gewaltige Tracht Prügel gefasst. Weder er noch der Nachbar sprachen auf der Rückfahrt ein Wort mit mir. Ich sagte auch nichts, sah nur aus dem Fenster und war froh, dass ich in Ruhe gelassen wurde.

Wieder in der Wohnung angekommen, hast Du noch nicht einmal den Kopf gehoben, um mich anzusehen. Ich stand im Wohnzimmer, wusste nicht, auf was ich nun warten sollte und ging schließlich ins Badezimmer. Ihr hattet beschlossen, mich komplett zu ignorieren. Sollte mir recht sein, ich wusste, dass das nicht von langer Dauer sein würde. Als die Abendbrotzeit kam, wurde ich von Antje ins Esszimmer gerufen. Alle saßen am Tisch, aber niemand sprach mit mir oder sah auch nur in meine Richtung. Als das Abendbrot vorbei war, wollte ich mich erheben, um den Tisch abzuräumen.

»Sitzen bleiben!«

Das kam von ihm. Ich setzte mich wieder und starrte weiter auf die Tischplatte. Antje und Irma räumten den Tisch ab, gleich danach verschwanden alle wie auf ein geheimes Zeichen in die Zimmer. Du bist mit ihm ins Wohnzimmer verschwunden, ich hörte Euch tuscheln.

»Herkommen!«

Der Befehl kam wieder von ihm. Ich ging bis zum Wohnzimmertisch, blieb dort stehen und wartete mit gesenktem Blick. Mein Vorhaben, mir von Euch nichts mehr sagen zu lassen, hatte sich einfach in Luft aufgelöst. Ich hatte Angst, dachte, jetzt würde eine Standpauke folgen, in deren Verlauf Ihr Euch wütend reden würdet und dass dann die erwarteten Schläge auf mich niederprasseln würden. Er sah mich feindselig an, schnaufte so, wie er es immer tat, wenn er sich über etwas geärgert hatte, zog an seiner Zigarette und demonstrierte mir seine Verachtung dadurch, dass er mich von oben bis unten musterte und dann die Augen verdrehte.

Immer noch kein Wort. Ich roch den Zigarettenrauch und den Nagellack, mit dem Du beschäftigt warst, und kam mir verloren und fehl am Platze vor. Ich stand vor Euch, schweigend, das Blut rauschte in meinem Kopf und ich hatte nicht die geringste Ahnung, was jetzt mit mir passieren würde. Wie lange ich dagestanden habe, weiß ich nicht, es kam mir sehr lange vor. Als Du mit Deinen Fingernägeln fertig warst und er eine weitere Zigarette aufgeraucht hatte, fing er endlich an zu sprechen. Er wollte von mir wissen, warum ich denn abgehauen sei, was mir denn zu Hause nicht gepasst habe. Was hatte ich der Polizei für eine Scheiße erzählt? Hatte ich mich über meine Eltern beschwert? Womöglich irgendwelche Lügen erzählt?

Ich beteuerte, dass ich der Polizei gar nichts erzählt hatte. Sie hatten mich nur eingefangen, mir eine Bratwurst gegeben und dann in die Zelle gesperrt. Nach und nach wurde mir klar, dass Du ihm nichts erzählt hattest. Du hattest ihm einfach gesagt, dass ich abgehauen war, aus welchen Gründen auch immer.

Ich bekam an dem Tag keine Schläge. Weder er noch Du habt Anstalten gemacht, die Hand oder einen Gegenstand gegen mich zu erheben. Ihr habt mir eröffnet, dass Ihr mit dem Jugendamt gesprochen hättet. Die wollten mich angeblich in eine Besserungsanstalt stecken, um mir dort Manieren beizubringen. Nur Euch hätte ich es zu verdanken, dass ich nicht dorthin müsste. Ihr hättet gesagt, dass Ihr es noch einmal mit mir versuchen wolltet, dass es aber nicht nur an Euch liege. Die kleinste Verfehlung und sie würden mich mit der Polizei in die Anstalt bringen.

Was glaubst Du eigentlich, wie blöde ich war? Hast Du wirklich gemeint, ich hätte Euch diesen Schwachsinn geglaubt? Selbst wenn ich es getan hätte, mir hätte doch gar nichts Besseres passieren können, als dass man mich von Euch fortholte! Eine Besserungsanstalt ... in welchem Jahrhundert hast Du eigentlich gelebt?

Ich glaubte ja noch nicht einmal, dass Ihr tatsächlich mit dem Jugendamt gesprochen hattet. Ihr wart viel zu froh darüber, dass mein Auftreten im Büro des Sorgentelefons keine weiteren Schritte nach sich gezogen hatte. Ihr würdet eher Stacheldraht fressen, als dort anzurufen, um Probleme mit Eurer aufsässigen Tochter bekanntzugeben. Ich kannte doch diese Art Drohungen noch von früher. Da war es immer das Kinderheim gewesen, in das Ihr uns geben wolltet, weil wir frech und ungehorsam waren.

Der Prozess war vorüber, ich durfte ins Bett. Antje war natürlich noch wach und erzählte mir, wie böse Du wegen meines Verschwindens gewesen seist. Du hattest meinen Geschwistern erzählt, ich hätte Dich geschlagen. Außerdem würde ich nicht wiederkommen und das sei gut so. Ulla und Paul hatten deswegen geweint, aber Antje und Irma hatten Dir nicht geglaubt.

Antjes Aussage, Du seist froh über mein Verschwinden gewesen, hat mich verletzt. Zwar hatte ich ihr gesagt, es wäre mir egal, was Du sagen oder denken würdest, aber ich musste bis zum Einschlafen darüber nachdenken und obwohl ich versuchte, es nicht zu tun, musste ich weinen.

Das war das Fatale an meiner Kindheit: Ich hoffte immer wieder von Neuem, dass Du mich doch lieben würdest, es nur nicht so zeigen konntest. Dass ich Dir etwas bedeutete, dass Du mich, wenn es drauf ankäme, in die Arme schließen und mich vor der Welt beschützen würdest. Ich habe anfangs die Angst und später die Gewissheit, dass ich Dir gleichgültig war, beiseite geschoben. Ich habe in all den Jahren immer gehofft, dass alles gut werden würde.

Alles wird wieder gut, dachte ich.

Es wird alles wieder gut.

Irgendwann.

Bald.

Von *wieder* gut werden konnte aber ja nie die Rede sein. Es *war* nie gut gewesen. Trotzdem hoffte ich auf Besserung.

Die Zustände erschienen mir normal, solange ich ganz klein war, vor meiner Einschulung. Da kannte ich ja nichts anderes. Aber später sah ich, wie andere Eltern mit ihren Kindern umgingen. Sie nahmen sie in den Arm, küssten sie zum Abschied oder zur Begrüßung. Streichelten ihnen über die Köpfe. Der Einzige, der mir über den Kopf streichelte, war mein Opa. Dein Vater. Er war auch nicht der Typ Mensch, der seine Emotionen offen zeigte, er nahm mich nicht in den Arm. Aber er sah mich liebevoll an. Er hatte gute Augen. Augen, die mir vermittelten, dass ich für ihn jemand war. Und das höchste Zeichen seiner Zuneigung war, mir über den Kopf zu streicheln. So etwas gab es von Dir nicht. Selbst wenn wir weinten, weil wir beim Spielen hingefallen waren und uns das Knie aufgeschlagen hatten, hieß es nur: »Nu hör doch auf zu jaulen, der Kopf ist ja noch dran!«

Der normale Alltag kehrte schon am nächsten Tag wieder ein. Weder das, was ich Dir über Ulla erzählt hatte, noch mein Abhauen kam wieder zur Sprache.

51

Ich hatte mir angewöhnt, jeden Abend bis zum Einschlafen zu lesen. Ich verschlang Buch um Buch, es war fast egal, um was es in den Geschichten ging. Ich liebte es, mich in die Abenteuer oder Romanzen zu vertiefen, die auf den vielen Seiten beschrieben waren. Ich fieberte, litt und freute mich mit den Hauptpersonen und ich bekam fast jeden Abend Ärger, weil ich trotz Ermahnungen das Licht nicht ausmachte. Nur noch ein Kapitel, bitte! Nur noch ein paar Seiten!

Eines Abends, ich hatte gewartet, bis ihr zu Bett gegangen wart, um das Licht wieder anmachen zu können, meinte ich, irgendetwas wäre anders als sonst. Ich hörte etwas, roch etwas und hatte allgemein ein seltsames Gefühl. Ich stand auf, machte leise die Zimmertür auf und sah durch die Milchglasscheibe in der Wohnzimmertür einen hellen Schein. Der Geruch war hier stärker und ich begriff, dass es brannte. Ich versuchte, die Tür zu öffnen, es ging schwer, ich musste mich mit Kraft dagegendrücken. Das Wohnzimmer brannte lichterloh. Die Vorhänge an der Balkontür und am Fenster standen in Flammen, ebenso wie das Sofa und die Sachen, die auf dem Tisch standen. Das Telefon zischte, es schmolz zu einem schmutzig-orangefarbenen Klumpen zusammen. Ich musste mich förmlich von dem Anblick losreißen, war entsetzt und fasziniert zugleich. Ich lief zurück in mein Zimmer, riss Antje die Decke weg, und als ich nur Sekunden später wieder ins Wohnzimmer kam, stand bereits der vordere Sessel in Flammen. Ich schrie: »Es brennt! Feuer! Feuer! Aufstehen! Hilfe!«

Plötzlich waren alle auf den Beinen und in Bewegung. Du hast Nina aus dem Kinderbett gerissen, ich zerrte an Ulla und schrie Paul zu, er solle schnell nach draußen laufen. Er weinte, ich zog ihn aus dem Zimmer und schubste ihn in den Hausflur. Die anderen liefen in ihrem Nachtzeug umher. Der Rauch wurde so dicht, dass ich nichts mehr sehen konnte. Ich wusste nicht, wer jetzt draußen war und wer noch drinnen. Ich hörte den Alten

Deinen Namen rufen, die Stimme kam aus dem Hausflur. Hörte Dich antworten, hörte Nina kreischen. Keine Zeit mehr, noch einmal ins Kinderzimmer zu laufen, um nachzusehen, ob Ulla aus der Wohnung draußen war.

Ich erinnere mich, dass ich so sehr husten musste, dass ich keine Luft mehr bekam. Mir wurde schwarz vor Augen, ich musste mich an der Wand anlehnen, um nicht umzufallen. Ich wusste noch immer nicht, ob alle draußen waren. Im Treppenhaus herrschte das absolute Chaos. Aus dem Stockwerk über uns laute Stimmen, Leute drängelten an mir vorbei nach unten. Laute Rufe auf Türkisch, die ich nicht verstand. Ich wollte mich aufrappeln, um wieder nach oben zu laufen, aber ich konnte nicht mehr atmen.

Da packten mich Hände, zerrten an mir, ich versuchte, mich zu wehren, konnte es aber nicht, weil in meinen Lungen nicht mehr genug Luft war. Die Arme packten mich und schleiften mich die Treppe herunter. Ich versuchte herauszufinden, wer da eigentlich an mir riss und zerrte, aber sehen konnte ich auch nur noch schemenhaft. Jemand sagte mir, ich solle mich einfach fallen lassen. Eine merkwürdige Stimme, wie durch eine Wand hindurch.

Ich wollte der Stimme neben mir sagen, dass da oben noch Kinder seien und jemand gehen und sie holen solle, aber als ich den Mund öffnete, um zu sprechen, musste ich mich übergeben. Das Erbrochene schmeckte nach saurem Rauch und erzeugte noch mehr Übelkeit. Der Schwindel in meinem Kopf war so überwältigend, dass ich trotz des Rauches überall die Augen aufriss, um wieder klar zu werden. Es schien niemand zu begreifen, dass meine Geschwister noch in der Wohnung waren.

Ich wollte schreien, gleichzeitig wurde mir wieder schlecht. Mein Mund, die Innenseite meiner Nase, mein Hals, es schmeckte alles nach Rauch, war aber gleichzeitig so weit von mir entfernt, dass ich es nur undeutlich wahrnahm.

Als ich wieder zu mir kam, lag ich auf der Beifahrerseite eines Feuerwehrwagens auf dem Boden. Ein Mann in Feuerwehruniform redete auf mich ein, hielt meinen Kopf fest und sagte mir, ich solle mich übergeben, falls ich das könne. Er hielt mir die Haare aus dem Gesicht, stützte meinen Kopf und sagte mir immer wieder, ich solle mich übergeben. Ich wollte ihm etwas sagen, aber ich glaube, alles, was da aus meiner Kehle kam, war unverständliches Gekrächze. Er hat mich trotzdem verstanden. Er sagte mir, dass alle heil aus der Wohnung gekommen seien, dass es allen gut ginge, alle meine Geschwister seien gesund, keins sei mehr oben in der Wohnung. Das Feuer sei schon fast wieder gelöscht und ich solle mir keine Sorgen machen. Und da, glaube ich, habe ich mich tatsächlich fallen lassen.

Als ich das nächste Mal aufwachte, lag ich in einem Bett, das ich nicht kannte. Ich war im Krankenhaus, eine Schwester stand neben mir und stellte irgendetwas an einem Schlauch ein, der in meinen Arm führte. Mein Hals war wie zugewachsen, ich konnte nicht sprechen. Durst hatte ich. Sie schien es zu ahnen und setzte mir einen Becher an den Mund, ließ mich aber nur wenig trinken. Noch ein Schluck. Dann noch einer. Mein Hals öffnete sich wieder und ich konnte sprechen. Es war ein wenig schmerzhaft, als die Worte aus mir herauskamen, wie Schmirgelpapier fühlte es sich an, schmerzhaft bis in die Nasennebenhöhle und die Stirn.

Viel zu fragen brauchte ich aber nicht. Die Schwester, eine ältere, etwas dickliche Frau mit braunen Haaren und einer zierlichen Brille, erklärte mir noch einmal, dass niemandem aus meiner Familie etwas geschehen war. Dass auch ich nur eine leichte Rauchvergiftung hätte, weil ich versucht hätte, noch einmal in die brennende Wohnung zurückzukehren. Ich hätte mich gewehrt und nicht ins Freie gewollt, weil ich angenommen hätte, dass meine Geschwister noch oben seien. Ich solle jetzt nur noch über Nacht zur Beobachtung bleiben und falls sich mein Zustand nicht wieder verschlechterte, könne ich schon morgen früh wieder nach Hause. Ich wollte sie fragen, wo ich denn jetzt zu Hause sei, das ganze Haus müsse doch abgebrannt sein, es könne doch nichts mehr übrig sein, aber das war zu viel für meinen Hals.

Tatsächlich war das Haus natürlich nicht abgebrannt. Es war ein Wohnungsbrand, es waren nur die Möbel im Wohnzimmer betroffen. Dort war alles verbrannt, verschmort oder geschmolzen. Das Gefährliche waren die Dämpfe gewesen.

Die Polizei, die Feuerwehr und irgendwelche Sachverständigen kamen, um den Schaden aufzunehmen und zu analysieren, danach durften wir die Wohnung wieder betreten. Es wurde angenommen, dass der Brand durch eine defekte Steckdose hinter dem Sofa entstehen konnte. Die giftigen Gase waren durch permanente Zuglüftung verschwunden und wir standen vor den Überresten des einstigen Wohnzimmers. Nina, Paul und Ulla waren bei Frau Renzke untergekommen, Irma, Antje und ich standen an Eurer Seite und zusammen begutachteten wir die Überbleibsel von Telefon, Sofakissen und Gardinen. Über allem, auch über den Sachen in Küche, Bad und Esszimmer, lag ein Schleier von schwarzen Partikeln. Von einigen Dingen konnte man ihn herunterpusten, auf anderen, besonders in der Küche, lag er als schmieriger Film.

Als wir durch die Wohnung gingen, fühlte sich alles unwirklich, gruselig und fremd an. Du hast Dich hilfesuchend auf den Arm Deines Mannes gestützt, hast geschluchzt und schienst einem Schwächeanfall nah. All die Dinge, die jetzt erledigt werden mussten, die ganze Arbeit, die Ersatzmöbel, die beschafft werden mussten, es war alles zu viel für Dich.

Ich untersuchte alle Räume, fand selbst auf der Fensterbank in meinem Zimmer einen rußigen Belag. Die Kleidungsstücke in den Schränken stanken nach Rauch und geschmolzenem Plastik. Egal, was man berührte, man hatte sofort schwarze Finger.

Dein Zusammenbruch dauerte nicht lange, jetzt ging es daran, Aufgaben zu verteilen. Der Alte sollte alles unbrauchbar Gewordene aus der Wohnung schaffen. Wir Mädchen sollten damit beginnen, die Wohnung zu putzen. Die Nachbarn waren hilfsbereit, viele kamen mit Kleinmöbeln, jemand schleppte einen Sessel an, die Familie aus dem Nachbarhaus wollte noch am selben Tag ein Sofa bringen. Frau Steiner aus dem Erdgeschoss bot uns an, ihren Wäschetrockner zu benutzen, und Erna versorgte uns mit belegten Broten und Thermoskannen voll Kaffee und Tee.

Der Alte hatte sich ein paar Tage frei genommen, keines von uns Kindern ging in die Schule, aber die Putzerei schien kein Ende zu nehmen. Alle Fenster und Türen mussten geputzt, alle Gegenstände, die noch brauchbar waren, mussten abgewaschen werden. Die gesamte Kleidung musste gewaschen, getrocknet und wieder in die Schränke verstaut werden.

Dann kam ein Brief von der Versicherung. Der Schaden wurde auf mehrere Tausend Mark beziffert und sollte voll erstattet werden. Kaum war das Geld auf dem Konto eingegangen, bist Du in einen Kaufrausch verfallen. Du bist mit Frau Renzke in Möbelhäusern, Heimwerkermärkten und Bekleidungsgeschäften gewesen, hast das Geld mit vollen Händen ausgegeben. Alles wurde ganz nach Deinem Geschmack eingerichtet, aufgestellt und dekoriert, Du warst in Deinem Element.

Ein paar Wochen lang gab es zum Abendessen Koteletts oder gar Beefsteaks oder ich wurde in den Imbiss geschickt, um für alle Currywurst, halbe Hähnchen und Pommes frites zu kaufen. Ihr seid mit Grasmanns und Renzkes zum Essen in ein Restaurant gefahren und habt die Kataloge der Versandhäuser gewälzt, bei denen Ihr noch keine Schulden hattet. Der Alte bekam ein Mofa, damit er nicht mehr mit dem Fahrrad zur Arbeit fahren musste, meine Geschwister bekamen Spielzeug und für mich gab es einen ganzen Packen Bücher. Ich durfte jetzt jeden Abend lesen, es war nicht mehr die Rede von Stromverschwendung. Der Alte erwähnte sogar vor Renzkes, dass es wohl ich gewesen sei, die die Familie vor Schlimmerem bewahrt hätte. Ich wurde wieder in das Familienleben integriert, wurde wieder einbezogen in die Scherze des Alten, musste auch nicht mehr sofort nach dem Abendbrot in mein Zimmer gehen. Das Geld von der Versicherung hatte für ein paar Wochen guter Stimmung gesorgt und das Beste von allem war, dass Du mir 50 Mark in die Hand drücktest, damit ich mir einen Parka kaufen konnte.

52

Monate nach dem Feuer – das Geld war längst verbraucht und auch die Stimmung im Haus war wieder auf das normal schlechte Maß gesunken – hieß es dann, in der Firma des Alten müsse wegen Auftragsmangel Kurzarbeit geleistet werden. Nicht dauerhaft, Entlassungen seien nicht zu befürchten, aber auf der Gehaltsabrechnung machten sich die Einschränkungen doch bemerkbar. Es gab Streit um die Haushaltsführung, Dein Mann beschwerte sich darüber, dass Du nicht mit Geld umgehen konntest. Es reichte hinten und vorne nicht und bald kam ein Brief von der Wohnungsverwaltung mit der Aufforderung, die rückständige Miete binnen Wochenfrist zu bezahlen.

Es wurde diskutiert und gestritten. Eine Lösung war nicht in Sicht, bis eines Tages der Alte nach Hause kam und uns eröffnete, dass wir umziehen würden. Der Chef der Ziegelei hatte ein Haus in einem Dorf, kaum zehn Minuten Fußweg von der Firma entfernt. Es war alt, es musste einiges daran gemacht werden, aber dafür sollten wir es zu einem sehr niedrigen Mietpreis bekommen. Das Geld für die Miete würde ihm jeden Monat gleich vom Lohn abgezogen werden und so könnte es dann auch nicht mehr passieren, dass die Mietzahlung versäumt wurde.

»Morgen fahren wir mit dem Bus hin, ist ganz in der Nähe einer Bushaltestelle.«

Er sah beifallheischend in die Runde, wartete auf einen Kommentar, aber wir waren alle zu überrascht, um zu sprechen. Sehr angetan warst Du nicht. Wie alt das Haus denn sei, wie viele Zimmer? Was müsse alles gemacht werden und wer würde das bezahlen? Was wäre mit der Schule? Und außerdem hättest Du doch gerade neue Bekannte gefunden, solltest Du jetzt wieder den ganzen Tag allein herumsitzen?

Er ließ nichts gelten. Es würde sich alles finden, es seien ja nur ungefähr zehn Minuten mit dem Bus, dann wärst Du schon bei Deinen Freundinnen. Du solltest lieber froh sein, dass er sich so kümmerte und diese Sache überhaupt möglich gemacht habe. Als Ihr am nächsten Nachmittag von Eurer Besichtigung zurück wart, konnte ich an Deinem Gesicht ablesen, dass Dir das neue Haus nicht gefallen hatte. Sobald der Alte sich zu Bett gelegt hat, hast Du Erna angerufen, um ihr von der Bruchbude zu erzählen. Keine Küche, kein Bad, die Räume klein und feuchte Wände in fast jedem Zimmer. Das alles zu renovieren würde nicht nur viel Zeit in Anspruch nehmen, sondern auch einen Haufen Geld kosten. Da könntest Du ja gleich wieder in die alte Wohnung ziehen.

Das ganze Jammern und Lamentieren half aber nichts, schon drei Wochen später sollte der Umzug stattfinden. Aus dem bestehenden Mietvertrag seid Ihr wegen der unregelmäßigen Zahlungen sofort herausgekommen und schon ging es wieder ans Packen.

Die Schulen mussten wir nicht wieder wechseln. Ulla und ich würden auf der Schule im Ort bleiben. Antje, Irma und Paul würden weiterhin die Sonderschule in der Kreisstadt besuchen. Die drei freuten sich sogar auf den Umzug, weil Ihr ihnen erzählt hattet, dass wir im neuen Haus einen Garten und jede Menge Platz zum Spielen haben würden. Paul sprach von einer Höhle, die er sich bauen wolle, Irma äußerte ihre Hoffnung, in dem neuen Dorf endlich ein paar Freunde zu finden, und Antje bat um Erlaubnis, sich ein Kätzchen anschaffen zu dürfen.

Wir Kinder hatten unser neues Zuhause noch nicht gesehen und als wir dort ankamen, waren wir vor Schreck erst einmal ganz still. Das Haus lag direkt an der Straße, die Auffahrt war nur ein schlammiger Weg und das ganze Gebäude sah verfallen und gruselig aus. Der Haupteingang, eine Doppeltür aus grün gestrichenem Holz, war nicht zu benutzen. Es schien seit Jahren niemand mehr versucht zu haben, diese Türe zu öffnen. Als ich an der Klinke rüttelte, gab sie nach und ich hatte sie plötzlich in der Hand. Daher mussten wir die Seitentür als Eingang benutzen. Sie führte in den Raum, der als Küche vorgesehen war. Man betrat sie über zwei Stufen, die ausgetreten und bröckelig waren, so ziemlich jeder von uns ist im Laufe der Zeit auf ihnen gestolpert oder ausgerutscht.

In dieser Küche war nichts außer einem monströsen Kohleherd und einer neuen Spüle, die der Vermieter einige Tage vor unserem Einzug für uns bereitgestellt hatte. In der Diele stand eine Badewanne, sie sollte in einen kleinen Raum installiert werden, der bisher offensichtlich als Abstellkammer gedient hatte. Er hatte in der Mitte eine Art hölzerne Falltür. Wenn man sie öffnete, schlug einem ein modriger Geruch entgegen, fünf steile Stufen führten in einen winzigen Keller, in dem sich nichts befand außer der Wasseruhr und Mengen von Spinnweben. Der Raum oben konnte als Bad noch nicht genutzt werden, weder Waschbecken noch Toilette waren installiert, aber man hatte versprochen, dass das in den nächsten Tagen erledigt werden sollte. Wir mussten uns, wie in unserer alten Wohnung, mit einem Eimer behelfen.

Außer der Küche gab es im unteren Geschoss vier Zimmer. Eins davon sollte das Wohnzimmer werden, eins Euer Schlafzimmer, ein Zimmer war für mich gedacht, und in dem Raum, dessen Fenster in den verwilderten Garten hinausging, sollte Paul wohnen. Eine Heizung gab es nicht, dafür Kohleöfen, die ihre besten Zeiten lange hinter sich hatten. Die drei Zimmer im Obergeschoss waren nicht beheizbar, sie mussten mit der Wärme von unten auskommen. Im hinteren Raum sollte Irma schlafen, der mittlere war für Antje und das Zimmer, das direkt an der Treppe lag, sollte Ullas Reich werden. Nina sollte weiterhin bei Euch schlafen, sie war noch klein und brauchte kein eigenes Zimmer.

Alle Fensterrahmen waren aus morschem Holz, von dem die Farbe abblätterte, einige der Scheiben hatten Risse und es war nur eine Frage der Zeit, bis sie herausfallen würden.

Hinter dem Haus war ein sehr großer Schuppen. Er hatte mehrere Räume, in einem hingen verschiedene verrostete Werkzeuge an der Wand. Vor dem Schuppen ein Verhau, in dem Holz gelagert wurde, und davor riesige Berge Altholz, die darauf warteten, gehackt oder gesägt zu werden. Vor dem Kücheneingang moderte eine Gartenlaube vor sich hin. Grau das verwitterte Holz, grau die dreckigen und mit Spinnweben überzogenen Fensterscheiben und auch die Teerpappe auf dem Dach so alt, dass sie ganz rissig und bröckelig wirkte.

Die wellige Regenrinne, die um das Dach herumführte, war seit langer Zeit aus einigen Verankerungen gerissen und hing an manchen Stellen fast bis auf den Boden herunter. Ein dünnes Rinnsal triefte beständig in braunen Tropfen auf einen Haufen alter Backsteine. Wenn man die Hand darunter hielt und dabei die Augen schloss, fühlte es sich an, als würden einem klitzekleine kalte Steinchen auf die ausgestreckten Finger fallen.

An das Grundstück grenzte ein Obsthof, verwildert und mit meterhohen Brennnesseln zwischen den Bäumen. Wenn man hineinging, musste man sich wie in einem Dschungel den Weg bahnen. Man konnte vor lauter Bäumen, Unkraut und hohem Gestrüpp nicht viel sehen, aber es fühlte sich spannend an. Man hörte die Blätter rascheln und Insekten summen, und von irgendwo weither den Lärm der Straße. Wenn ich nur weit genug in den Obsthof hineinging, fühlte ich mich gleichzeitig verloren und sicher. Verloren, weil ich mich hier nicht auskannte, wer wusste schon, wo ich landen würde? Und sicher, weil nun auch niemand anders wusste, wo ich mich befand. Hierher könnte ich verschwinden, wenn ich wollte, musste nur darauf achten, dass ich nicht zu viele Brennnesseln niedertrat, damit man meine Spuren nicht verfolgen konnte. Gar nicht so schlecht! Da konnte ich verschwinden, wann immer ich wollte, Du würdest mir in den Obsthofdschungel ganz sicher nicht folgen. Zu unbeholfen, zu kurzatmig, zu *krank*. Viel zu anstrengend für jemanden wie Dich.

Der Obsthof gehörte nicht zu unserem Grundstück, aber der Bauer, in dessen Besitz er sich befand, hatte sich seit Jahren nicht darum gekümmert und es wurde uns gesagt, dass wir die Apfel-, Birn- und Pflaumenbäume bei Bedarf abernten könnten.

Die Haltestelle für den Schulbus war wirklich sehr nah, auf der anderen Straßenseite gab es eine Bäckerei, 50 Meter nach links war ein Elektrogeschäft, eine Telefonzelle unter einer Eiche, ein Hausverkauf für Getränke, das war unser neues Dorf.

Als ich meinen Rundgang beendet hatte, machte ich mich auf eine triste Zeit gefasst und fragte mich, wie ich es hinbekommen könnte, mich weiterhin mit Rebecca zu treffen und zu meinen Flippernachmittagen zu gehen. Außer dem Alten war niemand so recht angetan von dieser Ruine, aber was nützte es, wir mussten uns abfinden.

Rebecca und ich trafen uns jetzt seltener. Sie hatte nicht das Geld, um mich jeden Tag mit dem Bus besuchen zu kommen, und außerdem fand sie unsere neue Behausung einfach nur gruselig. Die Zimmertür musste immer offen bleiben, Musik durfte nur ganz leise angemacht werden und wenn wir herumalberten, mussten wir das im Flüsterton machen. Alle paar Minuten hieß es: »Macht nicht so einen Lärm! Holt Holz rein! Kümmert euch um Nina!« Es machte keinen Spaß.

Zu Rebecca konnte ich auch nicht mehr oft hinfahren. Wir hatten jetzt selbst eine Waschmaschine und damit fiel unsere Freizeit komplett weg. Ich bekam zwar ein altes Fahrrad, durfte es aber ausschließlich dazu benutzen, ins Dorf zu fahren und die Einkäufe zu erledigen. Nach der Schule einfach wegzubleiben, bescherte mir nur Ärger, und ich war gezwungen, wieder Lügen zu erfinden, um wenigstens einmal in der Woche einen Nachmittag für mich zu haben. Neue Kurse, Geburtstage von Klassenkameraden, Arbeitsgemeinschaften für die Schule, ich war ziemlich erfinderisch.

53

In unserer Flipperkneipe verkehrten seit einiger Zeit Engländer. Sie arbeiteten im nahen Chemiewerk und verbrachten den größten

Teil ihrer Freizeit in der Kneipe. Ich hatte mich in einen von ihnen verliebt. Er hieß Ron, hatte ein Motorrad und ich bekam schon Herzklopfen, wenn ich ihn nur von Weitem sah. Er grüßte und winkte, wenn er mich sah, sprach mich an und fragte mich, wie es mir ginge, aber ich machte immer nur »Hm«. Drehte mich weg und ließ ihn einfach stehen. Obwohl er mich sehr unfreundlich gefunden haben muss, gab er nicht auf. Er lachte mich an, winkte mir und ließ mir manchmal vom Wirt eine Cola bringen. Die anderen machten sich schon lustig, zogen mich mit meinem Verehrer auf und wollten unbedingt, dass ich zu ihm ging und mit ihm sprach. Ich genierte mich aber zu sehr und hatte auch nicht die leiseste Idee, was ich zu ihm sagen sollte.

Schließlich nahm Frauke, ein Mädchen aus meiner Klasse, die Sache in die Hand. Sie marschierte einfach zu ihm hin, sagte »She like you!« und deutete dabei auf mich. Ich wäre vor Scham fast im Boden versunken. Ich verschwand auf die Toilette und blieb da, bis sie an die Tür klopfte, um mir mitzuteilen, dass Ron unbedingt mit mir sprechen wolle. Ich solle nicht albern sein und endlich herauskommen.

Ich wollte aber lieber albern sein und mich, wenn es sein musste, noch eine ganze Stunde lang auf dem Klo verstecken, als zu ihm zu gehen und etwas so Aufregendes wie »Hallo!« zu sagen. Erst als Frauke noch einmal kam und mir ausrichtete, Ron würde hier reinkommen, wenn ich jetzt nicht rauskäme, schloss ich die Tür auf und ging halb versteckt hinter ihrem Rücken zurück in den Gastraum. Er sagte etwas zu mir, aber ich verstand ihn überhaupt nicht, konnte nur dümmlich glotzen.

»Was?«

»Er will wissen, ob es dir gut geht, du bist rot wie eine Tomate! Nun sag doch mal was!«

Frauke sah mich vorwurfsvoll an, so als wäre ich mit Absicht blutrot angelaufen und plötzlich stumm geworden. Ron hielt mir die Hand hin und als ich keine Anstalten machte, sie zu ergreifen, bediente er sich einfach selbst. Er griff nach meinem Arm, fasste meine Hand und schüttelte sie heftig. Dabei fragte er mich sehr langsam und sehr deutlich, wie es mir ginge. Er hörte nicht auf, meine Hand zu schütteln, und endlich musste ich lachen. Frauke und ich setzten uns zu Ron und seinem Freund an den Tisch, Ron bestellte für alle eine Cola und dann wurden wir von den beiden ausgefragt. Name? Wie alt? Gehen wir hier zur Schule? Haben wir Geschwister? Ich ließ Frauke so lange für mich antworten, bis sie mir den Ellbogen in die Seite rammte und mich daran erinnerte, dass ich Klassenbeste in Englisch war. Aber wie sollte man irgendetwas in irgendeiner Sprache sagen, wenn sich einem der Kopf vor lauter Verliebtsein und Peinlichkeit und Schüchternheit drehte, man nicht wusste, wohin mit dem Blick, und man seinen Herzschlag sowohl im Bauch als auch im Hals pochen fühlte? Meine Hände drehten das Colaglas so lange hin und her, bis ich es umwarf und sich fast der ganze Inhalt nicht nur auf meine, sondern auch über Fraukes Hose ergoss.

»Äh, I must jetzt gehen, ich muss go now!«

Warum zum Geier tat sich nicht die Erde auf, um mich einfach zu verschlucken und mir weitere Peinlichkeiten zu ersparen? Ron schüttelte mir wieder die Hand und beteuerte mir, er freue sich auf unser nächstes Wiedersehen, und endlich konnte ich verschwinden, nach Hause, in die Wüste, zum Mond, nur weg hier!

Den ganzen Weg zurück war ich abwechselnd sauer auf Frauke und auf mich selbst. Hätte sie nichts zu Ron gesagt, wäre mir das alles erspart geblieben. Dann hätte ich ihn weiter aus der Ferne angehimmelt, und alles wäre gut gewesen. Und musste ich mich benehmen wie ein albernes, dummes, zurückgebliebenes Kind?

Als ich zu Hause das Fahrrad in der Laube abstellte, bist Du aus der Küchentür gekommen.

»Wo ist das Hackfleisch?«

Um Himmels willen, da fiel mir wieder ein, warum ich überhaupt im Dorf gewesen war. Ich muss geglotzt haben wie ein toter Fisch. Die Frage kam so unerwartet, dass ich keine Zeit hatte, mir eine plausible Erklärung auszudenken, und ich musste Dir gestehen, dass ich es einfach vergessen hatte. Da hast Du nicht schlecht gestaunt. Nur deswegen war ich ja losgeschickt worden, und auch das schon vor zwei Stunden. Wo hatte ich mich denn so lange herumgetrieben? Das war eine gute Frage. Ich stotterte etwas von »Schulfreunde getroffen und dann das Hack vergessen«, drehte das Fahrrad zur Straße und machte mich schleunigst wieder auf den Weg.

So ging es in nächster Zeit häufiger mit mir: Ich vergaß Dinge, starrte Löcher in die Luft und träumte vor mich hin. Wann immer ich konnte, fuhr ich in die Flipperkneipe, um mich mit Ron zu treffen. Mittlerweile sprach ich sogar mit ihm, die Schüchternheit hatte sich gelegt. Ich glänzte mit meinem Englisch, er lobte mich dafür und ich strengte mich noch mehr an, ständig neue Worte und Redewendungen zu lernen.

Ich erlaubte ihm, meine Hand zu halten, fühlte mich sogar gut dabei. Wenn wir am Flipper standen, legte er den Arm um mich und ich kam mir sicher und behütet vor. Als er versuchte, mich zu küssen, wich ich zurück und er entschuldigte sich. Nichts hatte ich mir sehnlicher gewünscht und in meinen Tagträumen vorgestellt, aber als es so weit war, da drängte es mich weg von ihm. Verstehen konnte ich es selbst nicht, es wäre nicht mein erster Kuss gewesen. Ralf, ein Junge aus der Klasse über mir, war ein paar Wochen lang mein »Typ« gewesen. Ich war nicht in ihn verliebt, es war nur schick, einen »Willst du mit mir gehen?«-Zettel zu bekommen und »Ja!« anzukreuzen. Er fragte, ob wir uns küssen könnten, gemäß meinem coolen Status in der Schule erlaubte ich es, fand aber seine Zunge in meinem Mund eher ekelig. Als er dann auch noch meine Brust berühren wollte, machte ich Schluss, so etwas kam für mich nicht infrage.

Ron hätte ich sehr gern geküsst, konnte mir nicht erklären, woher meine Scheu kam. Er nahm es mir nicht übel, war geduldig und eines Nachmittags dann war es endlich so weit. Er begleitete mich vor die Tür, als ich nach einem Nachmittag in der Kneipe den Heimweg antreten musste. Wir standen dort, es lag so ein

Knistern zwischen uns und dann, ganz, ganz langsam, schob ich mein Gesicht näher zu ihm heran. Ich machte die Augen zu und wartete und als seine Lippen dann meine berührten, da wurden mir vor Seligkeit die Knie weich. Keine Zunge in meinem Mund, kein Ekel, es war einfach nur wonnig schön.

Ich fuhr nicht nach Hause, ich schwebte mit meinem klapprigen Fahrrad über einen mit Wattewolken gepflasterten Fahrradweg. Ich war der glücklichste Mensch unter der Sonne, in meinen Gedanken war ich sogar schon so weit, mir vorzustellen, wie ich eines nicht allzu fernen Tages einfach mit Ron nach England verschwinden würde. Dort würden wir dann zusammenleben, eines Tages heiraten und vielleicht sogar Kinder bekommen. Er war mein Prinz auf dem Motorrad und wir würden für alle Zeiten glücklich und zufrieden sein. Egal, ob ich in der Schule war, ob ich Hausarbeit verrichtete oder in meinem Zimmer saß, ich malte mir die schönsten Märchen aus. Ich musste es nur noch etwas über zwei Jahre mit Euch aushalten, dann konnte ich gehen, wohin ich wollte. Dass Ron ganz genau wie ich empfand, dass er sich die Zukunft auch mit mir vorstellte, dass er sein Leben mit mir teilen wollte, daran bestand für mich nie ein Zweifel.

Das einzige Problem war meine spärliche Freizeit. Ich schaffte es ja an höchstens zwei Nachmittagen in der Woche, mich unter einem Vorwand loszuschleichen, und auch dann waren es nur ein paar wenige Stunden, in denen ich mit ihm zusammen sein konnte. Alle Einladungen für abends musste ich ablehnen. Abends, das war mir auch ohne Nachfrage bei Dir klar, konnte ich keinesfalls aus dem Haus. Ich machte Ron klar, dass Du mich abends bräuchtest, weil Du krank seist. Er verstand es nicht, wusste er doch, dass Du auch einen Mann und noch jede Menge weiterer Kinder hattest, warum kümmerten die sich nicht? Er wollte meine Adresse wissen, ich wand mich, suchte nach einer Ausrede. Als mir nichts Plausibles einfiel, schwieg ich einfach und mein mangelndes Vertrauen machte ihn betroffen.

In den folgenden Wochen war er nicht in der Kneipe, ich wunderte mich erst, machte mir dann Sorgen und schließlich fragte ich seinen Kollegen nach ihm. Er habe etwas anderes vor, wurde mir gesagt. Als ich Ron dann endlich wiedersah, war er distanziert, machte keine Anstalten, mich in den Arm zu nehmen oder mich zu küssen, und ich war traurig und fühlte mich schuldig, weil ich mal wieder alles vermasselt hatte. Aber wie konnte ich ihm meine Adresse geben? Die Gefahr, dass er bei uns auftauchte, war einfach zu groß. Wie hätte ich das erklären sollen?

Hallo, das hier ist Ron, ich bin verliebt in ihn und habe vor, mit ihm nach England zu verschwinden, sobald ich achtzehn bin.

Ja, das hätte Euch bestimmt eine Zeit lang die Sprache verschlagen.

Als ich das nächste Mal zur Kneipe kam, sah ich, wie er mit einem Mädchen auf seinem Motorrad davonfuhr. Es war Anke, sie war siebzehn und ich wusste, dass sie jeden Abend in der Gaststätte herumhing. Sie hatte ihn schon öfter angelacht, mit ihm geflirtet und allen erzählt, dass sie Ron gern als Freund hätte. Eifersüchtig war ich nie gewesen. Er küsste und umarmte ja mich, sagte mir, wie gern er mich habe, und hielt für alle sichtbar meine Hand, wenn wir am Flipper standen oder am Tisch saßen.

Und nun hatte sie es doch geschafft, ihn sich zu angeln. Kunststück, ich war ja auch nie da, um es zu verhindern. Anke war eine, die schon mit allen möglichen Jungs im Bett gewesen war und damit an der Schule prahlte. Wahrscheinlich würde sie es nun auch noch mit meinem Ron tun.

Für mich brach eine Welt zusammen. Den ganzen Weg nach Hause heulte ich. Ich erzählte Dir etwas von schlimmen Kopfschmerzen und dass ich deswegen keine Lust gehabt hätte, mich mit meiner Klassenkameradin zu treffen, und verzog mich in mein Zimmer.

Die nächsten Tage ging ich nicht zur Schule, wenn ich einkaufen musste, nahm ich einen anderen Weg, um nicht an der Kneipe vorbeifahren zu müssen. Zufällig traf ich einen von Rons

Kollegen, der mich fragte, warum ich nicht mehr käme, Ron habe nach mir gefragt, er wolle sich verabschieden, weil er ab nächster Woche in Wilhelmshaven arbeiten würde. Ich tat, als wäre diese Neuigkeit nicht interessant, zuckte mit den Schultern und sagte, ich käme vielleicht noch einmal vorbei, wisse es aber nicht genau, weil ich immens beschäftigt sei. In Wirklichkeit wäre ich am liebsten schreiend zusammnengebrochen, hätte geheult und mir die Haare gerauft. Ron ging weg. Er verließ mich, er kam nie wieder, er wollte mich nicht.

Am Nachmittag fuhr ich in die Flipperkneipe. Als er kurz darauf auftauchte, tat ich lustig, scherzte mit den anderen, gab mich mit einem Spiel beschäftigt und tat ganz überrascht, als er mich ansprach. Er bat mich an einen Tisch, bestellte eine Cola für mich und setzte sich mir gegenüber. Ja, er würde wirklich gehen, in ein paar Tagen schon. Er würde seine Zelte hier abbrechen und für ein paar Monate in Wilhelmshaven arbeiten, bevor er nach England zurückkehren würde.

Und das mit Anke, ja nun, was sollte man da machen? Das mit uns habe keine Zukunft. Ich hätte nie Zeit für ihn, vertraute ihm nicht und wolle ihm noch nicht einmal sagen, wo ich wohnte.

Das Gespräch war kurz. Anke erschien, küsste ihn und sagte mit Blick auf mich: »Come on, we have a good bye party in my room!«

Da lag nun meine Zukunft in Trümmern vor mir. Kein Ron, kein Abhauen nach England. Ich zermarterte mir den Kopf, wie ich ihn zurückgewinnen, wie ich ihn davon überzeugen konnte, dass ich ihn liebte und dass ich die Richtige für ihn war.

In den nächsten Tagen reifte ein Plan in meinem Kopf. Ich wollte einfach mit ihm nach Wilhelmshaven gehen, wollte ihm dann dort klarmachen, dass er ohne mich nicht leben konnte. Ich wollte ihn dazu bringen, dass er mich mit nach England nahm. Ich war noch keine achtzehn, aber das würden wir schon hinkriegen, in England würde mich niemand vermuten, bis dahin würde mich die deutsche Polizei nicht suchen. Ron müsste nur wollen und dann würde alles gut werden.

Heimlich schaffte ich einen Rucksack mit Wäsche, meine Geburtsurkunde und etwas Geld in den Schuppen. Ich wollte bereit sein, wenn es plötzlich losging. Ich wollte mich einfach vor ihn hinstellen, ihm sagen, dass ich ihn begleiten würde. Wir würden zusammen auf dem Motorrad wegfahren, erst nach Wilhelmshaven, dann nach England.

Als ich ihn allerdings mit meinem Vorhaben überraschen wollte, musste ich feststellen, dass er schon fort war. Ausgerechnet Anke erzählte mir, dass er an diesem Morgen abgereist war, aber vielleicht an einem Wochenende noch einmal käme, um sie zu besuchen. Dem musste ich unbedingt zuvorkommen. Ich schaute in meinem Atlas, wo in etwa Wilhelmshaven lag, rief am Bahnhof an und fragte nach dem Preis für eine Fahrkarte.

Ich brauchte mehr Geld! Die 20 Mark, die ich Dir gestohlen hatte, würden mich noch nicht einmal bis ans Ziel bringen. Ich wartete, bis der Alte zur Arbeit und Du mit Erna am Telefon beschäftigt warst, schlich mich in Euer Schlafzimmer und durchsuchte das Wäscheregal nach Deiner Geldbörse. Noch 20 Mark, ach was, gleich 50. Merken würdest Du es ohnehin, aber bis dahin wäre ich längst weg. Zusammen mit dem Geld, das ich selbst noch hatte, besaß ich nun 81 Mark, eine ganze Menge, aber es musste ja auch ein paar Tage reichen. Wer weiß, wann und wo ich Ron in Wilhelmshaven finden würde.

54

So klein, wie ich gehofft hatte, war die Stadt nicht. Ich beschloss, mich überwiegend in der Stadtmitte aufzuhalten, durch die Fußgängerzone zu laufen, verschiedene Kneipen abzuklappern und überall nach Engländern zu fragen. In der Bowlinghalle in einem großen Einkaufszentrum hatte ich schließlich Glück. Ich setzte mich mit einer Cola an einen Tisch und schaute mir die Leute an. Ein Mädchen, etwa in meinem Alter, sprach mich an, fragte mich, was ich hier tue, ob ich neu sei in Wilhelmshaven. Wir kamen ins Gespräch, sie erzählte mir, dass sie zur Zeit schulfrei habe, und weil ihre Eltern allein in Urlaub geflogen wären, könne sie den ganzen Tag in der Bowlinghalle verbringen.

Ja, genauso sei es bei mir auch, log ich ihr vor. Meine Eltern seien nicht da und ich könne mich aufhalten, wo ich wolle. Von ihr erfuhr ich, dass in der Halle viele Engländer und Amerikaner verkehrten, sie kannte die meisten, sagte mir aber, dass auch ein paar neue Gesichter dabei wären. Einer habe sogar ein Motorrad. Wir verbrachten den Nachmittag bis zum frühen Abend mit Cola und Leutebeobachten, erzählten uns Räuberpistolen und ich schielte beständig in Richtung Eingang, bereit, jederzeit aufzuspringen, sollte ich Ron erblicken.

Als ich ihn etwas später tatsächlich in Fleisch und Blut hereinmarschieren sah, klopfte mir das Herz bis zum Hals, ich war aufgeregt, freute mich, wollte am liebsten gleich zu ihm rennen und ihm um den Hals fallen.

Er sah in meine Richtung, schaute wieder weg und dann, in plötzlichem Erkennen, wieder zu mir. Er sah sehr erstaunt aus, konnte gar nicht glauben, dass ich es wirklich war. Er war sogar so erstaunt, dass er sich gar nicht richtig freuen konnte, mich zu sehen. Wo ich auf einmal herkäme, was ich in Wilhelmshaven mache, wie lange ich dort sei, er fragte alles auf einmal. Und ich, die ich auf solcherlei Fragen nicht vorbereitet war, suchte händeringend nach einer Erklärung.

Meine neue Bekannte fiel mir ein, ich gab sie als Grund meines Hierseins an, erzählte, sie sei eine gute Freundin, es sei schon länger geplant gewesen, sie zu besuchen. Ich tat, als würde ich meinen Augen nicht trauen, ihn hier zu sehen, hätte ich doch gedacht, er wäre längst wieder in der Heimat. Silke, so hieß meine eben zur besten Freundin gekürte Bekannte, bekam den Mund nicht wieder zu. Teils weil sie sich wunderte, dass ich, obwohl ich doch neu in der Stadt war, hier schon Leute kannte, und zum anderen wegen meiner guten Sprachkenntnisse.

Als Ron einmal auf der Toilette war, instruierte ich Silke, jedem zu erzählen, ich sei in Wilhelmshaven, weil ich sie besuchte. Sie sah mich an und sagte mir dann auf den Kopf zu, dass ich von zu Hause ausgerissen war. Sie schien es lustig zu finden, kicherte die ganze Zeit und meinte dann, dass sie natürlich sagen könne, ich würde sie besuchen. Mit nach Hause könne sie mich allerdings nicht nehmen, sie wäre nämlich auch abgehauen, kam eigentlich aus Oldenburg und wusste selbst noch nicht, wo sie diese Nacht verbringen würde. Der Zufall hatte sie nach Wilhelmshaven verschlagen. Eigentlich wollte sie nach Berlin, weil dort ihre Grundschulfreundin lebte. Sie war ausgerissen, weil sie ständig Ärger mit ihren Eltern hatte. Die wollten, dass sie jeden Tag zur Schule ging und sich nicht ständig mit Jungs traf und auf Partys ging.

»Naja, das volle Programm eben, kennst du ja bestimmt selbst!«

Im Laufe des Abends bändelte sie mit einem Angestellten der Bowlinghalle an und es war klar, dass sie mit ihm nach Hause gehen würde.

Als Ron davon sprach, dass er früh wieder raus müsse und darum jetzt wieder in seine Pension fahren würde, wurde mir klar, dass ich nun allein zusehen musste, wo ich einen Platz zum Schlafen herbekam. Ich konnte ihm ja schlecht sagen, dass ich gleich die erste Nacht mit ihm verbringen wollte und nicht bei meiner Freundin, die ich ja so lange nicht gesehen hatte.

Silke empfahl mir, mir auch einen Mann für die Nacht zu suchen, wir verabredeten uns für den nächsten Tag und weg war sie. Kurz bevor die Halle schloss, gelangte ich durch eine Seitentür in ein Parkhaus. Meine Schritte hallten, kaum ein Auto parkte noch in den Reihen und es gruselte mich, weil ich hinter jedem Pfeiler Schatten zu sehen glaubte. Als ich das Parkhaus wieder verlassen wollte, musste ich feststellen, dass die Tür, durch die ich gekommen war, jetzt abgeschlossen war.

Also wusste ich jetzt, wo ich meine erste Nacht verbringen würde: in einem kalten, nach Urin stinkenden Treppenhaus. Ich kauerte mich auf die Stufen, lehnte mich an die Wand und dachte über mein weiteres Schicksal nach.

Der Kauf der Fahrkarte und die ganze Cola in der Halle hatten mein Budget bedenklich schrumpfen lassen. Wenn es noch ein paar Tage so weiterging, wäre ich im Handumdrehen pleite. Ich musste sparsamer sein, durfte nur noch wenige Getränke bestellen und musste dafür mehr essen. Ron war nach anfänglichem Schock sehr nett zu mir gewesen, hatte mich auch geküsst, also bestand die Hoffnung, dass doch noch alles gut werden würde. Gleich morgen Abend wollte ich ihm meine Liebe gestehen, ihm sagen, dass ich mit ihm zusammen sein wolle. Ich tröstete mich mit dem Gedanken, dass ich sicher keine weitere Nacht in einem Parkhaus verbringen würde. Ich würde neben Ron in seinem Bett liegen, er würde mich beim Einschlafen in den Arm nehmen und wir würden von unserer gemeinsamen Zukunft sprechen.

An Euch, Irma, habe ich kaum gedacht. Und wenn ich es doch einmal tat, dann waren es unangenehme Gedanken, die ich so schnell wie möglich wieder verscheuchte. Außerdem war mir klar, dass es Euch völlig egal war, wie es mir ging. Euer größtes Problem war wahrscheinlich, dass jemand anders nun meine Arbeit erledigen musste und ich auch nicht mehr als Babysitterin für Nina da war. In den nächsten Tagen wurden viele meiner naiven Vorstellungen und rosaroten Träume zerstört. Ich konnte nicht bei Ron übernachten. Er teilte sich mit zwei Kollegen ein Zimmer in der Pension, es war verboten, jemanden mitzubringen, und meine Freundschaftgeschichte mit Silke drohte aufzufliegen, weil sie nur noch mit ihrem neuen Freund zusammen war.

Ich trieb mich tagsüber in der Fußgängerzone und den Parks herum, stahl Äpfel bei einem Gemüsehändler und wusste nicht so recht, wie es mit mir weitergehen würde. Die Abende verbrachte ich mit Ron, aber spätestens gegen elf Uhr verabschiedete er sich und ich musste sehen, wo ich blieb.

An einem Nachmittag lernte ich vor einem Jeansladen drei Leute kennen. Sie drückten mir eine Tüte in die Hand, sagten, ich solle mich an die Bushaltestelle setzen und warten, bis sie wieder zurückkämen. Ich war so überrascht, dass ich tat, was sie von mir verlangten. Nach zehn Minuten tauchte das Mädchen wieder auf, winkte mir von der gegenüberliegenden Straßenseite und zog mich mit sich in Richtung Park.

»Ist ja toll, dass du wirklich gewartet hast! Der Scheißladendetektiv hatte uns auf dem Kieker, aber dich kannte er ja nicht!«

Es stellte sich heraus, dass die drei Geschwister und auf Diebestour durch die Läden der Innenstadt waren. Zum Dank für meine unfreiwillige Mithilfe kauften sie mir eine Flasche Cola und schenkten mir eine der Hosen aus der Tüte. Sie hatten schnell heraus, dass ich eine Ausreißerin war, und boten mir an, ein paar Nächte bei ihnen zu schlafen. Sie wohnten zusammen mit zwei weiteren Geschwistern und ihrer Mutter in einem großen, alten Haus am Stadtrand. Mein Auftauchen erregte kaum Aufsehen und als Manuela ihrer Familie erzählte, ich würde jetzt einige Zeit dort wohnen, fragte niemand nach dem Grund. Die Mutter wies mir einen Platz am Tisch zu, erklärte, dass in der Suppe kein Fleisch sei und dass ich mich, wenn ich wolle, an dem Wäschehaufen in einem der Schlafzimmer bedienen könne. Das wollte ich natürlich gern. Frische Unterwäsche hatte ich seit Tagen nicht gesehen und mit der Körperpflege sah es auch schlecht aus. Ich wusch mich mehr oder weniger gründlich in der Toilette der Bowlinghalle, erregte damit aber Aufsehen, wenn plötzlich jemand hereinkam.

Die Duschen des Hauses befanden sich im Keller. Es waren enge Boxen mit Schwingtüren davor, drei oder vier in einer Reihe. Jede Menge Säcke, Kisten und Kartons standen in dem großen Raum herum. Alte und neue Fahrräder, Kinderwagen und sogar die Rückbank eines Autos. Der Zementboden war kalt, heizen konnte man nicht und beim Haarewaschen ging jemand an meiner Dusche vorbei, pfiff und rief ein fröhliches »Moin!« über die Schwingtür.

Das Haus und seine Bewohner waren wirklich merkwürdig, den ganzen Tag schleppten sie Sachen durch die Gegend. Kisten aus dem Keller wurden weggeschafft, andere Kisten wurden hereingeschafft, den ganzen Tag herrschte ein Kommen und Gehen von Leuten, die ich nicht kannte und die mir auch niemand vorstellte. Sie alle bedienten sich am Kühlschrank, nahmen ohne zu fragen Getränke heraus oder schmierten sich ein Brot. Es wurde getuschelt und geflüstert und manchmal verließen sie den Raum, damit niemand ihr Gespräch verfolgen konnte. Ich habe nie herausgefunden, was sie eigentlich taten oder warum sie so eine Geheimniskrämerei machten, aber sie waren nett zu mir und ich hatte fürs Erste ein Dach über dem Kopf und jeden Tag etwas zu essen.

Ron erzählte ich, ich hätte mich mit Silke gezankt und würde darum jetzt für ein paar Tage bei anderen Freunden wohnen. Er war misstrauisch geworden, aber ich tat, was ich konnte, um meine Geschichte auch weiter aufrechtzuerhalten und seine Zweifel zu zerstreuen. Er wollte wissen, wann ich denn wieder nach Hause müsste, hatte ich denn keine Schule, und überhaupt, wussten meine Eltern, dass ich jetzt gar nicht mehr bei Silke wohnte? Als ich ihn kennenlernte, hatte ich, was mein Alter anging, geschummelt. Er musste annehmen, dass ich fast volljährig war, und akzeptierte darum meine Erklärung, dass meine Eltern nicht alles wissen müssten.

An einem Freitagnachmittag kam er in die Halle und erzählte mir, dass er eine Überraschung für mich habe. Ich sollte nicht viel fragen, nur meine Zahnbürste und Sachen zum Wechseln einpacken und bei meinen Freunden Bescheid sagen, dass ich erst am nächsten Tag wieder zurück wäre. Er fuhr mit mir zu einem Hotel an der Autobahn, trug uns an der Rezeption ein und führte mich schließlich in ein Zimmer im ersten Stock. Hier würden wir den Abend und die ganze Nacht gemeinsam verbringen, erklärte er mir. Er zog eine Flasche Wein aus seinem Rucksack und hielt sie mir hin.

»Wir feiern!«

Er zog seine Motorradsachen aus, warf sich aufs Bett und klopfte neben sich auf die Matratze.

»Komm her, ich will dich in den Arm nehmen!«

Ich legte mich neben ihn, zögerlich und mit gehörigem Abstand, aber er rollte zu mir heran, nahm mich in den Arm und küsste mich. Plötzlich war ich wieder gehemmt. Wir hatten uns schon oft geküsst, aber es war etwas anderes, ob man sich küsste und umarmte, wenn Leute dabei waren, oder ob man Zärtlichkeiten austauschte und dabei vollkommen allein war.

Ich will nicht zu sehr ins Detail gehen, Irma, dazu ist diese Erinnerung zu kostbar, aber in dieser Nacht fand mein erstes Mal statt. Ich kann nicht sagen, dass es besonders schön war, aber es geschah freiwillig, ich wollte es und es war verbunden mit liebevoller Zärtlichkeit und Rücksichtnahme. Und wie in meinen romantischen Tagträumen schliefen wir nun wirklich Arm in Arm ein.

Am nächsten Morgen beim Frühstück in einem Imbiss eröffnete mir Ron, dass er am Sonntag nach England zurückgehen würde. Sein Job hier war schneller als gedacht erledigt und es gab keinen Grund mehr, noch länger zu bleiben. Ich solle nicht traurig sein, er würde mir schreiben und es sei doch von Anfang an klar gewesen, dass er nur für kurze Zeit in Deutschland bleiben würde. Er fragte mich rundheraus, ob meine Eltern überhaupt wüssten, dass ich mich in Wilhelmshaven aufhielt oder ob ich etwa wegen ihm weggelaufen war. Jetzt war es egal, alles war egal, also erzählte ich ihm die Wahrheit.

Er flehte mich an, wieder nach Hause zu gehen. Er sei nicht länger hier, um sich um mich zu kümmern, was solle aus mir werden? Meine Eltern machten sich sicher die größten Sorgen, vermissten mich und standen wegen mir Todesängste aus.

Ich musste ihm versprechen, Dich noch am selben Tag anzurufen. Er würde mir das Geld für eine Fahrkarte geben und dann sollte ich schnellstens heimfahren. Er setzte mich am Bahnhof ab, wartete, bis ich in der Halle verschwunden war und fuhr dann auf seinem Motorrad davon. Es war das letzte Mal, dass ich ihn gesehen habe, Ron, meine erste große Liebe.

55

Als er außer Sichtweite war, verließ ich den Bahnhof wieder und machte mich auf den Weg zur Bowlinghalle. Ich traf Manuela und ihre Brüder, wir verbrachten den Abend zusammen und fuhren anschließend gemeinsam zurück zum Haus. Ich hatte Manuela ins Vertrauen gezogen, hatte ihr von Ron erzählt, von der letzten Nacht und von meiner Enttäuschung, dass jetzt alles vorbei war. Sie fand, er wäre ein Schwein, mich einfach so hängen zu lassen und mich vorher noch ins Bett zu ziehen. Wir wollten in den nächsten Tagen einen Schlachtplan entwerfen, wie es weitergehen sollte. Vor dem Zubettgehen nahm sie mich in den Arm und tröstete mich, so gut sie konnte. Sie versprach mir, immer für mich da zu sein und sich um mich zu kümmern, bis wir einen Weg gefunden hatten, wie ich mein weiteres Leben gestalten konnte. Denn nach Hause, das betonte ich, würde ich nie mehr gehen. In dieser Nacht wurde ich von Lärm geweckt.

»Aufstehen! Polizei! Sofort alle aufstehen!«

Viele Schritte, Türen wurden geschlagen, Schreie, dann wieder die Stimme, die rief, dass alle aufstehen sollten. Manuela stürzte aus dem Zimmer, beachtete mich nicht. Ich wusste nicht, was ich tun sollte, wo sollte ich mich verstecken? Ich nahm an, dass die Polizei wegen mir gekommen war, mich holen wollte. Die Zimmertür stand offen, überall wimmelten Menschen herum. Manuelas Mutter stand im Nachthemd in der Küche, sie zitterte. Ich stellte mich hinter die Tür, albernerweise hoffend, dass niemand mich sehen würde. Manuelas Bruder schrie, dann hörte ich, wie jemand auf den Boden geworfen wurde. Im gleichen Augenblick hörte ich Schritte unmittelbar vor der Tür. Ein Polizist stand im Raum, sah sich um, zog die Tür weg und stand dann direkt vor mir.

»Wen haben wir denn da noch?!«

Er fragte mich, wer ich sei, wie ich dazugehöre, wollte meinen Ausweis sehen. Er zog an meinem Arm, befahl mir, mich zu den anderen in die Küche zu stellen. Zwei von Manuelas Brüdern waren mit Handschellen gefesselt, sie standen in Unterhose und T-Shirt mitten im Raum. Ich weiß noch, dass ich ein furchtbar schlechtes Gewissen hatte, und wunderte mich, warum ihre Brüder Handschellen trugen, ich aber nicht. Ich war doch diejenige, die eingefangen werden sollte?

Ein Polizist machte sich am Unterschrank der Spüle zu schaffen. Er zog etwas heraus und stellte es auf den Tisch. Es war eine Art Steinplatte, auf der ein Totenschädel und merkwürdig angeordnete größere und kleinere Knochen angebracht waren. Langsam ging mir auf, dass dieser ganze Tumult wohl doch nicht nur wegen mir zustande gekommen war. Ein Polizist legte einen Zettel auf den Tisch, einen Durchsuchungsbefehl. Die Brüder und ich mussten uns anziehen und wurden dann nach draußen geführt. Ich musste mich in ein Polizeiauto setzen, die beiden anderen wurden in einen Bus verfrachtet.

Dann saß ich wieder auf einer Polizeistation. Ich musste in einem Raum warten, der keine Türklinke hatte. Dort saß ich auf einer Bank oder Liege und malte mir aus, was gleich mit mir passieren würde. Ein Beamter befreite mich schließlich aus meiner Zelle. Fragen zu meiner Person hatte er nicht viele, er sagte mir einfach, wie mein Name war, aus welchem Ort ich kam und dass ich von zu Hause ausgerissen war. Er wollte lediglich meine genaue Adresse und die Telefonnummer wissen und sperrte mich danach wieder in die Zelle. Als ich das nächste Mal geholt wurde, sollte ich Fragen zu meinen Freunden beantworten. Wo und wie ich sie kennengelernt hatte, was mir alles aufgefallen war, ob ich manchmal nachts mit ihnen unterwegs gewesen war, ob ich vielleicht manchmal auf etwas aufgepasst oder bei etwas geholfen hatte. Eigenartige Fragen, die ich nicht verstand. Ich log, ich hätte Manuela und ihre Brüder in der Bowlinghalle kennengelernt. Teils weil ich Angst hatte, des Diebstahls beschuldigt zu werden, und teils weil ich sie nicht anschwärzen wollte.

Ich erzählte, dass ich die meiste Zeit mit Manuela zusammen gewesen war, dass ich ihre Brüder nur machmal im Haus oder in der Bowlinghalle gesehen hatte und im Übrigen keinen der anderen ein- und ausgehenden Besucher kennen würde. Ich wusste nichts über Diebstähle in Läden, Lagern und Kirchen und auch nichts über Einbrüche in Privathäuser. Offensichtlich kannten sie auch Ron, sie fragten mich, wie lange ich schon mit ihm zusammen gewesen war.

Dann kam die Sprache auf meine »Rückführung« nach Hause. Die Wilhelmshavener Polizei hatte mit Dir telefoniert, Du hattest meine Angaben bestätigt und gesagt, dass ich schon seit über drei Wochen weg sei. Von Frauke hattest Du schließlich erfahren, dass ich mit Ron zusammen war. Sie hatte geplaudert, weil sie Angst hatte, mir könnte etwas passiert sein. Du hattest der Polizei gesagt, dass eine Abholung nicht infrage käme, es stand kein Auto zur Verfügung, Du warst zu krank, um mich mit dem Zug abzuholen, und es war ja schließlich nicht das erste Mal, dass ich ausgerissen war.

Am nächsten Nachmittag wurde ich in ein Zivilauto der Polizei verfrachtet, ein Mann und eine Frau, ebenfalls in Zivil, nahmen vorne Platz und auf ging es. Unterwegs stellten sie mir Fragen, wollten wieder wissen, warum ich so oft von zu Hause weglief, ob ich Kummer hätte, schulische Probleme, oder ob es tatsächlich nur wegen Ron gewesen sei. Ich tat, als sei ich müde, und schloss die Augen, um ihren Fragen endlich Einhalt zu gebieten. Ich wollte auf nichts mehr antworten, ich wollte nichts hören oder sehen oder sagen.

Ich fragte mich, wie Du, wie der Alte, wie meine Geschwister auf mich reagieren würden. Ich war lange fort gewesen, hatte eigentlich komplett mit Euch abgeschlossen und den Gedanken, ich könnte eines Tages wieder zurück müssen, einfach beiseite geschoben. Natürlich hatte ich mich in den vergangenen Wochen gefragt, wie wohl alles ausgehen würde, hatte trotz meiner Naivität gewisse Befürchtungen. So hatte ich zum Beispiel noch nicht einmal einen Ausweis. Dass ich ohne Papiere über keine Grenze kommen würde, war mir klar gewesen, aber ich hatte in meiner grenzenlosen Einfältigkeit angenommen, dass Ron es schon für mich richten würde. Dass er gar nichts für mich richten wollte, dass er nie die Absicht gehabt hatte, eine ernsthafte Beziehung mit mir einzugehen oder gar seine Zukunft mit mir zu planen, habe ich erst am Tag vor seiner Abreise begriffen. Es mag auch sein, dass er von Anfang an versucht hat, mir das klarzumachen, aber ich habe es weder hören noch wissen wollen. Er war einfach jemand, der sehr lieb zu mir war, der mir zuhörte, der freundlich war, der mich wichtig fand. Wenn er mir sagte, dass er mich gern hatte, dann war das für mich alles, was zählte. Heute denke ich, dass ich ihn als Chance gesehen habe, endlich von Euch wegzukommen, ganz weit weg, so wie ich es mir immer vorgenommen hatte. Seine Zuwendungen, seine Zärtlichkeiten waren für mich etwas so Außergewöhnliches und Großartiges, dass ich sogar bereit war, mich ihm völlig hinzugeben. Etwas, von dem ich mir nie hätte vorstellen können, es einmal freiwillig zu tun.

Das alles war jetzt vorbei und ich musste mich geistig darauf einstellen, wieder in meine gewohnte Umgebung zurückzukehren, musste mir Antworten auf eventuelle Fragen zurechtlegen, musste mir überlegen, was ich sagen würde, wenn die Sprache auf Ron kam.

Die Fahrt hätte meinetwegen Tage, Wochen oder auch für immer dauern können, ich war zufrieden damit, im Fond des Polizeiautos zu sitzen und meinen Gedanken nachzuhängen. Jeder Meter, der die Ankunft weiter hinauszögerte, war gut. Jeder Meter Umweg verhinderte, dass ich Euch wieder gegenüberstand. Jeder Meter, den wir fuhren, sorgte aber auch dafür, dass wir unserem Fahrtziel näher kamen, unaufschiebbar, unabwendbar. Weg konnte ich nicht mehr, die Tür ließ sich von innen nicht öffnen. Wo hätte ich auch jetzt noch hin sollen?

Ich hätte nichts dagegen gehabt, weiterhin bei Manuela und ihrer sonderbaren Familie zu wohnen. Ich hätte weiterhin im kalten Keller duschen und mir meine Kleidung aus einem Haufen Klamotten von fragwürdiger Herkunft suchen können. Es wäre mir egal gewesen, ob sie alle Ladendiebe, Einbrecher oder noch Schlimmeres waren, sie waren freundlich zu mir, ganz einfach weil sie mich mochten. Sie akzeptierten mich, hörten mir zu, wenn ich etwas sagte, und lachten mit mir. Sie hatten mir zu essen und einen Platz zum Schlafen gegeben und es machte mir sehr zu schaffen, dass ich dachte, sie wären vielleicht nur wegen mir aufgeflogen. Aber irgendwo war selbst das jetzt egal. Ich würde keinen von ihnen je wiedersehen. Ich würde jetzt wahrscheinlich für immer in dem Haus in unserem Dorf bleiben, ignoriert von allen, vielleicht mit Hausarrest, bis ich volljährig war. Es kümmerte mich nicht. Auf der einen Seite wollte ich am liebsten nie ankommen, auf der anderen Seite wollte ich diesen Tag und alles, was heute noch geschehen sollte, so schnell wie möglich hinter mich bringen. Ich wusste nicht, was mich erwartete, war aber froh, dass die Polizistin sagte, sie würde natürlich noch mit hereinkommen. Sie würden mich auf keinen Fall einfach vor der Tür absetzen und wieder wegfahren. Natürlich nicht, sie mussten ja Angst haben, dass ich sofort wieder verschwinden würde.

Als wir die Auffahrt erreichten, stellte ich fest, dass sich nichts verändert hatte. Der Weg war immer noch matschig und das Haus sah immer noch verfallen aus. Oben bewegte sich eine Gardine und ich sah Antje, die zu uns herunterwinkte. Der Polizist klopfte und öffnete dann die Tür. Die Beamtin nahm mich am Arm und sah mich aufmunternd an. Du hast in der Küche am Tisch gesessen, eine Zeitung und eine Tasse vor Dir, sonst war niemand im Raum.

»Ach, sieh an, bist du auch mal wieder da?«

Es folgte ein kurzes Gespräch, Fragen, ob wir miteinander zurechtkämen oder ob Du die Hilfe des Jugendamtes wünschtest. Du hast mich nicht angesehen, hast den Polizisten aber erzählt, wie undankbar ich sei, wie schwer Du es mit den vielen Kindern hättest und dass ich es einfach nicht schaffte, mich in die Familie einzuordnen. Dass ich schon immer frech und aufsässig gewesen sei, Dich belügen und sogar bestehlen würde und dass Du Dich langsam daran gewöhnt hättest, dass ich ständig abhauen würde. Jetzt war ich eben wieder da und man würde ja sehen, wie lange es dauerte, bis ich mich wieder mit dem Geld der Familie davonmachte.

Die Beamten gaben Dir den Rat, Dich doch einmal mit mir zusammenzusetzen und Dich mit mir zu unterhalten. Grundlos würde kein Kind oder kein Jugendlicher von daheim weglaufen, man müsste auch einmal die Seite des Kindes betrachten. Und auch wenn es in meinem Fall wohl wahrscheinlich Liebeskummer war, der mich zum Abhauen gebracht hatte, so sollte man doch darüber reden können. Ich brauchte Dich jetzt und Du würdest jetzt gut daran tun, für mich da zu sein. Sie lehnten den Kaffee ab und machten sich nach einigen Minuten wieder auf den Weg.

Jetzt saß ich da mit Dir, Du hast kein Wort gesagt, ich natürlich auch nicht. Du hast Dir neuen Kaffee eingeschenkt, weiter in Deiner Zeitung gelesen und so getan, als sei ich gar nicht da. Wo der Alte war, wusste ich nicht, dachte aber, dass er auf der Arbeit sein musste, weil er sonst sicher schon hier gewesen wäre. Alle anderen schienen oben zu sein, ich hörte Nina lachen und Paul mit Ulla reden.

»Na, was hast du mir zu sagen?«

»Entschuldigung?«

Da musstest Du lachen.

»Ach! Entschuldigung? Das ist alles, was du sagen kannst, nachdem du mich beklaut hast, dich mit Ausländern rumgetrieben hast und dann abgehauen bist? Wie lange hast du mit dem Kerl schon rumgehurt?«

»Es tut mir leid, Mama, ich wollte nicht, dass du dir Sorgen machst!«

Da bist Du ganz ruhig geworden, hast die Beine übereinander geschlagen, Dir eine Zigarette angezündet und mir ins Gesicht gesehen.

»Sorgen? Hab ich mir nicht gemacht. Ich will dir mal was sagen, bereut habe ich was. Nämlich, dass ich dich damals nicht hab abtreiben können! Ich hab mir schon damals gedacht, dass ich mit dir nichts als Ärger haben werde. Von mir aus hättest du wegbleiben können, ich hab dich bestimmt nicht vermisst!«

Damit durfte ich mich in mein Zimmer schleichen. Keinen Mucks. Und heute bräuchte ich nicht wieder herauszukommen.

In meinem Zimmer stand nichts mehr an seinem Platz, mein Kassettenrekorder war weg, ebenso meine Bücher. Der Schrank war durchsucht worden, meine Kleidungsstücke achtlos wieder hineingestopft.

Die Haken zum Öffnen meines Fensters waren mit einer Kette und einem Vorhängeschloss gesichert und somit nicht mehr zu öffnen und mein Bett war abgezogen. Die Fotos von Rebecca, von meinen Geschwistern und von Opa waren genauso fort wie die Poster an der Wand über meinem Bett. Sogar die Glühbirne in der Deckenlampe fehlte, sodass ich kein Licht einschalten konnte und mich im Dunkeln zurechtfinden musste. Es sah aus, als hättet Ihr alles, was an mich erinnerte, fortgeschafft, als hättet Ihr mich aus Eurem Leben löschen wollen. Nun gut, das war mir recht, mir ging es ja nicht anders.

Als der Alte am Abend von der Schicht kam, habt Ihr diskutiert und seid noch ein wenig über mich hergezogen, aber zu mir ins Zimmer kam niemand. Erst am nächsten Mittag wurde ich von Antje in die Küche zitiert.

»Mama hat gesagt, du sollst essen kommen.«

In der Küche habt Ihr alle schon am Tisch gesessen. Ulla, Paul und Nina begrüßten mich mit Lachen und einem Hallo, von Irma und Antje kam nichts. Erst als ich saß, bemerkte ich, dass alle Teller außer meinem gefüllt waren. Sollte ich jetzt zum Herd gehen und mir selbst etwas nehmen? Sollte ich warten, bis mir etwas aufgefüllt oder ich aufgefordert wurde, mir etwas zu nehmen? Ich wusste es nicht, blieb sitzen und schaute Nina zu, wie sie auf ihrem Teller herumpanschte.

»Na, ist das gnädige Fräulein mittlerweile zu fein, sich ihr Fressen selbst auf den Teller zu schaufeln?«

Als ich zum Herd ging, musste ich an dem Alten vorbei. Er stellte mir ein Bein und um ein Haar wäre ich wirklich darüber gestolpert. Er lachte hämisch, trat nach mir und aß dann weiter. Mir stiegen die Tränen auf, ich konnte den Löffel nicht halten, weil ich zitterte, und legte ihn darum wieder neben meinen Teller. Das war Grund genug für Deinen Mistkerl, nun mit seiner Begrüßungsrede anzufangen.

»Schmeckt dir wohl nicht mehr bei uns? Hat dein Scheißausländer dir was Besseres zu fressen gekauft? Hast uns ja schön beschissen! Die 250 Mark, die du uns geklaut hast, die will ich wiederhaben! Kannst ja wieder huren gehen und dich dafür bezahlen lassen, du Dreckschlampe!«

»Es waren doch gar nicht 250 Mark, es waren doch nur 70!«, wagte ich einzuwenden.

Das hätte ich lieber nicht tun sollen, jetzt ging es erst richtig los. Wollte ich etwa behaupten, dass Mama gelogen habe? Was fiel mir ein, erst Geld zu klauen und dann alles abzustreiten? Das ganze Geld für die Woche hätte ich genommen und wäre damit abgehauen. Hungern hätten sie alle müssen, wenn er sich keinen Vorschuss geholt hätte, aber das wäre mir natürlich egal, Hauptsache, ich könne mich mit Kerlen rumtreiben.

Er redete sich in noch größere Wut, warf erst mit seinem Löffel und dann mit seiner Tasse nach mir. Ich duckte mich gerade noch rechtzeitig und sie zerbarst an der Wand hinter mir. Ein Splitter traf mich an der Wange und ich fühlte es warm an meinem Gesicht herunterlaufen. Ich blutete, traute mich aber nicht, aufzustehen und ins Badezimmer zu gehen.

Paul und Nina fingen an zu weinen und er schrie sie an, sie sollten ihre verdammte Fresse halten.

Du hast nur zugesehen, hast ihm nicht Einhalt geboten oder mich gar in Schutz genommen. Er beruhigte sich nicht, schrie immer weiter, beschimpfte mich auf das Übelste und drohte mir, mich umzubringen, sollte ich es je wieder wagen, ohne Erlaubnis das Haus zu verlassen.

Ich musste den herunterlaufenden Kaffee von der Wand putzen und die Scherben der Tasse einsammeln, alles unter wüsten Beschimpfungen. Dann musste ich sofort wieder in mein Zimmer. Meine Bücher, so sagte er mir, hätte er verbrannt, mein Kassettenrekorder gehörte jetzt Antje und damit ich mich gleich an den Gedanken gewöhnen konnte: Mein Zimmer gehörte auch nicht länger mir. Ab nächster Woche würde ich oben bei Antje schlafen. So eine dreckige Nutte wie ich bräuchte kein eigenes Zimmer, die bräuchte überhaupt nichts außer ihrer täglichen Tracht Prügel.

Ich saß in meinem Zimmer, das nicht länger meins war, schaute aus dem Fenster, heulte dabei und presste mir ein Stück Klopapier an die Wange. Der Schnitt war nicht so schlimm, wie ich zuerst gedacht hatte, aber es blutete immer noch. Ich spielte mit dem Gedanken, bei nächster Gelegenheit wieder abzuhauen, aber ich hatte keine Ahnung, wohin ich gehen sollte. Wenn sie mich im entfernten Wilhelmshaven gefunden hatten, würden sie mich überall finden und das nächste Mal würde er mir sicher etwas antun.

Irgendwann ging die Tür auf, Du wolltest, dass ich in die Küche kam. Ich setzte mich an den Tisch und schaute auf den Teller in der Mitte. Es waren Käsebrote darauf und ich merkte, wie hungrig ich war. Durstig war ich auch, ich hatte seit meiner Rückkehr nichts gegessen und nur einmal im Badezimmer etwas Wasser getrunken. Du wolltest von mir wissen, wie es jetzt weitergehen solle. Ob ich wieder abhauen würde oder ob ich endlich vernünftig sein wolle. Ich sollte Dir sagen, wie ich mir das alles in Zukunft dachte, aber was sollte ich schon antworten? Ich wusste es selbst nicht. Mein Schweigen machte Dich wütend und Du drohtest mir damit, dem Alten davon zu erzählen, der würde mir eine Tracht Prügel verpassen, dass mir Hören und Sehen verginge. Wollte ich also vernünftig sein oder wollte ich es anders haben?

Ich erzählte Dir, was Du gern hören wolltest. Dass ich jetzt wirklich vernünftig sein wolle, Euch keinen Ärger mehr machen und dass ich nie wieder abhauen wolle.

»Na, dann ist es ja gut, dann will ich mich mal wieder darauf verlassen. Noch mal nehmen wir dich nämlich nicht auf!«

Das sagtest Du so, als sei ich nichts weiter als ein aufgelesener Hund, der froh sein durfte, dass er einen Platz zum Schlafen gefunden hatte, ihn jedoch sofort wieder verlieren würde, sollte er auch nur einmal bellen oder gar knurren. Jetzt durfte ich mir ein Brot nehmen. Ich verschlang es so schnell, dass ich sofort Magenschmerzen bekam. Gleich noch eins hinterher, dann noch eins, ohne zu fragen.

Ich sollte in der kommenden Woche noch für ein paar Tage zu Hause bleiben und von dem Schnitt im Gesicht sollte ich sagen, dass mich eine Katze gekratzt hätte. Ich war wochenlang nicht in der Schule gewesen, würde in diesem Sommer ohnehin abgehen, da machte es nicht viel aus, ob ich nun noch ein paar Tage länger zu Hause blieb.

Du wolltest Dich schon einmal umhören, ob ich nicht irgendwo eine Stelle als Haushaltshilfe bekommen könnte. Dann könnte ich endlich einmal etwas zum Lebensunterhalt beitragen. Eine Ausbildung sei Quatsch, ich würde eines Tages heiraten und dann meinen eigenen Haushalt führen. Bis dahin könne ich mich nützlich machen. Erna habe auch gesagt, dass Mädchen keine Ausbildung bräuchten. Das bisschen Putzen und Kochen könnten sie sich selbst beibringen und man habe ja immer noch die Mutter, die man um Rat fragen könne.

56

Ich ging mit einem mittelmäßigen Abschluss von der Schule. An unserem letzten Schultag wurde in der Klasse darüber gesprochen, was für Ausbildungen wir anvisierten und welche Karrieren wir anstrebten. Als die Reihe an mir war, zu sagen, welchen Beruf ich mir ausgesucht hatte, gab ich Pferdewirtin an. Ich hatte vor Monaten ein Praktikum als Hauswirtschafterin auf einem Gestüt gemacht und dabei gemerkt, dass ich lieber den Stall ausmistete, als Kartoffeln zu schälen und die Hemden des Hausherrn zu bügeln. Dass ich Hausmagd oder Küchenhilfe werden sollte, erwähnte ich nicht.

Als Abschiedsgeschenk an unsere Lehrer wickelten wir deren Autos in Toilettenpapier ein, wir versprachen einander, in Kontakt zu bleiben und jährlich ein Klassentreffen zu organisieren, und gingen dann unserer Wege. Die meisten meiner Klassenkameraden habe ich nie wieder gesehen.

Pünktlich einen Tag nach meinem Schulabschluss präsentierte mir der Alte meine erste Anstellung. Ich sollte die Aufenthaltsräume und die angrenzenden Toiletten auf der Ziegelei putzen. Viel war es nicht, aber immerhin ein Anfang und ich konnte noch am selben Tag anfangen. Ein Scheißjob im wahrsten Sinne des Wortes! Die Toiletten waren jeden Tag eingesaut, Brillen und Wände mit Kot beschmiert, die Fußböden mussten mit einem Schrubber bearbeitet werden, und mehr als einmal legte man mir tote Ratten oder Mäuse in eine Ecke, um zu sehen, ob ich auch anständig putzte. Drei Wochen später kam ein zweiter Job dazu: Die Bäckerei gegenüber suchte jemanden, der mittags die Backstube putzte. Bleche säubern und den Boden wischen.

Ich fragte einige Male, ob ich mich nicht doch auf dem Gestüt für einen Ausbildungsplatz als Pferdewirtin bewerben dürfte, bekam aber jedes Mal Ärger und ließ es irgendwann einfach bleiben. Die Zustände bei uns waren gleichbleibend bedrückend und monoton. Zwar war mein Hausarrest gelockert worden und ich durfte hin und wieder mit dem Fahrrad zu Rebecca fahren, musste mich bei der Ankunft dort aber immer sofort telefonisch melden. Als ich es einmal vergaß, rief der Alte an und ich musste sofort wieder nach Hause kommen.

Die Besuche Deiner Freundinnen aus dem anderen Dorf waren die einzigen Unterbrechungen in unserem täglichen Einerlei. Bei Kaffee und Kuchen habt Ihr Euch gegenseitig die Haare gemacht und den neuesten Klatsch ausgetauscht.

Erna war seit Neuestem wieder mit ihrem türkischen Liebhaber zusammen. Sie trafen sich wieder in den Baracken und sie fand es ungeheuer komisch, dass er sie gefragt hatte, ob sie nicht auch mit seinem Kollegen schlafen könnte. Er wollte ihr sogar Geld dafür geben und sie kam sich begehrenswert vor und überlegte ernsthaft, auf das Angebot einzugehen.

Aus Euren Unterhaltungen schloss ich, dass Du immer noch Interesse an Hakan hattest, er von Dir aber so gar nichts mehr wissen wollte. Ihm war wohl zu gut im Gedächtnis geblieben, wie seine Frau in aller Öffentlichkeit auf ihn eingeschlagen hatte, als sie das erste Mal Nina zu Gesicht bekommen hatte. Das war auf dem Spielplatz der Wohnblocks im alten Dorf gewesen, kurz vor unserem Umzug in das Haus. Du hattest mit Erna auf der Bank gesessen, als er mit seiner Frau und seinem Sohn vorbeischlenderte. Erna rief ihm zu, er solle kommen und seine Familie vorstellen, also musste er wohl oder übel der Aufforderung nachkommen. Wenn man Hakan und Nina nebeneinander sah, dann musste sogar ein Blinder erkennen, wessen Kind sie war.

Seine Frau sah Dich an, dann ihn und dann schlug sie unvermittelt mit ihrer Tasche auf ihn ein. Die plötzliche Erkenntnis muss sie so sehr getroffen haben, dass es ihr scheißegal war, dass alle Welt zusah, wie sie als Türkin ihren Mann schlug. Seitdem haben wir von Hakan nicht mehr viel gehört.

Erna bot Dir an, jemand anders für Dich zu finden, die Baracken waren ja immer noch voller Gastarbeiter, aber Du wolltest Hakan und sonst keinen. Und Lust auf noch ein Balg hattest Du auch nicht. Da wolltest Du Dich schon lieber mit den abenteuerlichen Bettgeschichten begnügen, die Erna bei ihren Besuchen zum Besten gab.

Wenn Du sie besucht hast, bist Du zusammen mit ihr um Hakans Hauseingang geschlichen in der Hoffnung, ihn zu sehen und vielleicht sogar mit ihm sprechen zu können, aber wenn er merkte, dass Du in der Nähe warst, hat er sich schnell verkrümelt. Für ihn war das Kapitel erledigt. Er hatte nur eine Frau gesucht, die mit ihm ins Bett gehen würde, solange seine Ehefrau noch in der Türkei war. Für ihn war es eine Bettgeschichte, nicht mehr. Er hat Dir ja nicht umsonst verschwiegen, dass seine Familie ihm nach Deutschland folgen würde, und während Du noch von einem Leben an seiner Seite träumtest, hat er schon alles für die Einreise seines Sohnes und seiner Frau geplant.

Danach

57

Kurz vor meinem achtzehnten Geburtstag bist Du mit dem Bus zu Erna gefahren. Es regnete. Der Alte musste seinen freien Tag dazu nutzen, einen großen Stapel Obstbaumholz zu zerhacken. Ich saß in meinem Zimmer und schrieb einen Brief an Opa, als er meine Zimmertür aufriss und mich anschnauzte, ich solle ihm gefälligst beim Holzmachen helfen. Im Schuppen lehnte er sich an die Tür, sah mich an und fragte mich, wann ich das letzte Mal mit einem Kerl im Bett gewesen sei.

»Gar nicht. Überhaupt nicht, warum fragst du mich das?«

»Warum?«

Er kam auf mich zu, holte aus und schlug mir gegen den Kopf. »Weil ich das wissen will, darum! Antworte, du Drecksnutte!«

Ich wich zurück, wollte mich an ihm vorbei aus dem Schuppen drängen, aber er hielt mich an den Haaren fest. Er zog mich weiter in den Stall hinein, schubste mich gegen einen großen Stapel Holz und zischte mir zu, ich solle mir die Hose herunterziehen. Als ich seiner Aufforderung nicht nachkam, trat er nach mir, riss an meinem Pullover und brachte mich mit einem Schlag ins Gesicht zu Fall. Er sah wütend aus, seine Stimme war heiser, als er mir sagte, dass er mir jetzt seinen Pimmel reinstecken würde. Das, was andere jeden Tag von mir haben könnten, das wolle er sich jetzt nehmen.

Er kniete sich auf meinen Oberkörper und machte sich am Reißverschluss meiner Hose zu schaffen. Ich bekam kaum noch Luft, zappelte trotzdem mit den Beinen und schlug mit der freien Hand um mich. Als er seine Pfoten um meinen Hals legte, griff ich nach dem nächstbesten Gegenstand und schlug damit in seine Richtung. Er ließ sofort von mir ab, sprang auf und tastete nach seinem Kiefer. Dann besah er sich seine Hand und das Blut darauf, er stöhnte vor Schmerz und konnte überhaupt nicht fassen, dass ich ihn verletzt hatte.

Für mich selbst war das auch schwer zu fassen. Ich hatte Angst vor dem, was er mir antun wollte, Angst, er könnte mich erwürgen, und ohne nachzudenken, hatte ich mich verteidigt. Meine Gefühle in dem Augenblick sind schwer zu beschreiben: Ich war atemlos, hatte immer noch Angst, aber auch Wut und ein Gefühl, als hätte ich ihn besiegt. Zum ersten Mal hatte ich mich gewehrt. Zum ersten Mal hatte ich erlebt, dass er nicht stark und unverwundbar war. Ich hatte ihn mit einem Holzscheit verletzt.

Er hielt sich immer noch den Kiefer, lehnte sich gegen die Wand und kümmerte sich nicht um mich. Ich kam hoch, stand einfach da und sah zu, wie er Schmerzen litt, die ich ihm zugefügt hatte. Und dann, Irma, tat ich das Mutigste, was ich bis dahin je getan hatte. Ich sagte: »Wenn du das noch mal machst, bring ich dich um!«

Ich ging an ihm vorbei aus dem Schuppen. Ging zum Haus und drehte mich noch nicht einmal um. Drinnen zog ich mir saubere Sachen an und setzte mich wieder in mein Zimmer. Ganz wohl war mir nicht, vielleicht würde er gleich kommen und mich bestrafen. Vielleicht wartete er nur, bis er sich von den Schmerzen und dem Schock erholt hatte, und würde mir gleich eine Lektion erteilen, die ich nie wieder vergessen würde. Es geschah aber nichts. Er kam noch nicht einmal ins Haus, ich hörte etwas später nur die Säge, hörte, wie er die Axt in das Holz schlug. Ich traute mich aus dem Zimmer, sah vorsichtig um die Ecke. Die Tür zum Schuppen war wieder zu.

Noch vor wenigen Jahren wäre ich lieber freiwillig gestorben, als auch nur daran zu denken, die Hand gegen meinen Stiefvater zu erheben. Du hast Dich ganz schön erschrocken, als Du Deinen Mistkerl später zu Gesicht bekommen hast. Neben seinem Kinn prangte eine Beule, groß wie ein Ei, seine linke Seite war geschwollen und verfärbte sich allmählich in allen möglichen Lilatönen.

Beim Abendessen bekam er das Maul nicht weit genug auf, um sich einen Löffel Suppe hineinzuschieben, sprechen konnte er auch nicht richtig und als er Dir erzählte, ihm wäre beim Holzhacken ein Klotz ins Gesicht gesprungen, da wusste ich, dass ich tatsächlich gewonnen hatte. Er würde mich nicht wieder anfassen.

Er benahm sich mir gegenüber wie immer, befahl mir, die Fresse zu halten, schimpfte mich eine Drecksau und schüttelte mit dem Kopf, als ich noch einen zweiten Teller Suppe wollte. Als er mir befahl, nach dem Essen den Tisch abzuräumen, sagte ich: »Kann Antje machen, ich bin nicht dran!«, und spazierte ohne auf Antwort zu warten in mein Zimmer.

Ich weiß nicht, wie Dir meine neue Dreistigkeit gefallen hat, ich selbst fand mich mutig und so richtig cool. Was solltest Du auch schon dagegen tun? Mich jeden Tag verprügeln? Ich hatte in all den Jahren ein so dickes Fell bekommen, dass mich das nicht weiter belastet hätte.

In den folgenden Tagen wurde Dein feiner Gatte wegen seines blauen Gesichts ausgelacht. Seine Alte hätte ihm wohl ein paar verpasst, hieß es. Er jammerte unablässig wegen der Schmerzen, des Hungers, den er nicht stillen konnte, weil er nicht in der Lage war, anständig zu kauen, und wegen des Gesichts, das in allen Regenbogenfarben schillerte und total entstellt war. Als sogar Du ihm zu verstehen gabst, er solle doch endlich aufhören, so ein Waschlappen zu sein, maulte er und sagte gar nichts mehr.

An meinem Geburtstag wachte ich auf in dem Bewusstsein, dass ich ab heute volljährig war und tun und lassen konnte, was ich wollte.

Wenn mir danach war, konnte ich jetzt sofort ein paar Sachen einpacken und verschwinden. Ich brauchte es noch nicht einmal heimlich zu tun. Nicht einmal die Polizei konnte mich jetzt noch zwingen, weiter mit Euch unter einem Dach zu wohnen, wenn ich das nicht wollte.

Ich kam aus meinem Zimmer, setzte mich zu Dir an den Küchentisch und schenkte mir eine Tasse Kaffee ein. Ohne zu fragen. Eine Tasse Kaffee war am Tage meiner Volljährigkeit wohl drin. Als würde es Dir jetzt gerade einfallen, kam von Dir ein »Ach ja, na denn man herzlichen Glückwunsch zum Geburtstag!«.

Ein Geschenk bekam ich nicht. Mein Geburtstag lag ungünstig, das Geld war fast aufgebraucht und es würde noch Tage dauern, bis der Alte das nächste Mal Lohn erhielt, aber das war für mich nicht schlimm. Die Volljährigkeit war für mich Geschenk genug. Ich teilte Dir mit, dass ich zu Opa und Oma fahren würde, um den Tag mit ihnen zu verbringen.

Keine Widerrede von Dir.

Ich sagte, dass ich noch nicht wisse, mit welchem Bus ich zurück kommen würde.

Wieder kein Wort dagegen.

Unfassbar!

Ich sagte etwas, es wurde hingenommen.

Opa schenkte mir 50 Mark und kaufte beim Bäcker einen Nusskuchen, um mit mir meinen Geburtstag zu feiern. Wir hörten zusammen Radio und fütterten die Kaninchen. Wir machten einen Spaziergang über den Friedhof und Opa erzählte mir, wer in der letzten Zeit alles gestorben war.

Ein paar Dörfer vor unserem Ort gab es direkt neben der Haltestelle eine Discothek. Cäsars Palast hieß sie und Mädchen in der Schule hatten erzählt, wie toll es dort sein sollte. Als der Bus am Abend dort anhielt, zögerte ich nicht lange und stieg aus. Die Disco machte gerade erst auf und ich konnte mich in Ruhe erst einmal umsehen.

Große glitzernde Kugeln hingen an der Decke, Lichtstrahler in verschiedenen Farben tanzten über die Tanzfläche, als Pult für den Discjockey diente das Vorderteil eines alten amerikanischen Autos. An der Bar holte ich mir eine Cola und suchte mir dann einen Tisch direkt neben der Tanzfläche. Nach und nach füllte sich die Disco und angesichts der hübsch zurechtgemachten Mädchen bereute ich meine Spontaneität schon fast wieder. Weder hatte ich schicke Klamotten, noch war ich geschminkt. Aber ich brauchte ja nur am Tisch sitzen zu bleiben, ein wenig herumzuschauen und konnte dann mit dem nächsten Bus weiterfahren. Die Musik war laut und die ersten Mädchen tanzten schon, als ein junger Mann an meinen Tisch kam und mich fragte, ob er sich zu mir setzen dürfte. Er stellte sich vor, lächelte mich an und sah dann den Leuten auf der Tanzfläche zu.

Er lud mich ein, noch eine Cola mit ihm zu trinken, und schien die ganze Zeit zu überlegen, wie er am besten ein Gespräch anfangen konnte. Er erzählte, dass er gerade bei der Bundeswehr sei, er sei Heimschläfer und müsse darum abends nicht in die Kaserne. Frank hieß er, war zwei Jahre älter als ich und wegen unser beider Schüchternheit und wegen der lauten Musik kam kein rechtes Gespräch in Gang. Er wich aber den ganzen Abend nicht von meiner Seite und bezahlte alle Getränke für mich. Er fragte nach meinem Alter und kaufte mir, weil ich Geburtstag hatte, ein Glas Sekt. Er war sehr erstaunt darüber, dass ich so einen wichtigen Tag allein verbrachte und nicht etwa bei einer tollen Party mit all meinen Freunden. Ich musste lachen, weil ich mir vorstellte, wie es wohl wäre, in meinem Zimmer ein rauschendes Fest zu feiern. Zur Musik aus einem kleinen Radio, bei Hektolitern von Hagebuttentee und mit Zwischenrufen von Dir, dass jetzt jemand Holz aus dem Schuppen holen müsse.

Als ich ihn fragte, ob er die Busfahrzeiten kenne, bot er mir an, mich nach Hause zu fahren. Ich nahm sein Angebot an, ließ ihn aber ein Stück vorher anhalten, und wartete, bis er wieder wegfuhr, bevor ich zum Haus ging. Im Wohnzimmer brannte noch Licht, aber die Haustür war abgeschlossen und ich musste endlos lange klopfen, bis Du mich endlich hereingelassen hast.

»Ah, ganz neue Moden. Das gnädige Fräulein kommt nach Hause, wann es ihr passt. So fang man an, dann kannst du gleich wegbleiben!«

Das nächste Mal traf ich Frank, als ich an der Haltestelle stand und auf den Bus in die Kreisstadt wartete. Ich wollte etwas von meinem Putzgeld in ein Paar Turnschuhe investieren und freute mich schon auf einen Bummel durch die Geschäfte. Er fragte mich, ob er mich fahren dürfe, und als ich ihm von meinem Vorhaben erzählte, bot er mir an, mich zu begleiten.

Schuhe habe ich an dem Tag nicht gekauft, aber in einer Pizzeria war ich mit ihm und später bummelten wir ohne Ziel durch die Stadt, schauten uns die Auslagen in den Fenstern an und saßen in einem Café am Hafen. Er legte beim Gehen einen Arm um mich und machte mir Komplimente wegen meiner Haare. Als er mich nach Hause brachte, ließ ich ihn wieder in einiger Entfernung zum Haus anhalten. Ich wollte nicht, dass er sah, wo ich wohnte. Bevor ich ausstieg, bat er mich um ein Wiedersehen und gab mir schnell einen Kuss auf die Wange.

Ich verbrachte ab jetzt so viel Zeit mit ihm, dass Dir meine ständige Abwesenheit nicht verborgen bleiben konnte. Als Du mich fragtest, ob ich mich etwa mit einem Kerl treffen würde, musste ich Dir erzählen, dass ich tatsächlich jemanden kennengelernt hatte. Ich verriet Dir sogar, dass er ein Auto hatte, wie er hieß und woher er kam, aber alle anderen Fragen beantwortete ich nur vage.

Es war zur Gewohnheit geworden, dass er mich, wenn er mich abholte, an der Bushaltestelle einsammelte und mich später auch dort wieder ablieferte. Als er mich fragte, warum er mich nicht bis zur Tür bringen dürfe oder mich zu Hause besuchen könne, murmelte ich etwas von »Meine Eltern sind nicht so dafür« und hoffte, dass die Angelegenheit damit erledigt wäre.

Eines Nachmittags hast Du mich gerufen. Du standest im Wohnzimmer und hast aus dem Fenster gesehen.

»Wer ist der Kerl da drüben? Ist das dein Frank? Der steht da jetzt schon seit drei Tagen immer zur selben Zeit und glotzt hierher!«

Oje, er war es wirklich. Er stand vor der Bäckerei und sah zu uns herüber. Ich lief zu ihm und bat ihn, nicht mehr zu kommen, weil ich sonst Ärger bekommen würde.

Als ich ihn am nächsten Nachmittag traf, musste ich ihm wohl oder übel ein wenig mehr über meine Situation erzählen. Er hörte mir zu, unterbrach mich nur manchmal, um nachzufragen, und meinte schließlich, dass wir uns eben nicht bei mir, sondern bei ihm treffen würden, und das jetzt sofort. Er wollte mir zeigen, wo er wohnte, und da wir dann schon einmal da wären, könnte ich auch gleich seine Eltern kennenlernen.

So wurde es in den kommenden Wochen normal, dass wir die Nachmittage und Abende in seinem Zimmer verbrachten. Manchmal kam seine Mutter mit einer Thermoskanne voll Kaffee und leistete uns Gesellschaft. Wir sprachen über alles Mögliche, machten Scherze und sahen gemeinsam fern. Ich aß mit der Familie zu Abend und ließ mir von Franks Vater Plattdeutsch beibringen. Ich fühlte mich wohl und dachte erst mit Unbehagen an meine Heimkehr, wenn es Zeit zum Aufbruch war.

Frank hielt nicht mehr an der Bushaltestelle. Er brachte mich bis zur Auffahrt des Hauses und fuhr erst weg, wenn ich sicher an der Haustür angekommen war. Ich solle nicht albern sein, sagte er. Immerhin sei ich volljährig, was könne irgendjemand dagegen haben, dass ich ordnungsgemäß nach Hause gebracht wurde. Er hatte ja keine Ahnung, was ich mir alles anhören musste. Eine Schlampe war ich, eine Hure, ein selbstsüchtiges Miststück. Eine Herumtreiberin. Eine, die auf ihre Familie schiss und nur an ihr eigenes Vergnügen dachte. Wenn der Alte abends zu Hause war, seid Ihr im Duett über mich hergefallen. Im Stich würde ich Dich lassen mit der ganzen Arbeit. Wie lange hatte ich schon nicht mehr abgewaschen, Holz aus dem Schuppen geholt oder eingekauft? Wer musste meine dreckige Wäsche nicht nur waschen, sondern auch noch aufhängen? Es nützte mir auch nichts, Euch stehen zu lassen und mich in mein Zimmer zu verziehen, Ihr seid einfach hinterhergekommen und habt weitergezetert. Ich sollte dem sofort ein Ende bereiten, sonst könnte ich zusehen, wo ich blieb. Ab sofort herrschte ein anderer Wind. Ich sollte mich nicht mehr mit dem Spinner treffen, sondern mit dem Arsch zu Hause bleiben und meine Pflicht erfüllen.

»Er ist kein Spinner!«, schrie ich. »Ich mache hier trotzdem meine Arbeit, ich lasse nichts liegen und ich werde mich morgen wieder mit ihm treffen!«

Betroffenes Schweigen. Ihr habt Euch angesehen, fassungslos, in welchem Ton ich mit Euch zu reden wagte. Deine Tränenschleusen waren geöffnet, Du hast hilfesuchend nach seinem Arm gegriffen, die Masche kannte ich zur Genüge. Halt mich fest, ich falle jetzt gleich in Ohnmacht. Der Alte machte einen Schritt auf mich zu, atmete schwer, schnaubte wie nach einem Marathonlauf.

»Wenn ich morgen von der Arbeit komme, will ich dich hier nicht mehr sehen. Dann bist du weg, mir egal wohin. Pack deinen Scheiß und verschwinde. Wehe, ich seh deine Fresse hier morgen noch mal!«

Damit zog er Dich aus dem Zimmer. Als Ihr endlich zu Bett gegangen wart, schlich ich mich zum Telefon und rief Frank an. Ich schilderte ihm, was geschehen war und dass ich jetzt quasi obdachlos war.

Er hat sich fantastisch verhalten. Er beruhigte mich, sagte mir, ich solle mir keine Sorgen machen, und ab morgen hätte ich eine neue Adresse. Ich sollte anfangen, meine Sachen einzupacken, und wenn er morgen Nachmittag Dienstschluss hätte, wollte er kommen und mich mitnehmen. Irgendwann würden wir doch sowieso zusammenziehen, warum dann nicht gleich jetzt, und er fand, je eher ich dort wegkäme, desto besser.

Ich war getröstet, schlich wieder in mein Zimmer und sah mich um. Was konnte ich mitnehmen? Meine Klamotten, die paar Bücher, die ich mir wieder angeschafft hatte, und ein paar Kleinigkeiten. Aber wie sollte ich alles einpacken? Ich hatte weder Kisten noch Koffer oder Taschen. Jetzt noch in der Küche nach Plastiktüten zu kramen wäre zu auffällig gewesen, also musste ich bis zum Morgen warten. Ich legte mich angezogen auf das Bett und wartete darauf, dass die Nacht vorbeiging.

58

Ich hatte begonnen, meine Habseligkeiten in die Plastiktüten eines Supermarktes zu verstauen. Du hast nicht mit mir gesprochen, hast mich vollkommen ignoriert und erst, als ich noch mehr Plastiktüten holte, fiel Dir auf, dass da in meinem Zimmer etwas im Gange war.

»Was wird das denn hier?«

»Ich packe!«

Du warst so überrascht, verwirrt, schockiert und wütend, dass Du Deine Zigarette auf den Teppich hast fallen lassen. Du hast Dir an den Hals gegriffen, dann ans Herz, und bist wieder aus dem Zimmer gestürmt.

Im gleichen Moment hörte ich Frank draußen hupen. Er war die Auffahrt bis zur Küchentür hochgefahren und saß nun unentschlossen im Auto. Schließlich stieg er aus, trat an die Tür, grüßte und sagte, er käme, um mich abzuholen. Du hast nach Antje gerufen und ihr aufgetragen, sie solle zur Ziegelei laufen und Papa so schnell wie möglich herholen. Ich schnappte mir die bereits gepackten Tüten und reichte sie wortlos nach draußen. Ich hatte noch immer nicht alles eingepackt, versuchte mich zu beeilen, wurde aber nervös und schüttete den Inhalt der Plastiktüten in der Küche auf den Boden.

Du hast fluchend am Tisch gesessen, meine Geschwister standen herum und ich kniete auf dem Teppich in dem Bemühen, alle Sachen wieder in den Tüten zu verstauen. Das Plastik war gerissen, also drückte ich Frank ein Wirrwarr aus Unterwäsche, Shampooflaschen und Büchern in die Hände. Plötzlich wurde er beiseitegestoßen, der Alte stürmte die Küche und wollte wissen, was hier los war.

»Abhauen will die, das ist los!«

Er riss mir das ganze eingesammelte Zeug wieder aus den Händen und fing an zu schreien, dass ich meinte, ich würde davon taub werden. Er spuckte vor Wut, schrie Frank an, er solle sofort seine Scheißkarre vom Grundstück fahren und verschwinden. Frank streckte seine Hand nach mir aus.

»Komm, lass alles liegen, wir gehen!«

Ich rannte an dem vor Wut kreischenden Alten vorbei, sprang ins Auto und sah durch die Heckscheibe. Fäusteschwingend lief er hinter uns her. Ich wusste, *jetzt* war es vorbei.

Kein Jahr später war ich mit Frank verheiratet. Wir hatten unsere eigene Wohnung und ich war schwanger mit unserem ersten Kind.

Und hier, Irma, hört mein Bericht auf. Ab hier geht Dich mein Leben nichts mehr an. Ab hier hatten weder Du noch Dein Ehemann weiterhin Recht oder Grund, auf mein Leben einzuwirken. Ab hier seid Ihr unwichtig. Endlich unwichtig. Nicht länger existent.

Du hast bis hierher gelesen, und mir war klar, dass Du das tun würdest. Mir ist auch klar, dass Du diese Zeilen niemandem zeigen kannst. Du kannst sie nicht irgendjemandem vorlegen und sagen: »Guck dir das mal an, das muss ich mir gefallen lassen!«

Du tätest es gern, kannst es aber nicht, weil das Fragen zur Folge hätte. Fragen, die Du nicht beantworten könntest.

Was hat das mit diesem Hakan auf sich? Zum Beispiel.

Was willst Du tun?

Alles abstreiten?

Mich erneut der Lüge bezichtigen?

Das kannst Du nicht.

Den Vaterschaftstest bin ich übrigens gern bereit zu bezahlen.

Was hat es denn mit dem angeblichen Missbrauch auf sich?

Was willst Du tun?

Alles abstreiten?

Das kannst Du nicht.

Ich bin jederzeit bereit, mich einem psychologischen Gutachter zu stellen.

Ist *er* das auch?

Bist *Du* das auch?

Was hat es auf sich mit den angeblichen körperlichen Züchtigungen?

Was willst Du tun?

Alles abstreiten?

Das kannst Du nicht.

Wir ducken uns noch heute, wenn unvermittelt jemand lautstark redend auf uns zukommt.

Was hat es auf sich damit, dass Du Deine Kinder nicht unterstützt und gefördert hast?

Was willst Du tun?

Alles abstreiten?

Auch das kannst Du nicht.

Keines Deiner Kinder hat eine abgeschlossene Ausbildung. Ist das Zufall? Sind sie alle zu blöde gewesen, als dass aus ihnen etwas hätte werden können?

Sieh uns doch an.

Sieh uns an, Mama, und dann sag uns, dass wir allesamt zu blöde zum Scheißen waren.

Ich bin abgehauen, sobald ich nur konnte.

Antje ist noch heute bei Dir und macht neben ihrem eigenen Haushalt auch Deinen. Sie hat ein Kind von einem Cousin und ein weiteres von einem türkischen Gastarbeiter, der sie im Stich ließ, noch bevor die Wehen einsetzten. Sie stahl bei ihrem Hausarzt Rezeptblöcke und verschrieb sich selbst Aufputschmittel, die sie zusammen mit ein paar Flaschen Bier zum Frühstück verzehrte. Sie klaubte Kippen aus ihrem Aschenbecher und pflückte sie auseinander, um sich von übrig gebliebenen Tabak eine neue Zigarette zu drehen. Sie kennt die Geheimzahl zu ihrem Konto nicht, weil ihr Vater das Geld von der Sozialhilfe abhebt und Du es für sie »verwaltest«. Sie ist so geimpft, so nachhaltig unterdrückt, dass der Tag, an dem Du stirbst, auch Ihr Todestag sein wird. Sie wird in die Grube hüpfen und sich mit Dir begraben lassen ... nur damit jemand da ist, der Dir im Jenseits Deinen Aschenbecher leert.

Irma ist ein wenig rastlos, orientierungslos, hilflos. Sie heiratete einen Fernfahrer, bekam zwei Söhne mit ihm, lernte auf einer Telefonflirtline jemand anders kennen, heiratete den, bekam noch einen Sohn, versuchte zweimal, sich das Leben zu nehmen, ließ sich wieder scheiden. Sie zog in den vergangenen Jahren von Ort zu Ort, in jedem ging es ihr schlechter, jede Beziehung ging nach kurzer Zeit in die Brüche. Sie ist wie ein brodelnder Vulkan und wenn sie ausbricht, lässt sie die Welt an ihrem Lavafluss teilhaben. Sie kündigt ihren Suizid an, verabschiedet sich von ihrer Familie und hofft jedes Mal aufs Neue, dass jemand sie von ihrem Vorhaben abhalten möge. Ich wünschte, sie würde es sich so einfach machen wie damals und den Leuten ihren Frust einfach vor die Füße kotzen.

Ulla war von jeher meine Lieblingsschwester. Wir hatten bis vor drei Jahren innigen Kontakt, riefen einander an, wenn wir meinten, wir würden ausflippen. Sie war schon früher mein Schützling. Früher, als ich selbst noch ein Kind war. Ich putzte ihr den Hintern, ich teilte ihr die besten Wurstsorten zu. Ich wusste ja, dass sie dasselbe durchmachte wie ich. Nur war sie so unendlich viel zarter, verletzbarer und sensibler als ich. Ich hatte immer das Bedürfnis, sie zu beschützen. War es Selbsterhaltungstrieb oder purer Egoismus, was mich davon abgehalten hat, mich zwischen sie und den Alten zu werfen? Ich weiß es nicht.

Irgendwann hat auch sie geheiratet. Ihr Mann trank, machte Schulden, kümmerte sich weder um sie noch um die beiden Söhne. Sie hatte Blackouts, lief mit dem Kopf gegen die Wand, verzweifelte am Leben, wer will es ihr verdenken?! Auch sie hat einige Selbstmordversuche hinter sich. Sie nannte mich immer die Stärkere von uns beiden. In Wirklichkeit war sie die Kämpferin. Sie arbeitete sich den Arsch ab, um von den Schulden herunterzukommen und ihren Söhnen etwas bieten zu können. Sie legte Wert auf ein sauberes und ordentliches Zuhause. Bei ihr roch es immer nach Putzmitteln oder Weichspüler. So wüst es in ihrem Inneren aussah, so sauber, fast schon steril war ihr Haus. Sie hat

Therapien gemacht, soviel ich weiß, geht sie immer noch zu ihrer Therapeutin. Ob es ihr hilft ... ich kann es nur hoffen.

Paul ist meines Wissens immer noch Hilfsarbeiter auf der Ziegelei. Immerhin hat er es geschafft, den Führerschein zu machen. Er hatte zeitweilig eine eigene Wohnung, verlor sie aber wieder, weil er sich in Unkosten stürzte, um Deine Versandhausschulden zu begleichen. Da blieb für die Miete nichts mehr übrig. Dankbar, wieder bei Euch einziehen zu dürfen, tat er sein Bestes, um zum Lebensunterhalt beizutragen. Von Euch dazu gemacht, war und ist er der Depp der Familie. Dumm, zu nichts zu gebrauchen, aber gehorsam und fleißig. Ohne viele Fragen oder gar Ansprüche liefert er seinen Lohn bei Dir ab und beklagt sich auch nicht, wenn er zum vierten Mal um eine Flasche Billig-Cola bitten muss. Er ist groß, plump und bemitleidenswert. Ein Schrank von einem Kerl mit Bärenkräften. Ich wünschte, er würde sie einsetzen ...

Nina, die Prinzessin der Familie, von allen verhätschelt, weil sie das Nesthäkchen war. Schon mit dreizehn ließ sie sich nichts mehr sagen. Sie tat, wonach ihr gerade war. Mit vierzehn blieb sie auch über Nacht von zu Hause weg, mit fünfzehn musstest Du erkennen, dass sie drogenabhängig war. Nicht von Alkohol oder Joints, nein, sie war auf Heroin. Sie spritzte sich das Teufelszeug in die Adern.

Niemand wusste, wie sie in die entsprechenden Kreise geraten war. Ich suchte sie nächtelang in den einschlägig bekannten Vierteln der Stadt, sperrte sie ein, wenn ich sie fand, weil ich mir einbildete, ihr helfen zu können, erkannte nach Wochen, dass ich es nicht konnte, und suchte nicht mehr nach ihr, als sie mir davonlief.

Das, Irma, sind Deine Kinder.

Könntest Du jetzt mit reinem Gewissen aufstehen, mir in die Augen sehen und sagen, dass aus uns nichts geworden ist, weil wir zu blöde zum Scheißen sind?

Wir alle?

Denkst Du nicht manchmal, Du hättest *irgendetwas* besser machen können?

Bereust Du nichts?

59

Ich bin heute vierundvierzig Jahre alt. Ich habe Jahrzehnte gebraucht, um über meine Kindheit hinwegzukommen. Ich wurde unterdrückt, misshandelt und missbraucht und ich habe es trotzdem erst im Alter von dreißig Jahren geschafft, mich vollständig von Euch zu lösen. Erst vor knapp fünfzehn Jahren habe ich den Kontakt völlig abgebrochen. Du weißt sicher noch, wann genau das war.

Nach einem Streit mit Deinem Scheißtypen von Mann hast Du mich angerufen, um Dich bei mir auszuheulen. Die Sprache kam wieder auf damals und ich hielt Dir vor, dass Du Dich schon vor vielen Jahren von ihm hättest trennen sollen. Überraschenderweise warst Du einsichtig, hast im Beisein meines Mannes zugegeben, dass ich recht hatte, hast gesagt, dass Du mir immer, auch schon damals geglaubt hättest. Wärst nur zu schwach gewesen, endlich einen Schlussstrich zu ziehen. Ach, hättest Du es nur getan, hast Du weinend gestammelt.

Eine ganze Stunde lang habe ich auf Dich eingeredet, habe Dir wieder einmal von meinen und von Ullas Qualen berichtet, habe Dir vor Augen gehalten, wie sehr wir alle unter der Herrschaft dieses kranken Idioten gelitten haben. Du hast während des ganzen Telefonats geheult, hast gesagt, wie leid Dir das alles tue.

Aber schon am nächsten Tag kam ein Anruf von Paul. Ich sollte die Musikanlage, die Du mir für meinen dreißigsten Geburtstag geliehen hattest, zurückbringen und dann wolle Mama nie wieder etwas mit mir zu tun haben. Sie habe es jetzt ein für alle Mal satt, sich immer wieder meine Lügengeschichten anzuhören, und wolle sich wegen mir nicht kaputt machen.

Als ich meinem Bruder sagte, dass ich das gern von Dir selbst hören würde, bist Du ans Telefon gekommen und hast mich angeschrien. Ich war wieder das verlogene Miststück, die Drecksau, die alles versuchte, um Unruhe in die Familie zu bringen. Im Hintergrund hörte ich den Alten fluchen, er wollte kommen und mich kaltmachen, wollte mich Vieh endlich unter die Erde bringen, das hätte er schon vor Jahren tun sollen.

Ihr hattet Euch also mal wieder ausgesprochen.

Wart Euch einig.

Ich legte den Hörer auf.

Seitdem, Irma, geht es mir gut.

Ich verschwende keine Gefühle mehr an Dich, Du bist es nicht wert. Ich vermisse Dich nicht. Wenn mich jemand nach meiner Familie fragt, sage ich, dass ich keine Eltern mehr habe, schon lange nicht mehr. Das ist praktisch und außerdem ja auch nicht gelogen.

Ich bin heute glücklich. Ich habe meine Söhne, die beide schon erwachsen sind. Ich habe ihnen jeden Tag ihres Lebens gesagt, dass ich sie liebe. Es war und ist mir wichtig, dass sie das wissen.

Meine Ehe ging nach sechzehn Jahren in die Brüche, aber es gab keine schmutzige Wäsche. Wir waren trotzdem weiterhin gemeinsam für die Jungs da. Sowohl Frank als auch ich sind neue Partnerschaften eingegangen.

Ich habe einen wunderbaren und liebevollen Mann an meiner Seite.

Ich habe wenige, aber dafür sehr gute und echte Freunde. Freunde, die meine Geschichte kennen und mich trotzdem gern haben, weil sie wissen, dass ich keine Verantwortung für mein Schicksal trage. Man schätzt mich, mag meinen Humor. Man legt Wert auf meine Meinung und ich bin ein gern gesehener Gast.

Ich bin kein Fall für die Klapsmühle geworden und kein Duckmäuser.

Es ist Euch nicht gelungen, mich zu zerbrechen.

Du bist jetzt fertig mit Lesen.

Und ich bin fertig mit meiner Kindheit.

Es mag sein, dass ich wieder für eine Sekunde lang wie vom Donner gerührt dastehen werde, wenn ein schmalziger Moderator *Heidschi Bumbeidschi* ankündigt, aber dann werde ich einfach aufstehen und das Radio ausschalten.

Für die erweiterte Neuausgabe:

Die Geschichte des »Flüsterkindes«

Wie der Brief an meine Mutter entstand

Lange, bevor es den Brief an meine Mutter gab und aus dem Brief ein Buch wurde, habe ich immer wieder darüber nachgedacht, wie ich meine Mutter dazu bewegen könnte, Anteil an meinen Leiden zu nehmen. An dem, was ich viele Jahre körperlich und danach, mit Mitte und auch mit Ende zwanzig, noch täglich in Gedanken durchgemacht habe. Ich wollte so verzweifelt unbedingt, dass sie mich versteht und mir das auch zeigt, dass ich beinahe täglich dachte, ich würde nur noch auf den rechten Moment warten, um ihr dann endlich, endlich alles zu erzählen. Vielleicht neben ihr sitzend, während sie ihren Arm schützend um mich gelegt hätte, vielleicht auch am Telefon, mit etwas Abstand, aber ihrer vollen Aufmerksamkeit gewiss. Ich habe auch bei Telefongesprächen mehr als ein Mal absichtlich in diese Richtung gelenkt, immer denkend, ein Moment ist so recht wie der andere. Ob ich es jetzt sage oder morgen oder nächsten Monat. Und es bestand ja auch durchaus Hoffnung. Als ich sagte: »Mama, er hat das nicht ein Mal mit mir gemacht, auch nicht zehn Mal, er hat es unendlich oft getan!«, da hat sie geweint. Sie weinte und ich nahm ihr Weinen als Zeichen, dass sie nun endlich nachvollziehen konnte, was all die Jahre mit mir geschehen war. Ich nahm ihr Weinen als Zeichen des Mitfühlens, der Sympathie, mehr noch ... der Liebe, die sie für mich empfand, einfach empfinden musste, denn – würde sie sonst weinen?!

Als kleines Mädchen hatte sie mich gezwungen, Details zu erzählen, alle widerlichen Einzelheiten hatte sie hören wollen. Sie hatte wieder und wieder gefordert, ich solle bis ins Kleinste genau erzählen, was mein Papa mit mir gemacht hatte. Jetzt erzählte ich es freiwillig, ließ die Worte unkontrolliert, rasend schnell und sicherlich auch ein wenig konfus aus mir heraus.

Ich entließ meine Worte in ihre Ohren und – das dachte ich – in ihr Herz.

Ich dachte, ich habe angenommen, ich war sicher, dass sie sagen würde, was ich so lange von ihr erhofft hatte.

Mein armes Mädchen.

Ich dachte, ich habe angenommen, ich war sicher, dass das, was ich ihr in Telefongesprächen offenbarte, erzählte, anvertraute, auch wirklich in ihr Herz dringen würde.

Als ich ihr Ohr hatte, nahm ich automatisch an, ich hätte auch ihr Herz.

Als sie mir endlich zuhörte und dabei weinte, wähnte ich mich an der Stelle, an der ich schon immer hatte sein wollen: ganz nah bei ihr, an ihrem Herzen.

Und je mehr ich daran glaubte, dass ihre Tränen mir galten, meinem Kindheitselend, desto freier wurde ich in meinem Erzählen, desto mehr nahm ich an, dass sie nun alles nicht nur wissen *wollte*, sondern auch wissen *musste*. Um mich zu verstehen, um zu begreifen, was ich ihr damals schon anvertraut hatte.

Je mehr ich erzählte, desto mehr weinte sie auch. Sie versicherte mir immer und immer wieder, wie leid ihr das alles tue. Wie sehr sie bereue, mir nicht geglaubt zu haben. Wie sehr sie mir *doch* geglaubt, aber nichts habe ändern können, weil sie immer angenommen habe, so ein Vater sei besser als kein Vater, und ich müsse bedenken, dass damals einfach andere Zeiten gewesen seien und dass es für eine Mutter mit so vielen Kindern einfach unmöglich gewesen sei, allein zu existieren. Der Vater als Ernährer *aller* Kinder sei einfach zu wichtig gewesen.

Gespräche dieser Art haben wir mehrere geführt, meine Mutter und ich. Ende zwanzig war ich da und hatte regelmäßigen Kontakt zu ihr. Ich besuchte sie oft, sie kam mich besuchen, wenn ich sie abholte.

Sie saß bei mir, ließ sich Kaffee kochen, Kuchen servieren, erzählte mir dabei oft von ihren Krankheiten. Ich ließ mir ihre Leiden schildern und wenn sie damit fertig war, hatte ich kaum noch den Mut, sie durch meine eigene Leidensgeschichte unnötig aufzuregen.

Irgendwann allerdings war es mir egal, dass sie Herzrasen bekam, sobald ich von damals anfing. Von meiner Kindheit, von meinem Stiefvater und von all den furchtbaren Dingen, die erst im Armenhaus und später in den anderen Wohnungen mit mir passiert waren.

Ich habe sie sogar gefragt, ob sie denn wirklich nie etwas mitbekommen habe. Ob sie tatsächlich gedacht habe, ich würde sie belügen, als ich endlich den Mut fand, mich ihr anzuvertrauen.

Dann weinte sie wieder und gab mir zu verstehen, dass sie zwar nicht gedacht habe, ich würde lügen, aber angenommen habe, ich würde irgendeine kleine Geschichte aufbauschen, einen Riesenelefanten aus einer Mücke machen. Und ihr Mann habe ihr ja auch wieder und wieder versichert, dass da absolut nichts gewesen sei, und wenn er mich beim Baden aus Versehen einmal zwischen den Beinen berührt habe, dann habe sicher kein böser Wille dahintergesteckt. Wie habe er mich auch waschen sollen, ohne mich dabei anzufassen? Und wenn ich abends auf seinem Schoß hätte sitzen dürfen, dann habe er das getan, weil er mir ein guter Vater habe sein wollen, weil er mir und auch ihr habe zeigen wollen, wie sehr er sich bemühte, einem Kind, das nicht sein eigenes war, seine Liebe zu zeigen. Er habe es so plausibel erklärt, dass sie einfach daran habe glauben wollen. Und ich solle mich doch bitte endlich bemühen, diese Sachen einfach zu vergessen. Es sei eben nicht mehr rückgängig zu machen und sie selbst habe wegen dieser Geschichten ja nun auch genug gelitten.

Ich aber konnte es nicht einfach vergessen, wollte immer mehr wissen, bohrte weiter, verlangte zu erfahren, warum sie auch später bei Ulla nie etwas unternommen, ihren Mann noch nicht einmal mehr darauf angesprochen habe. Sie gab ausweichende Antworten, flüchtete sich in Selbstmitleid und ihre Krankheiten.

Einen Tag vor meinem dreißigsten Geburtstag fand dann unser letztes Telefonat statt. Ich wollte meinen Geburtstag feiern, hatte schon alles vorbereitet. In meinem Wohnzimmer stand eine kleine Karaoke-Anlage, eine Leihgabe meiner Eltern und meines

Bruders. Mein Mann und ich hatten die Möbel im Wohnzimmer so umgestellt, dass alle erwarteten Gäste bequem Platz fanden, ein Tapeziertisch war aufgebaut worden für das Büfett.

Ich war aufgeregt, eine Party veranstalteten wir nur selten, aber ein dreißigster Geburtstag war auch nach Ansicht meines Mannes eine Gelegenheit für eine richtig große Feier. Während der Vorbereitungen musste ich aber immer wieder über mein bisheriges Leben nachdenken. Ich erinnerte mich, wie sehr ich damals meinem achtzehnten Geburtstag entgegengefiebert hatte. Der Startschuss in ein neues Leben! Endlich würde ich tun und lassen können, was ich wollte, würde selbst über mein Leben bestimmen können, mich vor nichts mehr fürchten müssen. Für mich war der Tag meiner Volljährigkeit immer eine Art magische Grenze gewesen und als ich sie endlich überschritten hatte, konnte ich kaum glauben, dass mein Leben nun tatsächlich mir gehörte.

Ich hatte meine eigene Familie gegründet, hatte einen Mann und zwei wunderbare Söhne. Ich hatte das, was ich immer gewollt hatte: eine normale Familie mit einem normalen Alltagsleben. Die Erinnerungen an meine Kindheit waren mit dem Überschreiten der magischen Grenze natürlich nicht wie von Zauberhand verschwunden, so wie ich es angenommen und einfach vorausgesetzt hatte. Ich war an meinem achtzehnten Geburtstag nicht abgehauen, weit weggegangen, so wie ich es ursprünglich vorgehabt hatte. Ich hatte auch nicht den Kontakt zu meinen Eltern abgebrochen. Ich besuchte sie, sie besuchten mich, wohnten sogar ganz in der Nähe. Den großen Absprung hatte ich also nicht geschafft, und doch war es etwas ganz anderes, wenn ich sie besuchte. Ich wusste ja, dass ich jederzeit wieder gehen konnte. Ich konnte mir etwas raten lassen, musste mir aber nichts mehr sagen lassen. Ich konnte nach ein paar Tagen schon wieder zu ihnen fahren, ich konnte es aber auch lassen. Ich musste noch nicht einmal mit ihnen telefonieren, wenn ich es nicht wollte.

Und nun war der Tag meiner lange und heiß ersehnten Unabhängigkeit schon zwölf Jahre her.

Zwölf ganze Jahre waren seit dem Tag vergangen, an dem ich meine Vergangenheit als abgehakt hatte betrachten wollen. Gelungen war es mir nicht. Noch immer hatte ich Albträume, noch immer gab es Tage, an denen ich an nichts anderes denken konnte als an den Missbrauch. Ich fragte mich, ob es mir besser gehen würde, hätte ich damals den Kontakt zu meinem Elternhaus komplett und für immer abgebrochen. Vielleicht würde meine Verdrängungstaktik besser funktionieren, hätte ich nicht alle paar Tage die Gesichter der Menschen vor Augen, die mir meine Kindheit genommen hatten. Andererseits sagte ich mir aber auch, dass meine persönliche Entwicklung mittlerweile so weit fortgeschritten war, dass ich die Stärke hatte, ihnen ohne Angst gegenüberzutreten. Außerdem war da immer noch die Sehnsucht nach einer intakten Familie, nach dieser gewissen Nestwärme im Schoß der Familie. Ich glaube, ich wollte noch nicht einmal vor mir selbst zugeben, dass es das war, was ich noch immer suchte und was ich zu finden hoffte, indem ich weiterhin den Kontakt hielt und mir selbst weismachte, es läge auch mit an mir, für ein heiles, gesundes und liebevolles Miteinander zu sorgen. Dass es mir nicht gelang, mit meiner Kindheit abzuschließen, lag vielleicht nur daran, dass ich stur, dickköpfig und nachtragend war und die Vergangenheit einfach nicht ruhen lassen konnte. Auf der anderen Seite widerstrebte es mir zutiefst, dass mein Stiefvater mit den Dingen, die er mir angetan hatte, einfach so davonkommen sollte, dass er mich sogar noch der Lüge bezichtigte. Das würde immer zwischen uns stehen. Ihm mochte es gelungen sein, alles zu verdrängen, nie mehr daran zu denken. Ich aber würde immer, vielleicht für den Rest meines Lebens, Erinnerungsanfälle haben. Ich schwankte sehr oft zwischen »Komm, lass gut sein, Mona. Es ist lange vorbei, es wird nicht besser, wenn du immer wieder davon anfängst. Gib ihnen die Chance, dir zu beweisen, dass sie sich geändert haben, und versuche zu vergessen, was war!« und »Nein, es ist nicht gut und es wird nie mehr gut. Ich habe ein Recht darauf, ihnen zu sagen, wie schlecht es mir deswegen noch oft geht. Sie sollen wissen, dass ich noch immer darunter leide, und ich muss meinen Mund nicht halten, weil ich nämlich daran keine Schuld habe!«.

Zwölf Jahre ging das nun schon so. Ich war erwachsen, ich war reifer und sicherlich auch ein ganzes Stück stärker, aber der Gefühlszwiespalt war immer noch da.

Ich rief meine Mutter an diesem Tag an, um zu fragen, wann sie am nächsten Tag abgeholt werden wollte. Wir kamen ins Sinnieren, darüber, wie die Zeit verging, wie schnell man erst dreißig und dann vierzig oder fünfzig ist. Und dieses Mal war sie es, die das Gespräch auf das sonst für sie so leidige Thema lenkte. Dreißig Jahre alt würde ich am nächsten Tag werden. Das sei doch ein guter Zeitpunkt für den Startschuss für ein neues Leben. Ein Grund, nur noch nach vorne zu schauen und nicht mehr, nie mehr in die Vergangenheit. Endlich alles ruhen zu lassen, was sowieso nicht geändert werden konnte. Ich könne mich bemühen, meinen guten Willen zu zeigen und nun auch endlich mit Papa meinen Frieden zu schließen. Ich könne ihm die Hand reichen und einfach noch mal von vorn beginnen, zumal ich ja heutzutage nichts mehr auszustehen hätte, er tue mir ja schon seit Langem nichts mehr an.

Das waren genau die Dinge, über die ich so oder so ähnlich kurz vor unserem Telefonat noch nachgedacht hatte, aber dass sie annahm, ich könnte zu ihm gehen und mich quasi dafür entschuldigen, was er getan hatte, bei ihm gut Wetter machen, damit er sich noch besser fühlen konnte, nein, das war eindeutig zu viel verlangt. Damit würde ich ihm die Absolution erteilen und mich selbst noch mehr beschmutzen. Schlagartig überkam mich die Erinnerung an den Tag, an dem sie mich gezwungen hatte, zu ihm zu kriechen, um mich zu entschuldigen. Damals musste ich ihm auch die Hand geben, damals konnte sie mich dazu zwingen.

Ich hörte ihr weiter zu und wusste, dass, selbst wenn ich mich noch so sehr bemühen würde, ich niemals zu ihm gehen und ihm die Hand geben würde.

Als ich das meiner Mutter sagte, weinte sie wieder, aber auch ihre Tränen konnten mich jetzt nicht mehr davon abhalten, den Sack zu öffnen, in dem ich meine schlimmsten Erinnerungen aufbewahrte. Haarklein erzählte ich ihr die Dinge, die mich in meinen Träumen verfolgten, mich angsterfüllt und manchmal schreiend aufwachen ließen. Auch ich hatte angefangen zu weinen, wollte aber unbedingt, dass sie erfährt, warum es für mich nicht infrage kam, einfach so zu tun, als wäre nie etwas gewesen.

Sie bat mich aufzuhören, aber die Worte sprudelten nur so aus mir heraus, wie Wasser aus einer Flasche, die man vor dem Öffnen geschüttelt hatte. Wie viel sie von dem, was ich sagte, wegen des Weinens vielleicht auch eher stammelte, überhaupt verstanden hat, weiß ich nicht, aber sie brachte mich zum Schweigen mit den Worten: »Ich glaube dir!«

An dieser Stelle hatte ich das Gefühl, mein Herz würde aufhören zu schlagen. Ich dachte, ich müsse mich verhört haben, aber sie wiederholte es.

»Ich glaube dir. Ich habe ja nicht gewusst, wie schlimm das alles gewesen ist. Es tut mir ja so leid!«

Das war wie ein lange verloren geglaubter Kampf, bei dem man am Ende doch noch einen zumindest kleinen Sieg davonträgt, indem man wenigstens sein Selbstwertgefühl retten kann.

Wir haben beide lange geweint, meine Mutter hat mir wieder und wieder versichert, dass sie ja nicht habe wissen können, was ich da durchmachen musste, und dass es ihr ehrlich leid tue. Mehr noch, sie wurde wütend. Nicht auf mich, sondern auf ihren Mann, der mir das angetan hatte. Sie wollte ihn hinauswerfen, wollte nichts mehr mit ihm zu tun haben, sie wollte ihn nie mehr sehen. Dafür, dass er ihre Kinder auf so grausame Art missbraucht, misshandelt und gedemütigt hatte.

Das waren die Worte, auf die ich so lange Jahre gewartet hatte. Ich war überwältigt im wahrsten Sinne des Wortes. Überwältigt von ihrem Verständnis, mit dem ich nicht mehr gerechnet hatte. Überwältigt von ihrem offensichtlichen Mitgefühl, auf das ich nicht mehr gehofft hatte, und auch überwältigt von dem Gefühl, dass sie nun endlich, endlich, endlich auf meiner Seite stand, mich beschützen wollte. Ich fühlte mich verstanden und geliebt. Es war ein so schönes Gefühl, dass ich es nur schwer beschreiben kann. Warm wurde mir, innerlich fühlte ich mich gleichzeitig aufgewühlt, aber doch ruhig. Auf einen Schlag waren nur noch gute Empfindungen in mir. Meine Mama liebte mich, und was genauso schön war: Ich liebte meine Mama auch.

Es ist unfassbar, wie viele Gedanken ein Mensch auf einmal in seinem Kopf haben kann.

Neben der Glückswelle, die mich erfasst hatte, machte ich mir auch schon Gedanken darüber, wie meine Mutter am besten zu unterstützen sei, wenn sie sich von ihrem Mann trennte. Welche Behördengänge man ihr abnehmen könne und wie wir Geschwister uns am besten abwechselnd um sie kümmern sollten, damit immer jemand für sie da war.

Ich tröstete sie, weil sie scheinbar überhaupt nicht mehr aufhören konnte zu weinen. Schließlich verabschiedeten wir uns und machten ab, dass sie sich sofort bei mir melden solle, nachdem sie ihrem Mann mitgeteilt hatte, dass er die Wohnung verlassen solle.

Ich machte mir Sorgen wegen des Streits, den es deswegen sicherlich geben würde, und fragte meinen Mann, ob es nicht besser sei, meine Mutter lieber zu uns zu holen. Der allerdings war davon nicht sonderlich angetan und überzeugte mich, erst einmal abzuwarten. Wenn sie tatsächlich anrufen würde, könnten wir immer noch zu ihr fahren, um zu vermeiden, dass der Streit eskalierte. Er beruhigte mich, versuchte aber auch, meine Euphorie wieder etwas zu dämpfen. Er traute meiner Mutter nicht und glaubte auch nicht an ihren plötzlichen Sinneswandel.

Wie recht er mit seinem Misstrauen hatte, erfuhr ich schon am nächsten Morgen, an meinem dreißigsten Geburtstag. Das Telefon klingelte, aber es war nicht meine Mutter, die mir berichten wollte, wie der vergangene Abend verlaufen war, sondern mein Bruder, der mir mitteilte, dass er die Karaoke-Anlage gleich abholen würde. Im Übrigen solle ich ab sofort aus Mamas Leben verschwinden. Eine dreckige Lügnerin wie mich wolle sie nicht länger um sich haben. Was mir eigentlich eingefallen sei, der armen Mutter solche erlogenen Schauergeschichten zu erzählen. Sie sei jetzt durch meine Schuld krank geworden und ich solle in Zukunft versuchen, jemand anderen aufzuhetzen. Es würde mir nie gelingen, in der Familie böses Blut zu machen.

Einmal mehr traute ich meinen Ohren nicht, konnte nicht fassen, nicht *erfassen*, was ich da hörte. Glaubte kein Wort von dem, was mein Bruder da zu mir sagte.

Dann allerdings blieb mir nichts anderes übrig, als es doch zu glauben. Im Hintergrund schrien sowohl meine Mutter als auch ihr Mann. Sie überboten sich förmlich mit den Schimpfnamen, mit denen sie mich bedachten.

Krank hörte sich meine Mutter nicht gerade an. Sie tobte und schrie und er tat das Seine dazu. Plötzlich war sie am anderen Ende der Leitung und fragte mich voller Häme, ob ich mir wirklich eingebildet hätte, dass sie mir meine Lügengeschichten abgenommen habe. Sie drohte mit Anwälten und Gericht und sagte mir einmal mehr, wie sehr sie bereue, mich überhaupt geboren zu haben.

Meine kleine, wundervolle, endlich heile Welt, die sich am Vorabend wie von Zauberhand vor mir aufgetan hatte, brach wieder in sich zusammen.

Wieder einmal stand ich vor einem großen Haufen von Trümmern, Trauer und Nicht-Verstehen.

Ich saß immer noch da mit dem Hörer in der Hand, als meine Mutter schon längst aufgelegt hatte. Mein Mann kam herein, schaute mich an und nahm mich einfach in den Arm. Er hatte von dem Telefonat nichts mitbekommen, sah mir aber sofort an, wie schlecht es mir ging, und zählte eins und eins zusammen. Er redete auf mich ein, tröstete mich, so gut er konnte, und schaffte es schließlich auch, mich aus dieser großen, zähen und dunklen Wolke zu befreien.

Immerhin war es mein Geburtstag und genau darum würden wir ihn auch feiern! Alles war vorbereitet, köstliches Essen wartete auf uns, es würden eben nur ein paar Gäste weniger kommen. Er hatte recht! Wir haben zusammen mit ein paar Freunden einen Abend verbracht, der mir wirklich Freude machte und mich von den Geschehnissen des Vormittages ablenkte.

In späteren Gesprächen war meine beste Freundin Manuela für mich da, wenn ich wieder einmal niedergeschlagen darüber nachdachte, warum meine Mutter mir etwas so Grausames antun konnte.

Wir berieten hin und her, meine Freundin wollte nicht aufgeben. Sie sah ja, wie sehr ich nicht nur immer noch unter dem Missbrauch selbst, sondern auch unter dem Unverständnis und den Beschimpfungen meiner Mutter litt. Manuela war eine der Ersten, denen ich Einzelheiten anvertraut hatte, und sie hatte mich reden lassen, weinte mit mir, wenn die Erinnerungen mich überrannten. Sie wollte nicht hinnehmen, dass so ein Kerl mit seinem schändlichen Tun einfach davonkam. Irgendwann wurde mir alles zu viel. Ich wollte nicht mehr darüber nachdenken, auch nicht mehr darüber reden. Damit ich meine Ruhe hatte, versprach ich meiner Freundin, meiner Mutter einen Brief zu schreiben. Denn Manuelas Idee, dort hinzufahren und, wie sie es nannte, dieses Pack zur Rede zu stellen, gefiel mir ganz und gar nicht. Um nichts in der Welt wollte ich denen noch einmal begegnen. Ich fürchtete, sie würden mich wieder beschimpfen, beleidigen und dann unter Drohungen wegjagen. Ich hatte nicht den Mut, auch nicht im Beisein meiner Freundin, einfach hinzugehen und eine Erklärung für das Verhalten meiner Mutter einzufordern. Ich hatte schlicht zu viel Angst, diesen Gedanken auch nur zu Ende zu denken. Auch ihr Vorschlag, anzurufen und telefonisch Rechenschaft zu verlangen, gefiel mir nicht. Ich wusste, dass ein Anruf außer Geschrei und Höreraufknallen gar nichts bringen würde, das hatte ich ja vor Kurzem erst erlebt. Es blieb also nur noch die Möglichkeit, meiner Mutter einen Brief zu schreiben.

»Tu das, Mona!«, drängte mich meine Freundin. »Dabei kann dir doch gar nichts passieren! Du musst denen nicht begegnen, sie nicht ansehen, musst nicht noch mal ihre Stimmen hören.«

Ich sollte meiner Mutter also schreiben, was ich ihr nicht sagen konnte und wovon sie auch nichts hören wollte. Ich wollte den Brief dann irgendwann nachts in ihren Briefkasten werfen und einfach hoffen, dass er etwas bewirken würde. Obwohl sich niemand, auch mein Mann nicht, einen Erfolg von einem Brief versprach, fanden doch alle, es sei eine gute Idee. Nicht zuletzt für mich selbst, hatte ich doch so Gelegenheit, mir alles von der Seele zu schreiben, wenn ich es schon nicht sagen konnte. Mein Reden konnte meine Mutter abblocken, aber einen Brief, das glaubten wir alle, würde sie schon aus Neugier nicht ungelesen zerreißen und fortwerfen.

Allein für die Anrede brauchte ich eine lange Zeit. Ich konnte sie schlecht schon in der ersten Zeile beleidigen, also kamen Bezeichnungen wie »Du Rabenmutter« von vornherein nicht in Betracht. Aber ebenso wenig kam ein Kosewort infrage. Ich sprach sie also mit ihrem Vornamen an.

Die ersten Sätze waren sehr schwierig. Ich hatte so viel in meinem Kopf, dass ich unbedingt alles in einem einzigen Satz hinausposaunen wollte. Ich schwitzte, zitterte und war mehr als einmal drauf und dran, den Wisch, wie ich ihn bei mir nannte, zu zerreißen und wegzuwerfen. Zwar wusste ich, was ich ihr sagen wollte, aber ich hatte keine Idee vom Wie. Wie sollte ich alle meine Gefühle zum Ausdruck bringen, wie meine Ängste, meine Enttäuschung, wie sollte ich ihr vermitteln, wie sehr ich gelitten hatte und noch immer litt?

Ich fing an, meinen Brief für ein durch und durch sinnloses Unterfangen zu halten, steckte die Kladde in meine »Allerleischublade« in der Küche und versuchte, nicht mehr daran zu denken. Manchmal saß ich an meinem Lieblingsplatz in meiner Küche und drehte meinen Stift in der Hand herum, ohne Kladde, einfach nur so. Ich schrieb in Gedanken die nächsten Sätze, ekelte mich wieder und schleuderte den Stift auf den Fußboden. Ich dachte an den Brief, daran, dass ich ihn wirklich schreiben wollte, und fühlte, dass ich es auch musste, aber es wollte mir einfach nicht gelingen, die Schublade aufzuziehen und meine Kladde wieder hervorzuholen. Über dieses »Wollen, aber irgendwie nicht können« habe ich weder mit meiner Freundin noch mit meinem Mann gesprochen. Es war mir unangenehm und peinlich, das Thema wieder anzuschneiden und zuzugeben, dass ich sogar zum Briefeschreiben zu wenig Mut hatte.

Meine Freundin fragte mich noch verschiedene Male, ob ich den Brief schon abgeschickt hatte, aber nach ein paar Wochen gab sie es auf. Sie nahm an, ich sei noch nicht so weit, das Schreiben würde meine Kräfte übersteigen. So unrecht hatte sie damit nicht.

Manchmal, beim Öffnen der Schublade, wenn ich etwa auf der Suche nach einem Gummiband war, fiel mein Blick wieder auf die Kladde. Und jedes Mal, wenn ich dieses weiße, fast leere Buch da zwischen Bändern, Bleistiftstummeln und vergessenen Kaugummistreifen liegen sah, brachte es mir die Erinnerung an dieses letzte Gespräch mit meiner Mutter zurück.

An einem Samstag – mein Mann war mit unseren Jungs gerade zu einem Angel- und Campingausflug aufgebrochen – holte ich die Kladde heraus und legte sie auf den Küchentisch. Ließ sie dort liegen, während ich den Abwasch machte, den Boden wischte, allerhand andere Dinge zu tun hatte.

Und dann, als alles erledigt war, setzte ich mich mit einer Tasse Tee an den Tisch und schlug die Kladde auf. Viele Wochen, nachdem ich sie in der Schublade vergraben hatte. Ich griff nach meinem Lieblingsstift, der immer auf der Fensterbank lag, und fing an zu schreiben.

Vergessen waren meine Bedenken, wie ich alles am besten in Worte kleiden konnte. Ich saß und schrieb, saß und schrieb …

Mein Tee nicht angerührt.

Das Klingeln des Telefons ignoriert.

Die Bettwäsche unberührt in der längst durchgelaufenen Waschmaschine.

Ich saß und schrieb.

Aufgehört habe ich erst, als meine Hand so taub und kribbelig war, dass ich sie kaum noch bewegen konnte, als es schon so dunkel war, dass ich kaum noch sehen konnte, wie ich die Zeilen auf das Papier brachte.

Ich versuchte, mir auszumalen, was meine Mutter wohl sagen würde, wenn sie meinen Brief in den Händen hielt. Würde sie ihn lesen? Oder zerreißen, sobald sie meine Handschrift erkannte? Mich anrufen und wieder beschimpfen?

War es eine gute Idee, ihn ihr überhaupt zu schicken, oder doch nicht?

Ich fühlte mich aber – und das Gefühl ist mir jetzt so nah, als wäre es erst letzte Woche gewesen – gut.

Gut.

Ich fühlte mich gut. Es war, als hätte jede Zeile, die ich in den vergangenen Stunden zu Papier gebracht hatte, eine Tonne gewogen und als seien eben diese vielen Tonnen von mir abgefallen. Sie hatten jetzt Gewicht in der Kladde, nicht mehr in *mir*.

Jetzt war ich auf dem Weg, alles aus mir herauszulassen. Es war nicht schwer, nicht annähernd so grauenhaft, wie ich es mir vorgestellt hatte. Ich *konnte* meiner Mutter erzählen, ich *konnte* ihr unter die Nase reiben, was ich seit Jahren, Jahrzehnten versucht hatte, loszuwerden.

Ich nahm mir vor, gleich am nächsten Morgen mit dem Brief fortzufahren. Mein Vorhaben scheiterte aber schon beim Aufstehen. Ich kam in die Küche, sah den Brief dort liegen und empfand ihn wieder als »Wisch«, den ich mit Sicherheit niemals abschicken würde. Auch für mich selbst hatte diese Schmiererei keinerlei Bedeutung. Meine Ruhe wollte ich, sonst nichts.

Meine Familie würde erst am Nachmittag wieder nach Hause kommen, mit Angelbeute oder auch ohne, aber sicherlich mit schmutziger Wäsche und jeder Menge Abenteuerberichte im Gepäck. Bis dahin konnte ich vor dem Fernseher Tee trinken, Kreuzworträtsel lösen und wie ein aufgescheuchtes Huhn durch das Haus rennen. Es widerte mich an, tatsächlich einen ganzen Nachmittag mit dem Schreiben eines Briefes an meine Mutter verbracht zu haben. Ich fragte mich, warum ich überhaupt so viel Zeit mit einer solch abscheulichen Person verbracht hatte, warum ich stundenlang mein Innerstes nach außen gekehrt hatte für einen Menschen, den es nicht im Geringsten interessierte, was ich fühlte. Was hatte es für einen Sinn, mich meiner Mutter zu offenbaren? Ich hatte es doch schon vorher versucht und es hatte zu nichts geführt, und jetzt verschwendete ich wieder unnütz Zeit meines Lebens an sie, der ich vollkommen egal war. War das nicht wie Betteln um Verständnis? Und hatte ich das nötig? Ich, die ich doch jetzt ein eigenes und von ihr völlig unabhängiges Leben hatte? Was sollte es mich scheren, ob sie mir glaubte, mich liebte, mich verstand? Ich hasste mich selbst dafür, dass ich überhaupt versuchen wollte, ihr durch geschriebene Zeilen meine Seele zu zeigen, sie ihr vor die Füße zu werfen, damit sie darauf herumtrampeln konnte. Ich hasste mich dafür, dass mir etwas so Schlimmes widerfahren war, dass ich jetzt dazu gezwungen war, mich damit auseinanderzusetzen, ich hasste mein ganzes Leben dafür, dass es so und nicht anders verlaufen war. Ich tat mir leid. Ich wollte nicht in dieser Situation sein, in dieser Erklärsituation, in dieser Leidenssituation, ich war wütend, verzweifelt, stellte mein Leben, mein ganzes Sein infrage, machte mir selbst Vorwürfe, dass ich als kleines Mädchen nicht den Mut gehabt hatte, mich zu wehren, mich meiner Lehrerin anzuvertrauen, haderte mit meinem Schicksal und wusste doch, dass sich die Zeit nicht zurückdrehen ließ und es nun eben war, wie es war.

Ich packte die Kladde wieder in ihre Schublade und verteilte alte Kassenbelege, abgestempelte Briefmarken und was immer sich sonst in der Schublade an Kleinigkeiten befand, darüber, beerdigte sie. Meinem Mann erzählte ich nichts davon, auch meiner Freundin nicht.

Zu Zeiten, wenn es mir gut ging, ich ausgeglichen war, fiel es mir leicht, nicht an die Schublade und den Brief darin zu denken.

Ich war lustig, unternahm viel mit meiner Freundin und den Kindern, wir scherzten und hatten Spaß, ich genoss mein Leben und wäre darum nie auf die Idee gekommen, mir mein Gutgehen wieder zu verderben, indem ich mich mit dem Gedanken an den Brief belastete.

In Momenten, in denen es mir schlecht ging, kramte ich mein »Briefbuch« wieder hervor, schrieb darin und versuchte, den Faden nicht zu verlieren. Wenn mich die Erinnerungen wieder einmal einholten, wenn mich meine düsteren Gedanken einfach nicht in Ruhe lassen wollten, dann schrieb ich weiter an meinem Brief. Ich fühlte mich dann, als könnte ich meine traurige und schlechte Stimmung durch das Schreiben auf meine Mutter übertragen. Ich fühlte mich schlecht, also sollte auch sie sich schlecht fühlen, indem ich ihr noch mehr und noch mehr Einzelheiten erzählte. Bisweilen bekam ich einen regelrechten »Schreibschub«. Ich dachte mir, dass ich das nun endlich schaffen müsste, ich musste es endlich und für immer hinter mich bringen. Sie hatte in meinen Augen kein Recht, dort in ihrer Bude zu sitzen und es sich gut gehen zu lassen, während ich litt. Ich wollte, dass sie meinen Brief bekam. Und dazu musste ich ihn zu Ende schreiben.

Ich hatte zu der Zeit, Mitte dreißig war ich da, oft das Gefühl, mein Leben würde stillstehen, an einem Punkt verharren, sich nicht mehr bewegen. Das tat es natürlich nicht. Das Leben ging ja weiter. Nur weil meine Erinnerungen immer wieder die gleichen waren, mich immer weiter das kleine schutzlose Mädchen bleiben ließen, hieß das ja nicht, dass die Welt um mich herum tatsächlich stillstand. Meine Söhne wurden größer, Probleme in meiner Ehe tauchten auf. Als ich ungefähr vierunddreißig Jahre alt war, war der Punkt erreicht, an dem mein Mann und ich uns trennten. Betonen möchte ich, dass unsere Trennung nichts mit dem Missbrauch zu tun hatte. Manchmal reicht eben eine Liebe nicht für ein ganzes Leben. Ich zog aus, wohnte eine Zeit lang bei meiner Manuela, bezog dann eine eigene kleine Wohnung. Sorgen wegen meiner Söhne kamen hinzu: Wie würden sie die Trennung verkraften, was würde das mit ihrem Seelenleben machen? Obwohl sie nicht bei mir lebten, war mein Tagesplan auf ihre Bedürfnisse ausgerichtet. Wir sahen uns täglich, verbrachten Zeit miteinander, aber geschlafen haben sie bei ihrem Vater. Große Ängste, ich sei keine gute Mutter, meine Kinder bräuchten mich nicht, ich sei ein Versager, niemand liebte mich, stellten sich ein. Mein Mann bemühte sich, mich über alles unsere Jungs Betreffende zu informieren, gab mir Zugang zu seiner neuen Wohnung, sodass ich für unsere Söhne da sein konnte, wenn er wegen seiner Arbeit verhindert war. Wir ließen uns scheiden, aber es gab dabei kein böses Blut. Wir haben vereinbart und gehalten, dass unsere Kinder immer zu dem Elternteil gehen durften, bei dem sie gerade sein wollten. Irgendwann, als unsere Söhne schon größer waren, und ich Ende dreißig, zog ich aus dem Ort weg. Ich nahm eine Arbeit in einem Casino an, wechselte Geld, befüllte die Spielautomaten mit Kleingeld und versorgte die Gäste mit Erfrischungen und Kaffee. Hin und wieder kam ein Mann in dieses Casino, um sich die Zeit an den Kinderspielgeräten zu vertreiben. Er ließ Asterix und Obelix Steine werfen, trank dabei Kaffee und war nach einer halben Stunde wieder verschwunden.

Ich verliebte mich in ihn. Seine ruhige und manchmal auf rührende Weise schüchterne Art gefielen mir so gut, dass ich mich dabei ertappte, wie ich sehnsüchtig darauf wartete, dass die Tür aufging und er mit seiner dunkelblauen Mütze und mächtigem Kaffeedurst vor mir an der Rezeption stand. Er kam immer häufiger, wir unterhielten uns über Gott und die Welt, tauschten uns zu den verschiedensten Themen aus und endlich fasste er sich ein Herz und gestand mir, dass auch er sich verliebt hatte. Unser Verhältnis wurde immer enger, wir vertrauten uns unsere geheimsten Gedanken an: Wünsche, Hoffnungen, Pläne.

Ihm habe ich erzählt. Zögerlich erst, dann ein wenig mehr. Irgendwann habe ich ihm meine weiße Kladde zu lesen gegeben. Er saß da in einem Sessel des Casinos und hat den Brief gelesen, den ich vor Jahren begonnen und noch immer nicht zu Ende geschrieben hatte. Weil ich wollte, dass er weiß, was mit mir los ist. Weil ich das Vertrauen, das ich von Anfang an zu ihm empfand, nicht ausnutzen wollte, ihm gleich von Anfang an offene Karten auf den Tisch legen wollte. Er war nicht so schockiert, wie ich es befürchtet hatte, erzählte mir seinerseits, dass er mit dem Thema Missbrauch schon früher konfrontiert worden war, weil eine seiner früheren Partnerinnen ebenfalls unter den sexuellen Übergriffen eines nahen Familienmitgliedes zu leiden gehabt hatte. Er hörte sich alles an, was ich zu sagen hatte, nahm mich in den Arm und versicherte mir, ich könne immer zu ihm kommen, wenn ich darüber reden wolle, und machte auch keinen Hehl daraus, dass ihn meine Geschichte sehr bewegte und auch belastete. Meinem ersten Mann hatte ich mich nie auf diese Weise geöffnet, vielleicht, weil ich es damals einfach noch nicht konnte. Für mich bedeutete die wirklich tröstende Zuwendung, die ich von Anfang an durch Michael erfuhr, so etwas wie das berühmte Ich-bin-angekommen-Gefühl. Er war für mich ein großer starker Baum, an den ich mich jederzeit anlehnen konnte. Das Vertrauen, das ich von Anfang an für ihn empfunden hatte, vertiefte sich noch und bald war es selbstverständlich, dass ich meine Sorgen zuerst mit Michael besprach. Egal, was es auch war, er schien für alles eine Lösung parat zu haben oder mir einen Rat geben zu können. Es gefiel ihm offensichtlich, dass ich so viel Wert auf seine Meinung legte und seine Ansichten schätzte. Obwohl er selbst Kummer hatte, gerade in einer Trennung steckte und sich Gedanken um seine Kinder machte, fragte er mich jeden Tag, wie es mir gerade ging, worüber ich so nachdachte.

Kurz nach meinem vierzigsten Geburtstag entwickelten sich die Dinge dann sehr rasant. Michael suchte dringend eine Wohnung und nach einem kurzen Gespräch beschlossen wir, zusammenzuziehen. Wir kannten uns noch nicht lange und ein solcher Schritt war sicherlich eine mutige Entscheidung von uns beiden, aber bereut haben wir es nicht.

Einmal, als mein Michael und ich schon lange zusammenlebten, hatte ich einen Traum. Ich träumte, mein Stiefvater würde sterben. Ohne dass ich je von ihm gefordert hätte, geradezustehen für das, was er getan hatte. Was für ein schrecklicher Gedanke! Er wollte sich davonschleichen, ganz heimlich und ungestraft. Ich war jetzt vierundvierzig Jahre alt, aber tief in mir drin war ich noch immer das hilflose kleine Kind, das ihm schutzlos ausgeliefert war. Ich würde für immer unter den Erinnerungen leiden und er wollte sich aus dem Staub machen? Das wollte ich auf keinen Fall zulassen. In diesen Tagen war es auch, dass ich wieder das verhasste Lied von Heintje im Radio hörte. *Heidschi Bumbeidschi*. Ich nahm es als Zeichen. Und nur für den Fall, dass Träume eben doch keine Schäume sind, nahm ich mir vor, mich zu beeilen. Er sollte wenigstens noch einen Mordsstreit mit seiner Frau kriegen, bevor er sich davonmachte. Denn wenn sie erst einmal *alles* wusste, musste sie doch wenigstens eine Erklärung von ihm verlangen, was er sich eigentlich dabei gedacht hatte, seine Kinder zu missbrauchen. Der Gedanke, an meinem Traum könnte tatsächlich etwas dran sein, machte mich ganz hektisch. Ich wollte, *konnte* ihn nicht einfach so davonkommen lassen. Wenn er erst einmal gestorben war, dann wäre es auch für mich zu spät. Dann hätte ich keine Gelegenheit mehr, nie mehr, in aller Deutlichkeit das von ihm zu fordern, was mir mindestens zustand: eine Entschuldigung.

Ich kramte meine Kladde hervor, dachte nicht nach, sondern schrieb einfach weiter. Ich sagte meinem Lebensgefährten, ich müsse mich beeilen, wegen meines Traumes und auch weil ich jetzt endlich wisse, dass der Brief doch zu etwas taugen würde. Ich wollte unbedingt den Brief an meine Mutter fertig schreiben, wollte jetzt, *musste* jetzt unbedingt alles aufschreiben, alles sagen. Meine weiße Kladde wurde zu meinem ständigen Begleiter. Ich trug sie in meiner Handtasche mit mir herum, schrieb im Casino, während ich Schicht hatte, schrieb nach Feierabend am Küchentisch, schrieb im Café. Ich schrieb und schrieb und dachte irgendwann, dass mein Briefbuch gar nicht ausreichen würde für all meine Worte. Dass meine Mutter statt eines Briefes ein Buch würde lesen müssen. Mein Michael fragte mich jeden Tag, wie weit ich sei; die Antwort war stets dieselbe: »Noch nicht fertig!«

Ich sagte ihm das, was ich dachte: Das ist schon kein Brief mehr, das ist so lang wie ein Roman, es ist quasi ein Buch.

Dann mach doch ein Buch.

Mach ein Buch, einen Roman oder den Brief fertig, völlig egal, aber schreib weiter!

Schmeiß es am Ende weg, wenn du willst, aber erst wenn du mit dem Schreiben fertig bist.

Was glaubst du denn, was der Brief bewirken wird? Nichts!

Ja, was würde der Brief bewirken bei meiner Mutter? Nichts eigentlich. Sie würde ihn lesen, dessen war ich gewiss. Aber reagieren würde sie nicht darauf. Und wenn, dann höchstens mit neuen Beschimpfungen, Schmähungen und Beleidigungen.

Obwohl ich auch zu diesem Zeitpunkt noch immer voller Zweifel war, schrieb ich weiter. Mein Mann hatte wirklich recht: Ich durfte jetzt, so kurz vor dem Ziel, nicht aufgeben. Ich merkte ja, merkte beinahe täglich, wie das Schreiben mich befreite. Zeile um Zeile konnte ich den ganzen Dreck von mir wälzen, konnte ausspucken, was so lange an und in mir gefressen hatte. Jedes Wort war ein kleines Steinchen Gewicht, und ich konnte mir die ganzen einzelnen Steinchen nun aus meinen Taschen räumen und so dafür sorgen, dass mein Weg nicht mehr so beschwerlich war. Und wenn mein Schreiben, mein Brief, mein Buch, was auch immer daraus werden würde, am Ende tatsächlich von niemandem gelesen wurde, was machte das schon? Allein das Wort »Missbrauch« hatte jahrelang so schwer in mir gewogen, dass ich es nur unter großen Mühen aussprechen konnte oder es umschrieb mit »der hat was mit mir gemacht«. Jetzt konnte ich es sagen. Und schreiben. Ich hatte es mittlerweile zu verschiedenen Gelegenheiten ausgesprochen und noch öfter aufgeschrieben. Das Wort »Missbrauch«, das mir so viele Jahre lang Angst gemacht hatte, machte mich nun wütend. Ich empfand Wut auf meine Eltern, die mich alldem ausgesetzt hatten, und ich empfand sogar Wut auf mich selbst, dass ich es ertragen und verschwiegen hatte. Ich sah, dass es doch möglich war, das große Geheimnis auszuplaudern, und ich sah auch, dass mir das Ausplaudern guttat, und ich fragte mich, warum ich so dumm gewesen war, es nicht schon viel früher zu tun.

Als ich den Brief fast fertig hatte, mich von vielen weiteren Tonnen Ballast befreit hatte, fasste ich den Entschluss, die Konfrontation zu suchen. Ich wählte die Nummer meiner Eltern. Mutig, *wage*mutig, entschlossen, aber ohne genaue Vorstellung, was ich sagen wollte.

Keine Zeit zum Nachdenken, schon nach dem zweiten Klingeln meldet sich mein Stiefvater. Überrascht, von mir zu hören, aber sehr schnell in einen Small-Talk-ähnlichen Ton verfallend.

Wie es mir geht, was ich so mache, wie es ihm geht und wie krank er ist, aber alles mit Humor nimmt.

Dann rücke ich raus mit der Sprache, sage, dass ich anrufe, weil ich eine Entschuldigung von ihm möchte. Für das, was er mir angetan hat.

Mein Herz hämmert. Ich fühle mich nach Hörerauflegen, fühle mich größenwahnsinnig, fühle Angst, meine Hände schwitzen, ich habe Angst, er könnte durch die Telefonleitung kommen, um mich zu schlagen, mir etwas zu tun. Michael sitzt mir gegenüber, versucht, mich *nicht* zu beobachten. Seine Gegenwart gibt mir das bisschen Mut, das ich brauche, um das Telefonat wirklich nicht zu beenden.

Ich will, dass du dich bei mir entschuldigst!

Hab *ich* das gesagt?

Keine Zeit zu denken, weil er jetzt anfängt zu schreien.

Er schreit, schimpft und flucht.

Aber keine Entschuldigung.

Nicht das, was ich größenwahnsinnigerweise erhofft, aber durchaus das, was ich zu hören erwartet hatte.

Ich fasste einen Entschluss.

Dieser letzte Schwall an Beleidigungen, die ich am Telefon über mich hatte ergehen lassen, war irgendwie das Feuerzeug an der Lunte. Meine Trauer, mein Selbstmitleid, meine Schuldgefühle, die ich weiß der Geier warum immer noch in mir hatte, waren fort, weggeblasen von der Heftigkeit, Dreistigkeit und Frechheit seiner Tiraden am Telefonhörer.

Wir hatten mittlerweile auch endlich einen Internetanschluss und so suchte ich online nach Verlagen, die meine Geschichte vielleicht veröffentlichen könnten. Ich fand schnell eine Agentur, die sich meiner mit sehr viel Gefühl annahm und mich um Zusendung des Manuskriptes bat.

Vor dem Einsenden musste ich meinen Text noch abtippen, weil ich ja bisher alles nur in meiner Kladde festgehalten hatte. Ich bemühte mich, tippte alles in den Computer, schickte ein Exposé an die Agentur ... und legte alles wieder ad acta. Ich bekam Angst vor meinem eigenen Mut, vor meiner Wut und vor dem, was vielleicht geschehen würde, wenn ich tatsächlich ein so unerhörtes »Werk« veröffentlichen würde. Was würden die Menschen, die es zu Gesicht bekamen, über mich denken? Was würde passieren, wenn mein Stiefvater, meine Mutter, meine Familie es lesen würden? Müsste ich mich nicht schämen, müsste ich nicht im Boden versinken, wenn dann alle Menschen wüssten, was mit mir passiert war? Weitere Gespräche mit meinem Mann überzeugten mich dann aber restlos davon, dass nicht ich es war, die sich dann schämen müsste, und dass ich jedes Recht der Welt hatte, so vielen Menschen davon zu erzählen, wie ich nur wollte.

Ein ganzes Jahr nach der ersten Kontaktaufnahme schickte ich den fertigen Brief an die Agentur.

Allgemeine Anteilnahme, Lob wegen meines Schreibstils, ja, sie wollten *gern* versuchen, einen geeigneten Verlag für mich zu finden. Es könne eine Zeit dauern, natürlich, aber sie waren sicher, dass meine Geschichte es wert sei, veröffentlicht zu werden.

Nur wenige Wochen später erhielt ich einen Anruf. Sie hatten tatsächlich einen Verlag gefunden, der meinen Brief drucken und als Buch herausbringen wollte. Bei diesem Anruf hämmerte mein Herz bis zum Hals hinauf. »Ohmeingottohmeingottohmeingott!!« Das war es, was ich die ganze Zeit dachte. Es ist tatsächlich so weit, ich werde meine Geschichte veröffentlichen. Hatte ich kurz vorher noch geglaubt, dass daraus wahrscheinlich sowieso nichts werden würde, so erklärte mir jetzt mein Agent (Mein. Agent. Ich. Hatte. Einen. Agenten. Ich ...), wie es ab jetzt weitergehen würde. Ich habe viel von dem, was er mir sagte, wahrscheinlich gar nicht mitbekommen, weil mein Kopf dröhnte und meine Ohren klingelten von all den Gedanken, die sich im wahrsten Sinne des Wortes überschlugen. Ich hatte es tatsächlich geschafft, ich hatte mein Geheimnis *un*-heimlich gemacht. Ich hatte es wirklich und wahrhaftig getan. Stolz, Freude, Aufregung, ein bisschen Angst, es ist schon erstaunlich, was so viele verschiedene Gefühle auf einmal mit einem machen können.

Wenig später schon habe ich einen Vertrag unterzeichnet, traf mich mit dem Verleger, lernte die Leute des Verlages kennen und wusste: Tatsächlich, hier bin ich gut aufgehoben! Man stand mir mit Rat und Tat zur Seite, beantwortete all meine Fragen und gab mir das Gefühl, ernst genommen zu werden. Sowohl Agentur als auch Verlag taten ihr Bestes, mich mit meinem Brief, meinem Buch zu unterstützen, mich aufzubauen und immer wieder darin zu bestärken, dass ich das Richtige getan hatte. Und je öfter ich, anfänglich ja nur in Agentur und Verlag, über mein Schicksal sprach, je mehr Leuten ich davon erzählte, umso leichter fiel es mir. Ich konnte den Menschen dabei in die Augen sehen. Ich merkte, dass es überhaupt nicht schlimm war, dass niemand mich dafür verachtete oder mich gar als Lügnerin titulierte. Ich konnte in einen Raum gehen und sagen, hier bin ich, ich bin Mona Michaelsen, das da in dem Manuskript ist meine Geschichte und ich möchte, dass so viele Menschen wie möglich sie lesen. Alle dürfen und sollen es wissen. Ich weiß, dass viele Menschen schockiert sein werden. Viele wird allein das Lesen schon entsetzen. Und ich habe all das tatsächlich *erlebt*.

Jahre meines Lebens, dreizehn lange Jahre hat es gedauert, bis ich das Erlebte endlich zu Papier gebracht hatte. Immer unterbrochen von Rückschlägen, von Selbstzweifeln, von Hass auf mich selbst und meine Eltern, und von Verdrängung. Aber jetzt endlich war es geschafft. Erreicht. Bewältigt. Bekämpft. Erledigt.

So wurde aus dem Brief, der eigentlich nur für meine Mutter gedacht war und für dessen Fertigstellung ich so viele Jahre gebraucht hatte, ein Brief an alle, die ihn lesen wollten, an alle, die etwas darüber wissen wollten, und an alle, die mich nicht als gemeine Lügnerin betrachteten, sondern Anteil nahmen. Direkt oder indirekt Betroffene und Interessierte.

Mein Brief hatte am Ende so viele fremde, aber an mir interessierte Empfänger, dass es schon fast egal war, ob die eine Leserin, für deren Augen er ursprünglich geschrieben worden war, davon gerührt wurde oder ob sie mich weiterhin beleidigte und verhöhnte.

Mein Brief hat Menschen in ihrem Inneren erreicht.

Das *Flüsterkind* in den Medien

Im März 2010 war es dann so weit – mein Buch erschien und jeder konnte meine Geschichte lesen. Ich wusste, dass viele Menschen schockiert sein würden von den klaren Worten, von der Gossensprache, von den Schimpfwörtern, die ich im *Flüsterkind* verwendet habe. Ich wusste aber auch, dass es einer deutlichen Sprache bedurfte, um ihnen mein Erlebtes so zu zeigen, wie es nun einmal war. Als klar wurde, dass ein Buch entstehen würde, habe ich mich entschlossen, alle Wörter, auch die schlimmsten, genauso zu lassen, wie ich sie ursprünglich aufgeschrieben hatte.

Was ich nicht wusste, war, welche Lawine ich lostreten würde, welches Interesse mir entgegenschlagen würde, welchen Rummel es um mich und mein Buch geben würde. Das Interesse der Medien, all der Zeitungen, sogar des Radios und Fernsehens – ich war wie erschlagen, konnte nicht fassen, für wie viele Menschen ich plötzlich nicht nur interessant, sondern sogar wichtig war. Sie alle wollten mit mir sprechen, Interviews mit mir machen, mich fotografieren und filmen.

Und auch wenn ich so sehr gewollt hatte, dass möglichst viele Menschen von meinem Schicksal erfahren, so hatte ich nun plötzlich Angst vor meiner eigenen Courage. Ich bildete mir ein, dass man mich irgendwann auf der Straße erkennen, mit dem Finger auf mich zeigen und rufen würde: »Das ist sie! Die, die diese Geschichte erzählt hat. Dass die sich nicht schämt, so was an die Öffentlichkeit zu zerren.« Oder dass Menschen annehmen könnten, ich würde lügen. Ich ertrug den Gedanken nicht, dass man womöglich sogar Mitleid mit meinem »armen« Stiefvater empfinden könnte, weil ich ihn mit meinen angeblichen Lügengeschichten in den Schmutz zog. Manchmal träumte ich auch davon, er könnte hier bei mir zu Hause auftauchen und mich bestrafen dafür, dass ich nun doch das Geheimnis verraten hatte, obwohl er mir jahrelang eingebläut hatte, den Mund zu halten. Ich hatte Engelchen und Teufelchen auf meinen Schultern sitzen. Auf der einen Seite flüsterte mir das Teufelchen spöttisch ins Ohr, dass sich alle über mich lustig machen würden, dass mir niemand glauben oder Gehör schenken würde und dass ich darum am besten wieder in der Versenkung verschwinden würde. Sein Flüstern wurde eindringlicher, aber irgendwann hatte ich einfach nicht mehr die Zeit, ihm zuzuhören.

Sogar die *Bild am Sonntag* mit einer riesigen Auflage wollte ein Interview mit mir machen. Vor diesem ersten Gespräch mit einer Redakteurin war ich aufgeregt und fahrig, hatte Angst, ich könnte etwas Falsches sagen oder plötzlich in Tränen ausbrechen. Ich fürchtete, ich könnte vielleicht nicht zufriedenstellend oder im schlimmsten Fall gar nicht auf die Fragen antworten, die mir gestellt werden würden. Ich machte mir Sorgen, was für Fragen da überhaupt auf mich zukommen würden. Würde ich die Erwartungen der Redakteurin erfüllen? Wäre sie zufrieden mit meinen Antworten? Was, wenn es mir widerstrebte, auf eine Frage näher einzugehen? Wie detailliert würde sie überhaupt nachfragen?

Mein Verlag stellte mir eine wunderbare junge Dame an die Seite, die mich unterstützen, mich beruhigen, mich aufmuntern, mir einfach bei allem beistehen sollte. Und Julia, in Gedanken nenne ich sie meine »Andiehandnehmerin«, hat diese Aufgabe auch so wunderbar erfüllt, ich hätte mir nichts Besseres wünschen können! Sie war die Ruhe selbst, sie erschien mir so unaufgeregt, dass ich denken konnte, das, was gleich stattfinden würde, könnte nicht halb so spektakulär sein, wie ich es befürchtete.

Das Treffen fand in einem Hamburger Hotel statt und die Leute der *Bild am Sonntag* hatten eigens für das Interview ein Zimmer angemietet, damit wir uns ganz in Ruhe und ohne Störungen unterhalten konnten.

Meine Bemühungen, wenigstens nach außen ruhig und entspannt zu wirken, schlugen jämmerlich fehl. Jetzt würde es ernst werden, ans Eingemachte gehen. Jetzt würde ich nicht mehr nur für mich Worte zu Papier bringen, sondern einem echten Menschen gegenübersitzen, dem ich aus meiner Kindheit erzählen sollte. Wie würde diese Person auf das reagieren, was ich zu offenbaren hatte? Würde sie mir glauben, mich ernst nehmen, meine Angst vor diesem ersten Interview verstehen? Einerseits sagte ich mir, dass sie mich sehr wohl ernst nehmen würde, denn sonst hätte sie mich gar nicht erst um dieses Gespräch gebeten. Andererseits befürchtete ich aber auch, ihre Fragen könnten mir so sehr zusetzen, mich so sehr mitnehmen, dass ich kein Wort herausbrachte. Was, wenn die Redakteurin mich ungläubig oder gar spöttisch ansehen und mich auffordern würde, diese Ungeheuerlichkeiten zu wiederholen? Die Gefühle, die ich dabei hatte, sind schwer zu beschreiben. Es war vielleicht so, als würde jemand zum Arzt gehen und sich vor der Untersuchung fürchten, weil er sicher ist, dass ein schlimmes Ergebnis dabei herauskommt.

Wir saßen an einem Tisch in diesem Hotelzimmer und noch bevor die Redakteurin mit ihren Fragen beginnen konnte, musste ich schlucken. Tränen hinunterschlucken, die praktisch jede Sekunde beginnen konnten, sich ihren Weg zu bahnen, auch Angst hinunterschlucken.

Sei nicht albern, versuchte ich mir einzureden. Du bist eine Frau von fünfundvierzig. Hier kann dir nichts passieren, diese Menschen sind nur dazu da, dir zuzuhören. Niemand wird dir etwas tun.

Einen kurzen Moment lang fühlte ich mich wie damals, als meine Mutter zu mir sagte: »So, und nun erzählst du mir das alles noch einmal!«

Selbst die Angst »Sie wird mir wieder nicht glauben und gleich wird sie mich ganz fürchterlich für das, was ich sage, bestrafen« war genauso greifbar wie in meiner Kindheit.

Meine Angst war unbegründet, *natürlich* war sie das, und im Verlauf des Interviews wurde ich ruhiger. Außen und auch innen. Ein paar Tränen sind geflossen, ja, aber ich bin weder zusammengebrochen, noch empfand ich die Fragen als schlimm oder die Tatsache, dass ich einem Menschen bei meinen Aussagen ins Gesicht schaute.

Die Redakteurin versuchte, so einfühlsam wie möglich mit mir umzugehen, bot mir an, das Interview zu unterbrechen, falls ich eine Pause brauchte, und Julia, die ein paar Meter weiter auf einem zimtfarbenen Sofa saß, nickte mir hin und wieder kaum merklich zu, zum Zeichen, dass ich meine Sache gut machte.

Ich weiß gar nicht mehr, wie lange das Gespräch wirklich dauerte, mir kam es gleichzeitig sehr lang und sehr kurz vor. Als das Interview beendet war, fühlte ich mich leicht, unglaublich *er*leichtert, erlöst, so als hätte ich eine Prüfung bestanden, von der ich niemals angenommen hätte, sie je bewältigen zu können.

Dass danach noch Fotos gemacht werden sollten, hatte mir Julia schon gesagt. Dass dieses Shooting allerdings länger dauern würde als das eigentliche Interview, war mir nicht klar gewesen.

Ich wurde geschminkt und in allen möglichen Posen abgelichtet: im Sitzen, im Stehen, allein, mit der Redakteurin – es müssen Hunderte von Bildern gewesen sein, die von mir aufgenommen wurden. Der Fotograf schien aus einem Pool unendlich vieler Ideen zu schöpfen. Dies könnte noch gut aussehen, das auch und jenes sollten wir auch unbedingt noch probieren. Er hatte schon oft Shootings mit richtigen Stars gemacht, so hatte ich irgendwo gehört. Mit Schauspielern, Politikern und sogar unsere Kanzlerin hatte er bildlich schon ins rechte Licht gerückt. Und jetzt fotografierte er die farblose, wenig wie ein Star aussehende Frau aus einer Kleinstadt in Schleswig-Holstein, die weiter nichts vorzuweisen hatte als das Schicksal ihrer Kindheit. Ich kam mir schon etwas komisch vor, wie ich da vor der Kamera stand und in immer neuen Posen abgelichtet wurde, hoffend, es würden wenigstens ein oder zwei brauchbare Bilder dabei herauskommen, weil ich mich schon immer für absolut nicht fotogen gehalten habe.

Ich konnte und kann es teilweise bis heute nicht fassen, dass man mich und meine Geschichte so ernst nimmt!

Als ich nach diesem ersten Tag in der Öffentlichkeit am Abend nach Hause kam, war ich erschöpft, aber mehr als glücklich über die persönliche Leistung, die ich in den vergangenen Stunden erbracht hatte. Jetzt, so dachte ich, wäre das Gröbste überstanden. Noch zwei, drei weitere Termine und dann würde sich das Interesse an meiner Person, am *Flüsterkind* langsam wieder legen.

Wie sehr ich mich irren sollte.

Dem Interview mit der *Bild am Sonntag* folgten Schlag auf Schlag weitere Termine. Überregionale Tageszeitungen, bedeutende Feuilletons, Magazine, Talkshows – es waren so viele, dass ich sie gar nicht alle aufzählen könnte, sogar in Österreich und der Schweiz wollte man mit mir sprechen. Wochenlang reiste ich quer durch Deutschland, mein Terminkalender quoll über, ich lernte immer mehr Menschen kennen, gab immer mehr und noch mehr Interviews. Zu vielen Gelegenheiten berührte ich mein

Gesprächsgegenüber mit meinem Schicksal, aber manchmal war auch ich selbst zutiefst berührt.

Die Künstlerin und Fotografin Nicole Frohne lud mich ein, ihre Ausstellung »ABUSUS – vergewaltigt und missbraucht« in Münster zu besuchen. Beim Betrachten der Exponate und beim Lesen der Kommentare, die Besucher auf einer großen Papierfläche an einer Wand hinterlassen hatten, kamen mir mehr als einmal die Tränen. Sehr eindrucksvoll wurde das Seelenleben von Vergewaltigungs- und Missbrauchsopfern dargestellt, die Spätfolgen und die inneren Nöte, mit denen Betroffene leben müssen. Obwohl Nicole Frohne selbst keine Betroffene ist, ist es ihr auf beeindruckende Weise gelungen, die Leiden der Opfer sehr plastisch darzustellen. Sie sagt, was ich selbst glaube: Missbrauch funktioniert nur so lange, wie alle Beteiligten schweigen. Beim Rundgang durch die Ausstellung wurde ich von einem Filmteam begleitet und ich merkte sowohl den Ton- und Kameraleuten als auch der Reporterin an, auf welch beklemmende Weise sie von der Ausstellung beeindruckt waren.

Das Teufelchen auf meiner einen Schulter wurde leiser und nun hörte ich das Engelchen auf der anderen, wie es mir weiter Mut machte und mich lobte.

Für mich selbst waren die Interviews unter anderem auch wichtig, weil ich mir so selbst beweisen konnte, dass ich die Kraft und die Stärke hatte, diesen Weg, den ich ja nun einmal eingeschlagen hatte, auch zu Ende zu gehen und nicht auf halber Strecke umzukehren und den Kopf wieder in den Sand zu stecken. Je mehr ich mein Schicksal öffentlich machte, je mehr Interviews ich gab, desto leichter ging mir die Beantwortung der Fragen auch über die Lippen. Wenn ich es genau betrachtete, konnte ich anderen Betroffenen doch sogar als Vorbild dienen, konnte ihnen nicht nur zeigen, dass sie nicht allein waren, sondern vielleicht dazu beitragen, dass auch sie Mut fassen und sich öffnen würden. Wenn sie erst einmal sahen, dass entgegen ihren Befürchtungen nichts Schlimmes geschehen würde, wenn sie über den Missbrauch sprachen, würden vielleicht auch sie zu der Überzeugung gelangen, dass sie durch ihr Schweigen nicht nur sich selbst schadeten, sondern auch die Täter schützten. Ich begann, die Interviews auch dazu zu nutzen, die Opfer zum Reden aufzufordern, ihnen dazu zu raten, sich jemandem anzuvertrauen und sich so die Hilfe zu holen, die sie, wenn sie weiterhin Stillschweigen bewahrten, niemals bekommen konnten.

»Anderen Mut machen!« wurde zu meinem Wahlspruch, zu meinem Antrieb. Ich stellte mir vor, wie andere Betroffene mich im Fernsehen sahen oder einen Artikel über mich in einer Zeitung lasen und dann beispielsweise einer Freundin sagten: »Du, so was ist auch mit mir passiert!« Und dass sie genau damit den Stein für eine bessere Zukunft ins Rollen brachten.

Immer wieder machte ich die Erfahrung, dass die Reporter und Redakteure sehr mitfühlend und sehr darauf bedacht waren, mir die jeweiligen Gespräche so angenehm wie möglich zu gestalten. Immer wieder boten sie mir an, das Interview zu unterbrechen, falls ich mich nicht wohlfühlte, eine Auszeit brauchte. Sie alle haben ihr Bestes gegeben, um ihr Verständnis, ihr Mitfühlen und Mitleiden zum Ausdruck zu bringen. Die Fragen, die sie mir stellten, ähnelten sich im Großen und Ganzen sehr, sodass es mir von Mal zu Mal leichter fiel, sie zu beantworten. Je öfter ich über die Vergangenheit sprach, desto leichter fiel es mir zurückzublicken. Es war, als würde das Siegel des Schweigens bei jedem Gespräch ein wenig mehr anknacksen, bis es schließlich ganz brach. Den Monstern der Vergangenheit wurden die Krallen stumpf, ihr Feueratem versiegte und schließlich lagen sie machtlos am Boden. Überwunden und besiegt nur durch Worte. Es hatte Jahrzehnte gedauert, bis ich mich dem Kampf stellen konnte, dabei hatte ich die Waffe dafür schon immer besessen: reden.

Jedes Interview machte mich ein bisschen freier, weil ich damit noch mehr Menschen erzählt hatte, was mit mir los war. Ich hatte noch mehr Missbrauchsopfer erreicht, und auch, wenn lange nicht jedes von ihnen sofort mit dem Erlebten herausplatzen würde, so war es doch möglich, sogar wahrscheinlich, dass ich sie zum Nachdenken brachte, eine vielleicht nur noch angelehnte Tür aufstieß und so den Anstoß gab, das Schweigen zu brechen.

Die vielen Berichterstattungen, die vielen Gespräche mit Reportern und Redakteuren bestätigten mich nicht nur in meiner Person, sie vermittelten mir auch: Geteiltes Leid ist halbes Leid!

Zeitungs- und Fernsehmenschen sind sicherlich Leute, die schon viel gesehen und gehört haben, und wenn einer von ihnen im Gespräch mit mir ehrliche Betroffenheit zeigte, dann dachte ich mir: Gut, dass du das gemacht hast. Die wussten gar nicht, was das bedeutet, die hatten gar keine Ahnung, wie schrecklich das für Kinder wirklich ist. Aber jetzt habe ich es ihnen erzählt, jetzt wissen sie es und sie sind sensibilisiert für ein Thema, das nicht alltäglich ist, aber zum Alltag vieler Kinder und Jugendlicher gehört. Ich sah ihr Entsetzen, wenn sie sich unwillkürlich fragten, wie vielen Kindern es wohl auch heutzutage noch so schlimm ergehen mochte. Einige von ihnen sagten mir auch, dass sie erst jetzt zu schätzen wüssten, dass sie selbst so eine behütete Kindheit hatten verbringen dürfen. Die Redakteure, mit denen ich gesprochen habe, wissen jetzt, dass es nicht selbstverständlich ist, in einer liebevollen Umgebung aufzuwachsen. Dass es viele Opfer sexuellen Missbrauchs gibt – in der Stadt, in der man selbst lebt, in Deutschland, auf der ganzen Welt.

Sie saßen nicht nur da und taten ihren Job, indem sie ein Interview führten, ich fühlte, dass ich sie mit meiner Geschichte wirklich berührte. Sie litten mit mir und manchmal hatte ich das Gefühl, sie wären sich nicht sicher, ob sie mir all ihre Fragen auch wirklich stellen dürften, aus Angst, es könnte mich zu sehr bewegen, mich zu sehr mitnehmen. Ihr Interesse und ihre Anteilnahme taten mir gut, ich fühlte mich ermutigt, ihnen meine Gedanken zu schildern und meine Gefühle so genau wie möglich zu erklären. Sie fragten nicht nach Einzelheiten, aber ihre Fragen nach meinem Befinden, ihr teilweise großes *Mit*leiden waren etwas ganz Neues für mich. Da saßen mir Menschen gegenüber, die nicht fassen konnten, dass ich so etwas Schreckliches er- und überleben musste. Meine eigene Mutter hatte mich als Lügnerin beschimpft, und hier saß mir ein Fremder gegenüber, der meiner Offenbarung Glauben schenkte und in dessen Augen ich das sah, was ich eigentlich in den Augen meiner Mutter hätte sehen müssen: Entsetzen. Es war ein gutes Gefühl, sie mit meiner Geschichte zu berühren, aber wichtiger als das war mir, dass sie alle deutlich machten, dass sie mir glaubten. Das gab mir eine enorme Kraft, ein Selbstvertrauen, wie ich es bis dahin nicht gekannt hatte.

Aber auch Tränen flossen bei einigen Fragen. Zum Beispiel wollte man von mir wissen, ob ich meiner Mutter verzeihen könnte, wenn sie mich darum bitten würde. Diese Frage war für mich sehr schwer zu beantworten, ich war hin und her gerissen zwischen dem Gefühl des Nicht-verzeihen-Wollens und dem Bedürfnis zu sagen: Ja, ich möchte ihr so gern verzeihen. Ich möchte so gern, dass sie das Buch liest und mich dann darauf anspricht, um mit mir zu reden.

Es mag seltsam erscheinen, dass ich diese Bitte um Verzeihung auch und in erster Linie von ihr und nicht nur von meinem Stiefvater erwarte, und das zu erklären ist nicht leicht. Von ihm, das weiß ich, würde nie eine Entschuldigung kommen. Die Worte »Verzeih mir« kämen nicht über seine Lippen. Aber meine Mutter sollte doch diese Worte sagen können. Sie sagen und dann stehen lassen und sie nicht, wie sie es getan hat, am nächsten Tag einfach wieder zurücknehmen und so tun, als hatte ich sie ihr hinterhältig und erpresserisch entlockt. Wenn meine Mutter mich um Verzeihung bitten und die Worte nicht wieder zurücknehmen würde, dann wüsste ich, dass sie mir und sich selbst die Fehler eingesteht, die sie gemacht hat, dass sie sieht, welchen Schaden auch sie angerichtet hat. Eine Bitte um Verzeihung, die von Herzen käme – ich denke, ich könnte sie nicht abschlagen, nicht überhören oder ignorieren.

Meine Sicherheit während der Interviews wuchs von Mal zu Mal. Je mehr ich über meine Kindheit sprach, je mehr verschiedene Gesprächspartner ich in den Zeitungsredakteuren fand, desto mehr fühlte ich mich auch bestätigt. Ich wollte nun gezielt über mein Schicksal sprechen, wollte der Welt alles erzählen. Ich sah, man nahm mich ernst und wichtig, und mein Selbstwertgefühl erfuhr dadurch beinahe eine weitere Steigerung.

Meine Vergangenheit wurde nicht weniger schrecklich dadurch, dass ich oft darüber sprach, aber es wurde leichter, sie zu akzeptieren. Nach all diesen Jahren gelang es mir endlich, meine Kindheit, egal wie schlimm sie auch gewesen ist, anzunehmen als Teil von mir, als Teil meines Lebens. Bisher hatte ich immer das Gefühl gehabt, dass mein Kindsein nicht zu mir gehörte, nichts mit meinem Leben zu tun hatte und dass ich es darum so gut es eben ging beiseiteschieben könnte. Ich habe die kleine Mona als eine Fremde betrachtet, die mir das weitere Leben schwer machte, als einen Dämon, von dem ich besessen war und den ich nicht loswerden konnte. Ich habe sie gehasst, die kleine Mona. Sie war schuld daran, dass es mir so oft schlecht ging, dass ich immer wieder an sie und ihr mistiges Leben denken musste. Diese andere Mona dann schließlich doch anzunehmen und zu akzeptieren war ein schwieriger, langer und auch schmerzhafter Prozess. Hatte ich sie so lange mit argwöhnischer Abneigung betrachtet, so versuchte ich jetzt, mich nicht nur an ihren Anblick zu gewöhnen, sondern sie auch an mich heranzulassen. Ich versuchte, ihr in die Augen zu sehen und ihre Gedanken zu verstehen, und das nutzte sie aus. Sie setzte sich in meinem Kopf fest und zwang mich, mich mit ihr auseinanderzusetzen.

Als die kleine Mona mir klargemacht hatte, dass es die große ohne sie gar nicht geben würde, begann ich, sie nicht mehr als das Kind aus meinem anderen Leben zu sehen, sondern als das Kind in mir. Und für ebendieses sprach ich jetzt. Ich ließ ihm Gerechtigkeit widerfahren und befreite es aus dem Gefängnis des Schweigens. Ich erhob meine Stimme für die kleine Mona, für mich selbst und für all die anderen, die das Kind in sich in einem Gefängnis aufbewahren.

Man nannte mich die Stimme der Opfer, das Organ der Betroffenen, und die Bezeichnungen machten mich stolz. Dass ich hier nicht nur meine eigene Geschichte erzählte, sondern gleichzeitig auch die anderer Betroffener, wurde mir bewusst, als man mich zum ersten Mal fragte, was ich anderen Opfern sexuellen Missbrauchs raten würde. Ich, die viele Jahre lang ihren Mund gehalten und das dunkle Geheimnis gehütet hatte, wurde jetzt um Rat gefragt, was andere Mädchen oder Frauen in ähnlicher Situation am besten tun sollten, um besser mit ihrem Schicksal zurechtzukommen. So habe ich schnell erkannt, dass die Zusammenarbeit mit den Medien von großer Wichtigkeit war, weil ich hier nicht nur einfach über mein eigenes Schicksal berichtete. Das, was ich in den Interviews zu sagen hatte, erreichte andere Frauen, Mädchen und auch Jungs in ähnlichen Situationen. Menschen, die das Gleiche erlebten oder immer noch erleben müssen, für die der Missbrauch zum täglichen Leben gehört.

Ich sagte mir, wenn nur ein paar davon aufgrund meiner Veröffentlichung den Mut fassen würden, endlich ihr Schweigen zu brechen, dann hätte ich schon sehr viel erreicht. Wenn andere Betroffene anfangen würden, ihr eigenes Elend in die Welt zu schreien, dann würde das wiederum vielleicht weitere Opfer zum Sprechen veranlassen. So würden nach und nach immer mehr Menschen ihr dunkles und verhasstes Geheimnis erzählen und somit auch den Tätern das Gefühl der Sicherheit nehmen.

Und nicht nur Opfer würden hören, lesen und sehen, was ich zu sagen hatte, sondern mit Sicherheit auch eine beträchtliche Anzahl von Tätern. Ich hoffe nicht darauf, dass plötzlich dem einen oder anderen pädophilen Seelentöter wirklich klar wird, was er den Kindern und Jugendlichen da eigentlich antut, aber ich hoffe darauf, dass sich der ein oder andere von ihnen vor Angst in die Hosen macht bei dem Gedanken, dass auch sein Opfer plötzlich auf die Idee kommen könnte, den Mund aufzumachen.

Die Zusammenarbeit mit der Presse, so aufregend und manchmal ein wenig beängstigend sie am Anfang auch war, war für mich persönlich wertvoll und wichtig, ein weiterer Schritt in Richtung Abnabelung von meiner Vergangenheit. Die unzähligen Interviews, die ich gab, haben mit dafür gesorgt, dass ich mein Schicksal nun aus größerer emotionaler Distanz betrachten kann.

Ging ich nach dem ersten großen Interview mit der *Bild am Sonntag* noch mit gesenktem Kopf durch die Gegend, aus Angst, jemand könnte mich erkennen, so spazierte ich schon ganz kurze Zeit darauf hoch erhobenen Hauptes durch meinen Wohnort, und als ich tatsächlich erkannt und auch angesprochen wurde, da fiel es mir leicht zu sagen: »Ja, das in der Zeitung war ich und das ist meine Geschichte!«

Jeder darf und soll es jetzt wissen. Mein großes, böses Geheimnis ist jetzt keins mehr. Freunde, Bekannte, manchmal auch Fremde sprechen mich an, sagen ihre Meinung zu den Berichten in Zeitungen und Fernsehen, und kein einziger von ihnen hat negativ darauf reagiert. Es sind tatsächlich Respekt und Bewunderung, die sie mir entgegenbringen, Sympathie und Mitgefühl. Sie sind genau wie ich der Meinung, dass sehr viel mehr Missbrauchsopfer ihr Schweigen brechen sollten. Sie sagen mir, sie hätten das *Flüsterkind* gelesen, schauen mich dann forschend an, um herauszufinden, wie viel sie zu dem Inhalt sagen dürfen, ohne mir zu nahezutreten, und wenn sie dann erkennen, dass sie ganz offen reden können, dass sie mir damit nicht wehtun und auch keinen Schub an schlimmen Erinnerungen hervorrufen, erzählen sie mir von den Gefühlen, die sie beim Lesen des Buches hatten. Schock, Betroffenheit, Entsetzen, Mitleid, Wut – es ist alles dabei. Aber bevor sie das tun, schauen sie mich fragend und prüfend an. Ein bisschen so, als wäre es ihnen peinlich, so viele Einzelheiten aus meinem Leben zu wissen, und als sei es ihnen unangenehm, mich darauf anzusprechen. Ich sage dann immer das Gleiche: »Ich habe es doch so gewollt. Ich habe das *Flüsterkind* veröffentlicht, *damit* jeder davon erfährt. Du kannst alles sagen, alles fragen, es ist okay.«

Dann schauen sie mir ins Gesicht, sehen, dass es wirklich okay ist, und wirken erleichtert. Manchmal entstehen daraus richtige Diskussionen um das Thema Missbrauch.

Menschen, die mich kennen, sagen mir manchmal, dass ich mich verändert habe, selbstbewusster wirke.

Und das stimmt.

Meine Stimme ist lauter geworden und mein Rücken irgendwie ... gerader.

Was sich seit der Veröffentlichung des *Flüsterkindes* verändert hat

Dass ich mein Schickal öffentlich gemacht habe, blieb natürlich nicht ohne Folgen für mich und mein Umfeld. Meine Familie, meine Freunde und Bekannten haben darauf ausschließlich positiv reagiert. Meine Söhne und mein Mann haben mein Buch nach wie vor nicht gelesen und dabei wird es auch bleiben. Aber sie wissen um den Missbrauch, haben mich unterstützt und stehen nach wie vor voll hinter mir. Sie sollen die Einzelheiten nicht wissen, es wäre mir unangenehm. Es mag etwas mit der Angst zu tun haben, wie sie reagieren könnten, auch mit Sorge, sie könnten mich danach mit anderen Augen sehen, und das will ich nicht.

Mein Mann hat Auszüge aus dem Brief gelesen, lange bevor er zu einem Buch wurde, und er ist mit mir einer Meinung, dass das reicht. Er hat mich immer angespornt, manchmal angetrieben, den Brief zu Ende zu schreiben, war auch immer interessiert, wie ich vorankam. Er hat mich getröstet, wenn ich seinen Trost brauchte, und mich aufgemuntert, wenn ich wieder einmal alles in die Ecke werfen wollte. Zu vielen der ersten Pressetermine hat er mich begleitet, und seine Anwesenheit gab mir zusätzliche Sicherheit. Später, als er sah, wie souverän und fast schon professionell ich Interviews gab, blieb er daheim und ließ sich später ausführlich berichten. Heute, ein Jahr nach dem Erscheinen, ist bei uns alles wie vorher. Unsere Beziehung hat sich nicht verändert, ist höchstens noch ein wenig inniger geworden. Wir sprechen über das Thema Missbrauch, wenn es sich ergibt, wenn wieder einmal ein Fall bekannt wird und durch die Medien geht, und mein Mann spricht nicht zögerlich oder befangen darüber, sondern sagt mir, was er darüber denkt. Mittlerweile ist es für mich, für uns, normal, darüber zu sprechen. So normal, dass wir das Thema auch einfach vergessen können.

Auch meine Söhne waren und sind sehr stolz auf mich. Meine beiden Jungs haben mich kurz vor der Veröffentlichung des Buches im Frühling letzten Jahres manchmal mehrmals täglich angerufen, um zu erfahren, ob ich schon fertig sei und wie es mir ginge. Sie sprechen das Thema Missbrauch von sich aus nicht an. Ihre Mutter hat ein Buch darüber geschrieben, hat von ihren Erlebnissen berichtet und ist ansonsten ganz die Mama, die sie schon immer war. Es ist gut, dass sie das so sehen und empfinden, und ich bezweifle, dass sie das auch täten, wenn sie das *Flüsterkind* gelesen hätten. Auch jetzt fragen sie wieder, ob die Erweiterung schon fertig ist, und wollen wissen, wie es ihrer Tante Ulla damit geht. Sie erzählen, dass sie schon überall verkündet haben, dass es bald ein zweites Buch geben wird, und versichern mir immer wieder, wie stolz sie auf mich sind. Und dann sprechen wir wieder über etwas anderes.

Meine Freundinnen haben mich oft angerufen, um mir zu sagen, dass sie mich wieder in einer Fernsehsendung gesehen haben und wie ergreifend sie das fanden. Auch sie haben natürlich nicht alle Einzelheiten gewusst und mussten erst einmal damit zurechtkommen, dass das, was sie da lesen, die Geschichte ihrer Freundin Mona ist, eines Menschen aus ihrem engsten Umfeld. Geweint haben sie alle beim Lesen, waren von Entsetzen und Wut geschüttelt, haben meinetwegen tage- und nächtelang keine Ruhe gefunden. Aber sie sehen auch, dass ich immer noch die Mona bin, die sie auch vorher schon gekannt haben, dass ich heute gut mit allem fertig werde. Sie machen mir sogar ausgesprochen liebenswürdige »Komplimente«, indem sie mir mitteilen, dass sie ja nun verstehen würden, warum ich ein wenig gaga wäre. Dann nehmen sie mich in den Arm und wir lachen zusammen, weil ich weiß, wie sie es meinen und dass sie für mich da sind, wenn ich sie brauche.

Manche unserer Bekannten waren anfänglich sehr betroffen, weil sie keine Ahnung davon hatten, was ich während meiner Kindheit erlebt habe. Positiv reagiert haben sie trotzdem, mir gesagt, wie mutig sie es finden, dass ich diesen Weg gegangen bin. Keiner von ihnen hat sich von uns oder von mir zurückgezogen, weil es ihnen unangenehm gewesen wäre, weil sie vielleicht nicht gewusst hätten, was sie sagen sollten. Auch von dieser Seite bekam ich durchweg positive Reaktionen.

Alle, Familie, Freunde und Bekannte, waren am Anfang ein wenig von dem Rummel um mich angesteckt, wollten dringendst alle Sende- und Erscheinungstermine wissen, aber nun ist wieder Alltag eingekehrt, alles ist wie vorher, alle mögen oder lieben mich wie vorher und alle behandeln mich wie vorher. Ich bin nur etwas selbstbewusster, ein bisschen mehr ich, ein Stückchen gewachsen, aber auch das wird positiv und anerkennend aufgenommen.

Waren die Reaktionen meines direkten Umfeldes durch die Bank positiv, so kamen aus meiner »alten Familie«, aus dem Umfeld meiner Mutter und meines Stiefvaters, Schmähungen, Beschimpfungen und sogar Drohungen.

Nach meinen ersten Interviews und kurz bevor das *Flüsterkind* erschien, erhielt ich Anrufe von einer mir fremden jungen Frau, die sich Esmeralda nannte. Sie verlangte von mir, dass ich das Buch sofort wieder vom Markt nehmen solle, sonst würde etwas passieren. Sie drohte sowohl mir als auch meinem Mann mit Mord und stieß die schlimmsten Flüche und Verwünschungen aus. Diese junge Frau ereiferte sich so sehr, dass ihre Stimme sich überschlug und sie teilweise kaum oder gar nicht zu verstehen war. Einige dieser Anrufe nahm mein Mann entgegen, weil ich nicht im Hause war, und er berichtete mir später, wie er den Hörer von seinem Ohr hatte weghalten müssen. Michael schien diese Anrufe nicht sehr ernst zu nehmen, nannte sie sogar lächerlich und versicherte mir, dass ich mir darum gewiss keine Sorgen machen müsste. Wer so laut bellte, würde ganz bestimmt nicht beißen!

Auch die E-Mails, die mich kurz darauf erreichten, schienen ihm wenig besorgniserregend. Verfasst wurden diese Mails von einer Frau, die sich namentlich vorstellte und sich als Freundin meiner Mutter bezeichnete. Sie machte mir darin deutlich, was sie von mir hielt. Auch sie drohte mir, ließ verlauten, ich würde sie kennenlernen, sollte ich weiterhin über ihre langjährige Freundin solche Lügen verbreiten. Sie war der festen Überzeugung, meine Mutter sei ein absolut vertrauenswürdiger Mensch. Über mich, so schrieb sie, hätte sie indes noch nichts Gutes gehört.

Auch meine Mutter selbst hat uns mit Anrufen beehrt. Sie ließ meinen Mann wissen, dass er nichts taugen könne, wenn er so was wie mich geheiratet hat. Sie beleidigte ihn und mich und machte sich lustig über mein Buch. Dass ich wegen des Buches kein Lob von ihr erwarten konnte, war mir klar gewesen, aber die Bemerkung, mein Mann würde nichts taugen, weil er sich mit mir eingelassen hatte, empörte mich zutiefst. Michael selbst sah aber auch das sehr gelassen, er lachte und schüttelte den Kopf darüber, wie »dummdreist« doch manche Leute seien, und damit war die Sache für ihn erledigt.

Einige Wochen später bekam ich erneut eine E-Mail von dieser Frau. Darin bat sie mich um Entschuldigung für die Drohungen, und gestand, dass sie die junge Frau zu den Anrufen unter dem Namen Esmeralda angestiftet hatte. Sie gab mir ihre Telefonnummer und bat mich um ein Gespräch, weil sich die Dinge mittlerweile grundlegend geändert hätten. Natürlich witterte ich hinter dieser Mail eine Falle, dachte, es sei ein Trick, um persönlich mit mir in Kontakt zu treten und mich auszuhorchen. Am Ende merkte sie noch an, dass sie es verstehen würde, wenn ich nicht mit ihr reden wolle. Neugierig war ich aber doch geworden und fragte meinen Mann, wie er es finden würde, wenn ich diese Frau tatsächlich anriefe. Er warnte mich, vorsichtig zu sein, nicht zu viel über mich zu verraten, überließ die Entscheidung dann aber mir allein.

In dem Telefonat stellte sich heraus, dass sie die Freundschaft zu meiner Mutter beendet und den Kontakt zu ihr abgebrochen hatte. Sie erzählte mir, dass sie, auch durch ihren Mann und eine andere Freundin dazu bewegt, über mich und das Buch nachgedacht habe. Dabei sei sie zu dem Schluss gekommen, dass es eben nicht ein ellenlanges Märchen sein könne, was ich da geschrieben hatte. Es habe nicht nur sie stutzig gemacht, dass meine Mutter anfänglich zwar selbst sagte, sie würde wegen meiner angeblichen Lügengeschichten einen Anwalt aufsuchen müssen, später aber selbst auf dringliches Anraten nicht bereit gewesen sei, einen Rechtsanwalt einzuschalten, um mich für meine angeblichen Lügen und Verleumdungen zur Rechenschaft zu ziehen. Die Ausreden dafür hätten nicht sehr überzeugend geklungen. Mal habe sie nur ihre Ruhe haben wollen, mal habe sie meinem Stiefvater diese Aufregung nicht zumuten können. Die Frau erzählte mir außerdem, dass das Buch vor meinem Stiefvater versteckt würde, meine Mutter habe auf keinen Fall gewollt, dass er es zu Gesicht bekam.

Im Laufe der folgenden Wochen gab es weitere Telefonate mit ihr und ich verlor mein anfängliches Misstrauen, dass es sich dabei um »Aushorchgespräche« handeln könne. Sie entschuldigte sich viele Male bei mir, versicherte mir immer wieder, dass sie mir glauben würde. Im Übrigen täten das auch ihre Familie, Freunde und Nachbarn. In einem Gespräch erzählte sie mir, dass die Eltern draußen auf dem Spielplatz auf einer Bank gesessen hätten. Ein Nachbar sei auf seinen Balkon getreten und habe meinem Stiefvater zugeschrien, sodass der ganze Wohnblock es hören konnte: »Verschwinde hier, du Kinderficker!« Daraufhin seien beide aufgestanden und wortlos verschwunden.

Die Gespräche mit dieser Frau, die mit meiner Mutter befreundet gewesen war, waren für mich sehr wichtig und bedeutungsvoll. Als ich mir sicher war, dass sie es ehrlich meinte mit ihrer Entschuldigung, war mein erster Gedanke: Am Ende siegt doch die Gerechtigkeit! Ich war und bin ihr unendlich dankbar für ihre Ehrlichkeit. Sie hat es, weil sie mir letztendlich doch Glauben schenkte, nicht nur auf einen Streit mit meiner Mutter, sondern sogar auf den Bruch mit ihr ankommen lassen und, wie sie mir versicherte, hat sie das nicht bereut.

Durch Dritte (Personen, an deren Glaubwürdigkeit ich nicht zweifle, die aber hier nicht genannt werden möchten und deren Wunsch ich darum respektiere) weiß ich, dass mein Stiefvater nach der Veröffentlichung in Selbstmitleid versank. Zwar hat er das Buch wohl nicht gelesen, aber die Existenz war ihm ja bekannt geworden, auch um was es darin geht. Er soll gejammert haben, dass er sich ja nun nirgends mehr sehen lassen könne und dass er gleich am nächsten Tag mit seinem Motorroller gegen einen Baum fahren würde.

Eine weitere Person, die ich seit vielen Jahren nicht gesehen hatte, meldete sich kurz nach der Veröffentlichung des *Flüsterkindes* per Mail bei meinem Verlag und bat um Weiterleitung des Schreibens an mich. Es folgte ein sehr herzlicher und rührender Mailaustausch, der leider mittlerweile wieder eingeschlafen ist. Auch diese Person ist ein Missbrauchsopfer, wenn auch nicht durch meinen Stiefvater. Die Verhältnisse innerhalb der Familie sind dieser Person aber hinlänglich bekannt und so hatten wir die Möglichkeit, Erfahrungen, Meinungen und auch Gefühlslagen auszutauschen, was für mich sehr wichtig war.

Im Allgemeinen kann ich sagen, dass die von mir befürchteten wirklich schlimmen Reaktionen auf das *Flüsterkind* ausgeblieben sind. Ich hatte damit gerechnet, dass zumindest telefonisch oder per SMS sehr viel mehr kommen würde. Ich selbst habe schon seit vielen Monaten Ruhe, ich lebe noch, bin keinem Fluch zum Opfer gefallen und die Drohung, man würde mir das Dach über dem Kopf anzünden, ist auch nicht wahr gemacht worden.

Meine Schwester Ulla

Eines der großartigsten Dinge, die das *Flüsterkind* erreicht hat, ist, dass es mir meine Schwester zurückgebracht hat. Ulla hatte gut drei Jahre zuvor den Kontakt zu mir abgebrochen, weil sie es nicht mehr ertragen hatte, ständig mit dem Thema Missbrauch konfrontiert zu werden. Ich schrieb mit Feuereifer an dem Brief an unsere Mutter, war wild entschlossen, mich durch das Schreiben zu befreien, und kannte wochenlang kein anderes Thema mehr. Ich rief Ulla oft an, redete auf sie ein, dass auch sie endlich den Mund aufmachen solle. Ich bedrängte sie, appellierte an ihren Verstand, ihr Herz, ich versuchte sie zu überzeugen, dass wir gemeinsam stark wären, ich nervte sie ohne Unterlass und überschritt damit ihre Grenzen so weit, dass sie mich eines Tages am Telefon weinend anschrie, ich solle sie endlich in Ruhe lassen. Sie wolle und würde nicht darüber reden und sie wolle auch nie wieder etwas darüber hören. Sie habe einfach genug und ich solle sie nicht dazu treiben, etwas Unüberlegtes zu tun. Sie fände es besser, wenn wir erst einmal keinen Kontakt mehr hätten, sagte, ich solle sie nicht mehr anrufen und endlich zur Ruhe kommen lassen. Dann legte sie den Hörer auf.

Ich war tief getroffen, entsetzt, dass sie sich jetzt von mir abwenden wollte. Ich sah nicht, dass ich sie mit meinem stetigen Drängen dazu getrieben hatte, sich nun auf diese Weise Ruhe vor mir zu verschaffen. Ich hatte gedacht, ich müsste ihr nur immer wieder vorbeten, dass sie sich besser fühlen würde, wenn sie ihr ganzes Elend einfach herausließ, so wie ich es auch tat. Ich wollte sie auf meinen Weg bringen, ihr meine Sicht der Dinge aufzwängen, und bedachte nicht, dass ihr eigener Weg ein ganz anderer sein könnte, dass sie vielleicht noch gar nicht so weit war, überhaupt irgendeinen Weg zu beschreiten und sich mit ihrer Vergangenheit auseinanderzusetzen. Ich hatte so verzweifelt versucht, sie zu Dingen zu überreden, zu denen sie noch gar nicht bereit war.

Zwar hatte sie mir bisher immer zugehört, wenn ich auf sie einredet hatte, mir auch gesagt, dass sie meine Meinung teilte und die Dinge genauso sah wie ich, aber mir wurde jetzt klar, dass sie das nur gesagt hatte, weil sie annahm, dass ich es hören wollte, und dass sie im Inneren hoffte, ich würde sie endlich damit in Ruhe lassen.

Ich hatte ihr gegenüber vage angedeutet, dass ich einen Brief schrieb, und um zu testen, wie sie darüber dachte, hatte ich gesagt: »Ich werde eines Tages ein Buch daraus machen!« »Ja«, meinte sie, »das sollte man vielleicht tatsächlich tun«, aber sie sagte es so, als würde sie mir bestätigen, dass heute wirklich schönes Wetter sei. Ernst genommen oder geglaubt hat sie meine Aussage wahrscheinlich nicht. Und ich war so überzeugt davon, ich müsse sie notfalls zwingen, endlich ihr Schweigen zu brechen und somit ihren seelischen Zustand zu verbessern, dass ich keine Sekunde auf den Gedanken kam, ich könnte sie im Gegenteil dazu treiben, den Kontakt zu mir völlig abzubrechen, um den Druck, den ich auf sie ausübte, zu beenden. Ich hatte sie so sehr in die Enge getrieben, dass sie keinen anderen Ausweg sah, als mich in die Wüste zu schicken.

Und nun saß ich da, nicht glauben wollend, dass Ulla, meine Ulla, meine kleine Schwester, nicht einsah, dass ich es gut meinte und auch sie aus der Hölle der Erinnerungen befreien wollte. Ich dachte, ich wüsste besser als sie selbst, was gut für sie war, und hier hatte ich eben die Quittung dafür bekommen.

Unter der Trennung – denn als solche fasste ich das auf – litt ich so sehr, dass ich nun meinerseits dachte, alles würde keinen Sinn machen und ich könnte ebenso gut mit dem Kämpfen aufhören. Waren es nicht ohnehin Windmühlen oder gar Gespenster, gegen die ich anging, und waren sie nicht um ein Vielfaches stärker als ich selbst? Wozu sich noch länger die Mühe machen, wozu sich länger anstrengen und Kraft vergeuden? Vergessen würde ich *es* sowieso nie, da konnte ich doch meine Energie auch darauf verwenden, es wenigstens weiterhin zu verdrängen und zu hoffen, dass mich die Erinnerungen nicht allzu oft einholten. Kopf in den Sand, Augen zu und durch – war das nicht die beste Devise? Und hatte mir nicht auch Ulla gerade zu verstehen gegeben, dass das eigentlich das war, was sie wollte? Einfach nicht mehr daran denken. Ich war verzweifelt, sah einerseits zögernd ein, dass ich sie zu sehr gedrängt hatte, und wollte aber andererseits nicht glauben, dass sie jetzt aufhören wollte zu kämpfen. Warum erkannte sie nicht, dass ich es gut meinte, das Beste für sie wollte?

Ich erzählte meinem Mann von dem Rückschlag, den ich erlitten hatte, und wie ich jetzt einmal mehr voller Zweifel war. Ich erzählte ihm von den häufigen Telefonaten mit Ulla und wie sie einfach nicht einsehen wollte, dass ich recht hatte, und ich weinte mich bei ihm aus, weil meine Schwester nichts mehr mit mir zu tun haben wollte. Ich warf mich in seine Arme, erwartete Mitleid und die Bestätigung, alles richtig gemacht zu haben, und ich erwartete einen Rat, der alles wiedergutmachen und mir meine Schwester zurückbringen würde. Wie ein kleines Kind hoffte ich darauf, dass er meine Hand nehmen und mir zuflüstern würde, es würde alles gleich wieder gut werden. Heile, heile Segen …

Was ich bekam, war niederschmetternd. Er führte mir vor Augen, dass an dieser verfahrenen Situation eigentlich niemand außer mir selbst schuld war. Er fragte mich, was ich denn erwartet hätte, ob ich tatsächlich angenommen hätte, ich würde Ulla vorschreiben können, wie sie am besten ihr Schicksal verarbeiten solle. Ob ich mir einbildete, meine Meinung sei die einzig richtige, und was ich meiner Schwester sagte, sei das Allheilmittel, das sie nur brav schlucken müsse. Er machte mir recht unerbittlich klar, dass ich anstatt zu sagen: »Ich finde, du solltest …«, »ich denke, du müsstest …«, »es wäre richtig, wenn du …«, »ich glaube, du machst am besten …« einfach mal gefragt hätte: »Ulla, wie geht es dir mit meinen Aussagen und was denkst du darüber?« Er gab mir zu verstehen, dass das Einzige, das ich jetzt tun konnte, war, einfach abzuwarten. Ich war beleidigt, enttäuscht. Aber er sagte das, was ich im Inneren eigentlich selbst wusste.

Es vergingen Wochen und Monate, Weihnachten kam und entgegen meiner Hoffnung erhielt ich von meiner Schwester keine Karte, keinen Anruf, keinen Gruß, nichts. Es fiel mir schwer, mich an den Gedanken zu gewöhnen, dass ich sie verloren hatte, durch meine eigene Schuld noch dazu, aber die Tage kamen und gingen und ich gewöhnte mich schließlich auch daran, jetzt nur noch für mich zu denken. Kurz bevor gut drei Jahre später das *Flüsterkind* dann erschien, hatte ich so viel um die Ohren, hatte so viel zu tun, so viele Termine wahrzunehmen, dass ich tatsächlich über Wochen nicht mehr an den Eklat zwischen Ulla und mir dachte.

Aber nach meinem ersten Interview mit der *Bild am Sonntag* wurde mir bewusst, dass vielleicht, wahrscheinlich sogar, auch Ulla davon erfahren oder es gar selbst lesen würde. Diese Sonntagszeitung erschien ja nicht nur in großen Städten, man konnte sie selbst in den kleinsten Dörfern an jeder Tankstelle erstehen. Was würde Ulla sagen, denken, wenn sie mich, ihre Schwester, so völlig überraschend über mehrere Seiten hinweg in der Zeitung finden würde? Mit eben dem Thema, über das sie nie wieder etwas hören wollte? Mein Buch, das ich testweise und verhalten bei ihr angekündigt hatte, sollte jetzt wirklich erscheinen. Was würde sie darüber denken? Ich stellte mir vor, wie jemand ihr die Zeitung unter die Nase hielt und sie fragte, ob das wirklich so gewesen sei und wie viel sie, Ulla, darüber wisse. Und ich stellte mir vor, wie sie die Zeitung anschauen und sie dann angewidert und weinend wegschleudern würde.

Wenn ich bisher noch gehofft hatte, dass sie sich irgendwann vielleicht doch wieder bei mir melden würde, so rechnete ich jetzt damit, nie, niemals wieder von ihr zu hören. Ich fühlte mich schuldig, weil ich ihrem Wunsch danach, in Ruhe gelassen zu werden, nicht nachgekommen war, rechnete damit, dass sie nun, wenn sie über mich und ja auch über sich selbst in der Zeitung las, anfangen würde, mich zu hassen.

Aber schon wenige Wochen nach Erscheinen des Buches klingelte mein Telefon.

»Mona? Hier ist Ulla.«

Im allerersten Moment nahm ich an, dass sie mich anrief, um mir zu sagen, dass es das nun endgültig gewesen sei und wie schäbig sie mich fand. Aber als sie weitersprach und ich hörte, was sie mir tatsächlich zu sagen hatte, durchfuhr mich eine warme Welle und ich hätte sie am liebsten sofort in den Arm genommen.

»Ich kann dich nicht mehr allein weiterkämpfen lassen!«, sagte sie. »Ich komme mir so schlecht und feige vor, weil ich dich die ganze Zeit allein gelassen habe. Wenn du willst, stehe ich ab sofort an deiner Seite!«

Und wie ich das wollte! Ich konnte gar nicht glauben, was ich da hörte, und fragte sie, was ihren Sinneswandel verursacht habe. Sie erklärte mir, dass sie schon Wochen zuvor, als sie das erste große Interview mit mir gelesen hatte, vorgehabt habe, mich anzurufen, sich aber nicht sofort getraut habe, weil sie nun ihrerseits fürchtete, ich könne nichts mehr mit ihr zu tun haben wollen.

Wir redeten und schwiegen, sagten etwas und schwiegen wieder. Ich glaube, wir wollten einander so viel sagen, dass wir gar nicht wussten, wo wir anfangen sollten. Dieses erste Gespräch nach der Trennung, die über drei Jahre gedauert hatte, war für sie wohl genauso aufregend wie für mich. Sie sprach über das Interview, das Buch und fragte, wie es meinem Mann und mir ginge, alles in einem Satz. Ich antwortete genauso unzusammenhängend und zwischendurch fingen wir immer wieder an zu weinen, versicherten einander, dass wir ab sofort immer füreinander da sein würden. Sie berichtete mir von den Gefühlen, die das Lesen erst der Interviews und dann des Buches in ihr ausgelöst hatte, sagte, es sei schwer, aber gleichzeitig auch befreiend gewesen, mein Bild in den Zeitungen zu sehen und zu lesen, was ich zu sagen hatte.

»Ich habe mit einem Schlag erkannt, dass es richtig ist, was du tust, und dass es falsch von mir war, so lange zu schweigen!«

Das hörte sich wie ein Geständnis an, das sie mir jetzt, nach den Jahren unserer Trennung, machte, und von dem sie nicht wusste, wie ich darauf reagieren würde. Meine Versicherung, dass ich das gern hören würde, nahm sie halb lachend und halb verlegen mit einem »Ja, na ja, zum Glück!« hin.

Am liebsten hätten wir uns sofort getroffen, aber bei einer Entfernung von über hundert Kilometern kann man leider nicht immer sofort ins Auto hüpfen und losfahren.

An diesem Tag rief ich sie noch einmal an, eher grundlos und wohl nur, um mich zu überzeugen, dass sie tatsächlich wieder in meinem Leben war.

Wir telefonierten, sooft wir nur konnten oder sooft uns ein Grund einfiel, die jeweils andere anzurufen.

Ulla berichtete mir von der Aufregung, die im Haus unserer Eltern herrschte, als im Interview der *Bild am Sonntag* das Buch angekündigt wurde und dann etwas später auch tatsächlich erschien. Unsere Mutter hatte bei ihrer Freundin Auszüge aus dem Buch im Internet gelesen und es sich dann sofort gekauft. Sie hatte Ulla davon abgeraten, sich das »Märchenbuch« auch zu besorgen. Ich würde darin zugeben, dass ich meine Schwester willentlich und absichtlich geopfert hätte, um selbst vor meinem Stiefvater Ruhe zu haben. Es wäre mir recht gewesen und ich hätte es gern gesehen, dass er statt meiner nun meine kleine Schwester missbrauchte, die Hauptsache für mich sei gewesen, dass ich meine Ruhe hatte. All das würde ich in dem Buch schreiben und sie wollte Ulla vor einem Zusammenbruch schützen, indem sie ihr nahelegte, es lieber gar nicht erst zu lesen.

Für sie selbst, sagte Ulla, hatte es aber zu der Zeit nichts Wichtigeres gegeben, als das Buch unbedingt zu lesen. Auch hatte sie der Mutter nicht geglaubt, dass ich sie im *Flüsterkind* in einem schlechten Licht erscheinen ließe und zum Ausdruck gebracht hätte, dass ich froh darüber gewesen sei, dass mein Stiefvater sich ihr zugewandt hatte. Die Mutter hätte sie anschließend noch aufgefordert, ins Wohnzimmer zu gehen und meinem Stiefvater zu sagen, er solle mich anrufen und sich entschuldigen, damit ich endlich Ruhe geben würde.

»Und da ist mir so richtig bewusst geworden, was sie für eine ist! Die wollte, dass ich zu ihm gehe und ihm sage, dass er dich anrufen soll. Da hatte ich endgültig genug und bin gegangen! Und dass ich da zum letzten Mal war, das wusste ich. Und ich denke, die wussten das auch!«

Ulla sprach entschlossen und wütend, und all das Zögerliche, das ich sonst in ihrer Stimme gehört oder zu hören geglaubt hatte, war verschwunden.

Sie berichtete mir, dass sie schon beim Lesen der ersten Seiten wieder zu der kleinen Ulla von damals geworden sei. Ich hätte die Wohnung so gut beschrieben, dass sie sich wie in der Zeit zurückversetzt gefühlt und sich plötzlich wieder dort befunden habe, sie habe sogar den Geruch, der damals in der Behausung gelegen hatte, auf einmal wieder in der Nase gehabt. Ihr sind oftmals die Tränen gekommen, besonders, als sie in Einzelheiten las, was ich hatte ertragen müssen. Ihrer Ansicht nach war das so sehr viel mehr gewesen, als sie selbst hatte erdulden müssen, und nun kam sie sich mies und feige vor, weil sie in den letzten Jahren den Kontakt einfach abgebrochen hatte.

Es war immer eine Art stillschweigende Übereinkunft zwischen uns beiden gewesen, dass wir zwar über den Missbrauch an sich, aber niemals über Details sprachen. Ich denke, wir stellten uns einfach vor, dass die andere genau dasselbe erlebt hatte und dass wir die Einzelheiten darum nicht erwähnen mussten oder durften.

Für mich war Ulla einfach endlich aufgewacht und bereit zu kämpfen; sie selbst sah sich als feige Verräterin, die anstatt mir beizustehen und mit mir zusammen Rechenschaft von meinem Stiefvater zu fordern, sich lieber weiter in ihrem Mauseloch verkrochen und Augen und Ohren verschlossen habe. Sie war aber, genau wie ich es nach unserer Trennung auch hatte einsehen müssen, einfach noch nicht so weit gewesen. Sie hatte sich eine eigene Welt geschaffen, in der sie zwar nicht wirklich leben, aber doch einigermaßen existieren konnte. In dieser Welt gab es den Monstervater von früher gar nicht. Er war ersetzt worden durch einen neuen Vater, einen, der seine Kinder auf die Art liebte, wie ein Vater es tun sollte, der sich um seine Kinder kümmerte und der ein guter Mensch war. Sie redete sich ein, dass er, der früher so böse und gemein gewesen war, einen kompletten Wandel durchgemacht und nun völlig verändert, gut und liebenswert geworden war. Um diese Welt hatte sie eine meterdicke und unüberwindliche Mauer gezogen, an der jeder scheitern musste, der versuchte, mit der Wahrheit zu ihr durchzudringen. Hätte das jemand geschafft, so hätte das gleichzeitig auch die Zerstörung dieser Welt bedeutet, die sie aber auf gar keinen Fall aufgeben wollte, weil sie ihr eine gewisse innere Sicherheit gab, ein scheinbares Gefühl von innerem Frieden. Sie war auf jeden Fall nicht bereit gewesen für einen Weg, wie ich ihn eingeschlagen hatte, und heute denke ich, dass diese Kontaktpause uns vielleicht sogar gutgetan hat. Wer weiß, was geschehen wäre, wäre es mir mit meinem ständigen Drängen gelungen, sie zu etwas zu überreden, das sie zu dem Zeitpunkt weder wollte noch konnte. Ich habe immer gewusst, dass Ulla sehr labil ist, und ich hätte sie möglicherweise tatsächlich zu etwas getrieben, was nachher nicht wiedergutzumachen gewesen wäre.

Meine Schwester war nämlich oft über Wochen oder gar Monate in einem schweren depressiven Zustand. Sie hatte nicht nur Selbstmordgedanken, sie hatte regelrechte Todessehnsucht. Zu ihren schlimmen Kindheitserinnerungen kamen ihre Befürchtungen, ihren Söhnen keine gute Mutter zu sein und nie sein zu können, auch als Ehefrau sah sie sich als komplette Versagerin. Sie meinte, nicht nur sich selbst, sondern auch allen anderen Menschen mit ihrer bloßen Gegenwart das Leben schwerzumachen, fühlte sich verantwortlich für was auch immer gerade nicht klappte oder so verlief, wie es wünschenswert gewesen wäre. Sie sprach nicht oft über ihre wirklichen Gefühle, erwähnte nur hin und wieder, sie hätte große Versagensängste und fühlte sich nicht fähig, auch nur die kleinsten Alltagsprobleme zu bewältigen. All das konnte ich nur zu gut verstehen, weil es mir selbst manchmal nicht anders ging. Auch ich fühlte mich dann, als könne ich es niemandem, am wenigsten mir selbst, recht machen. Als würde alles, was ich tat, das Gegenteil von dem bewirken, was ich eigentlich beabsichtigt hatte. Als wäre ich allein dafür verantwortlich, wenn etwas total danebenging, nicht richtig funktionierte oder das Leben nicht so war, wie es meiner Vorstellung nach sein müsste.

Ulla aber fühlte sich sogar verantwortlich für andere Menschen, sie war bereit, sich auch noch für die entfernteste Bekannte aufzuopfern, wenn diese Hilfe irgendeiner Art benötigte; sie kümmerte sich um andere, ließ sich sogar skrupellos ausnutzen, tat immer, was sie meinte, dass andere es von ihr erwarteten. Auch das konnte ich verstehen, weil auch ich meist das tat, was andere gern wollten oder erwarteten. Ich wollte gemocht werden und dachte, dass ich das erreiche, wenn ich nur immer für alle da bin und ihnen nichts abschlage. Ich dachte, je mehr ich für andere mache, desto lieber würden sie mich auch mögen. Wenn ich tatsächlich einmal jemandem etwas abschlagen musste, dann fühlte ich mich schuldig und hatte ein äußerst schlechtes Gewissen. Auch ich konnte nur sehr schlecht ablehnen, wenn ich um etwas gebeten wurde.

Aber das ist kaum verwunderlich. Wir hatten nicht gelernt, Nein zu sagen. Wir hatten gelernt, dass wir nicht Nein sagen durften.

So tat Ulla, was sie meinte, tun zu müssen, und rieb sich dabei so sehr auf, dass irgendwann auch die allerletzten Kraftreserven aufgebraucht waren.

Ich erinnere mich, dass mich meine Mutter einmal anrief, um mir zu erzählen, dass man Ullas Wohnungstür habe aufbrechen müssen, weil sie sich das Leben habe nehmen wollen. Sie habe ihren Kopf gegen die Wand geschlagen, immer und immer wieder, und habe dabei wie eine Irre geschrien. Sie sei so »ausgeflippt«, dass man sie in die »Klapsmühle« habe bringen müssen. Meine Frage nach dem Warum konnte meine Mutter mir aber nicht beantworten.

»Was weiß ich, die ist einfach ausgerastet!«

Kein Ausdruck von Sorge, kein Wunsch, so schnell wie möglich zu ihr zu fahren.

Ulla blieb dann ein paar Wochen in der Psychiatrie und von ihrem Mann erfuhr ich, dass sie einen schweren Nervenzusammenbruch hatte. Sie hatte ihm gegenüber schon seit Wochen gesagt, dass sie einfach nicht mehr konnte und dass sie ihrem Leben am liebsten ein Ende setzen würde.

Als ich sie später zu Hause besuchte, versuchte ich herauszufinden, was genau an jenem Tag passiert war, aber sie wiegelte ab mit den Worten, dass ich mir nichts dabei denken solle. Sie sei eben die Irre, die Bekloppte, und Verrückte täten eben manchmal verrückte Sachen. Sie wollte nicht näher darauf eingehen und ich ließ sie trotz meiner Sorge in Ruhe, aus Angst, ich könnte mit meinen Nachfragen etwas neues Schlimmes heraufbeschwören.

Vierundzwanzig oder fünfundzwanzig ist sie da gewesen und nur kurze Zeit später war sie nervlich wieder so am Ende, es ging ihr wieder so schlecht, dass sie erneut darüber sprach, sich umzubringen. Sie erzählte mir, dass sie schon seit Längerem Tabletten sammelte. Sie würde sie der Alten klauen, sagte sie, und dass das überhaupt nicht auffallen würde, weil die ja Unmengen davon habe. Beruhigungstabletten waren das und sie hortete sie, um sie dann, wenn sie meinte, es wären genug, alle auf einmal zu schlucken.

Ich redete auf sie ein, versuchte sie mit all der Ruhe, die ich aufbringen konnte, zur Herausgabe der Tabletten zu bewegen und sie davon zu überzeugen, dass sie ihr Leben nicht wegwerfen durfte. Als nichts fruchtete und mir nichts anderes mehr einfiel, fragte ich sie, was denn aus mir werden solle, wenn sie sich einfach umbrachte. Mit wem ich dann sprechen solle, bei wem ich mich ausweinen solle.

»Du bist viel stärker als ich, schon immer gewesen. Du schaffst das auch ohne mich!«

Damit war das Gespräch beendet und ich fühlte mich so ohnmächtig und hilflos wie schon seit Jahren nicht mehr.

Ich sprach zu Hause mit meinem Mann darüber, aber er konnte natürlich auch nichts ausrichten, sagte mir, dass ich, wenn Ulla sich tatsächlich entschließen sollte, ihr Leben zu beenden, nichts dagegen würde tun können.

Ich besuchte sie so oft wie möglich, immer in der Angst, sie könnte die Tür nicht öffnen. Tagelang war ich so nervös, dass mir praktisch alles aus der Hand fiel.

Als ich diesen Zustand nicht mehr ertrug, fuhr ich zu ihr und flehte sie an, mir zu versprechen, es nicht zu tun. Sie sah wohl, wie sehr der Gedanke an ihren freiwilligen Tod mir zusetzte, und versuchte mich zu beruhigen, indem sie sogar Scherze machte, mir außerdem versicherte, es würde ihr zur Zeit ganz gut gehen, aber sie lehnte es rundheraus ab, mir ein Versprechen zu geben.

Mit der Zeit wurde ich tatsächlich etwas ruhiger. Ulla sprach über Alltägliches, machte sogar Pläne für einen Urlaub. Das Thema Missbrauch vermieden wir wie auf ein geheimes Kommando beide und in gewisser Weise war das unsere normalste Zeit. Wir sprachen über die schulischen Belange unserer Kinder, tauschten Kochrezepte aus und Ulla begleitete mich und meine Freundinnen sogar, als wir beschlossen, für einen »Weiberabend« in eine Disco in der Stadt zu gehen. Ich weiß noch, dass sie an dem Abend die Lustigste von uns allen war, sie machte Scherze, lachte laut und amüsierte sich wirklich gut. Mir schien es, als würde sie all die Lustigkeit, die gute Laune, die sie bisher nur allzu selten gehabt hatte, nun auf einen Schlag herauslassen, so als wüsste sie nicht, wann sie sich wieder einmal so gut unterhalten und auch abschalten konnte.

Irgendwann fingen wir doch wieder an, über unsere Kindheit zu sprechen. Aber obwohl wir mittlerweile Ende zwanzig beziehungsweise Anfang dreißig waren, brachten wir es noch immer nicht über uns, über Details zu sprechen, nur über die Gefühle, die wir hatten, und über die Dinge, die uns bewegten. Zum Beispiel erzählte mir Ulla, dass sie erst ziemlich spät, mit neun oder zehn Jahren, erfahren hatte, dass nicht nur sie, sondern auch ich unter den sexuellen Übergriffen litt. Das erste Mal, dass sie davon hörte, war an dem Tag, an dem ich unserer Mutter sagte, dass ich dazugekommen war, als mein Stiefvater im Kinderzimmer nackt auf meiner Schwester gelegen hatte, dass er mit Ulla dasselbe mache wie mit mir. Das hat Ulla natürlich mitbekommen und sie sagte jetzt, dass sie nach diesem Tag oft darüber nachgedacht habe, ob es bei mir vorbei sei oder ob er mir noch immer Gewalt antue. Sie bewunderte mich für meinen Mut, unserer Mutter einfach davon zu erzählen, aber in dem Moment, als sie gefragt wurde, ob meine Aussagen denn stimmen würden, hat sie mich auch verflucht, weil ich sie in eine Situation gebracht habe, mit der sie absolut nicht umgehen konnte. Hätte sie mich bestätigt, hätte sie das Geheimnis verraten und damit riskiert, dass sie niemand mehr lieben würde, so wie es ihr von ihrem »Vater« eingeredet worden war. Hätte sie geleugnet, hätte sie damit mich in Schwierigkeiten gebracht und wortlos akzeptieren müssen, dass ich für eine Lüge bestraft wurde, die gar keine war. So senkte sie damals nur den Kopf und weinte. Die Bewegung, die sie dabei mit ihrem Kopf machte, konnte man kaum als Nicken bezeichnen, und das reichte unserer Mutter offenbar, um das Ganze ohne weitere Aufregung zu ignorieren. Sie hat Ulla auch später nicht mehr darauf angesprochen, hat einfach getan, als wenn nichts wäre. Und weil unser »Vater« ja von alldem nichts erfuhr, konnte er auch weiterhin gänzlich unbehelligt seinen schmutzigen Machenschaften nachgehen und meine Schwester missbrauchen, wann immer sich ihm eine Gelegenheit dazu bot.

Eines der Dinge, die auch Ulla am meisten verletzten, war die Tatsache, dass unsere Mutter jahrelang gewusst hatte, was wir mitmachten, und trotzdem keinen Finger rührte, um uns zu schützen. Solange ihre Welt nach außen hin in Ordnung war, kümmerte es sie wenig, was mit unseren Körpern und Seelen geschah. Genauso wenig wie ich versteht Ulla, wie diese Frau jahrelang von der Wahrheit gewusst hat und trotzdem weiter zu ihrem Mann halten konnte.

Manche Dinge, die meine Schwester mir in unseren Telefonaten und Gesprächen erzählte, machten mich einfach sprachlos. So hat unsere Mutter mich einerseits immer wieder als gewissen- und schamlose Lügnerin hingestellt, ihren Mann aber andererseits gedrängt, mich anzurufen, um den Missbrauch zuzugeben und sich bei mir zu entschuldigen, damit sie endlich ihre Ruhe vor mir hätte und ich sie nicht weiter mit den »ollen Kamellen« belästigen würde. Auch, dass sie nicht nur mir, sondern auch meiner Schwester gegenüber wiederholt zugegeben hatte, dass sie die Wahrheit immer gewusst hatte, passte nicht ganz in das Bild, das sie für Außenstehende gern von mir zeichnete. Noch in jüngster Vergangenheit ließ sie Ulla wissen, der Alte sei schon seit vielen Jahren impotent, räumte aber gleichzeitig ein, sie würde ihn jetzt immer genauestens beobachten, wenn er sich in der Nähe von Kindern aufhielt.

Wir fragten uns immer wieder, ob sie sich niemals ausgemalt hat, was genau er mit uns anstellte, ob sie sich immer noch wohlfühlte, wenn sie abends neben ihm im Bett lag und er sie vielleicht umarmen wollte. Wie ging es ihr mit dem Wissen, dass er eigentlich Kinderfleisch bevorzugte, dass sie selbst ihn sexuell wahrscheinlich überhaupt nicht reizte? Wir kamen darin überein, dass diese Person, die von Natur aus unsere Mutter ist, jeglicher Art von Moral und Gewissen entbehrt, und wenn wir daran dachten, dass sie uns viele ihrer Gene mitgegeben hatte, so wurde uns angst und bange, wir könnten ihr eines Tages ähnlich werden. Uns gruselte, wenn wir uns vorstellten, wir könnten uns unseren Kindern gegenüber eines Tages auch nur halb so egoistisch und lieblos verhalten wie sie, aber wir lachten uns kaputt bei der Vorstellung, wir könnten ihr äußerlich ähneln.

Ulla fantasierte: »Meine Güte, stell dir vor, du bekommst eines Tages auch Lust, dich mit einer Heimdauerwelle zu verzieren und wie die Zwillingsschwester von diesem Schlagersänger herumzulaufen!«

Ich hielt dagegen: »Und du findest vielleicht Geschmack an goldfarbenen Plisseeröcken, die du dir bis unter den Busen hochziehst, sodass es aussieht, als würdest du einen Fußball darunter spazierentragen!«

Wir mochten diese derben Späße, tun es immer noch. Sie geben uns die Möglichkeit, die Ernsthaftigkeit und die ohnmächtigen Wutgefühle der vorhergehenden Gespräche einfach wegzukichern. Meine Ulla lacht darüber manchmal so sehr, dass sie sich die Tränen abwischen muss, und es tut mir gut, sie dabei zu beobachten.

Sie sagt über sich, dass sie jetzt endlich bereit ist, an meiner Seite zu kämpfen, zu fordern, was noch zu fordern ist, nämlich eine Entschuldigung seitens unseres »Vaters«. Das Eingeständnis seiner Schuld, weil wir beide der Ansicht sind, dass das das Mindeste, aber auch das Einzige ist, was er heute noch für uns tun kann. Er kann seine Schuld eingestehen und uns damit vor all den Menschen rehabilitieren, vor denen er uns »dreckige Lügner« genannt hat. Ulla hat über viele Jahre hinweg versucht, nicht nur zu vergessen, sondern auch zu verzeihen. Sie wollte so dringend und von Herzen eine intakte Familie haben, dass sie ihm wirklich vergeben hätte, hätte er sie, auch allein unter vier Augen, darum gebeten.

Ich hatte diese Größe nicht, ich wollte ein Geständnis vor den Ohren aller, ich wollte, dass er sich so kleinmacht, wie er mich jahrelang gehalten hatte, und nicht nur mir, sondern allen ins Gesicht sagt, dass er ein verdammter Kinderschänder ist. Das war und ist, wenn ich ehrlich bin, die Gerechtigkeit, die ich mir für mich und meine Schwester wünsche. Im Gegensatz zu uns würde er dabei keine körperlichen Schmerzen haben, aber, *genau* wie wir, wäre er gezeichnet für den Rest seines Lebens. Als das, was er ist: ein pädophiler Kinderquäler.

Ulla sagt auch über sich, dass sie jetzt leben will, dass ihre Todessehnsucht einem Überlebenswillen gewichen ist, dass sie jetzt weiß, sie will, kann und darf ihr Leben nicht beenden, nicht wegwerfen. Sie will den Rest ihres jetzt dreiundvierzigjährigen Lebens nicht auch noch vergeuden, indem sie in jeder ruhigen

Minute an das denkt, was sie *nicht* hatte und hat. Sie *will* jetzt leben, sagt sie. LEBEN in Großbuchstaben und Leuchtschrift.

Auch wenn sie im Januar dieses Jahres einen neuen Zusammenbruch erlitten hat. Sie wurde wieder in die Psychiatrie eingewiesen, sie war wieder komplett am Ende. Sie hatte wieder vor zu fliehen, sich das Leben zu nehmen, sie war wieder völlig zerstört. Auch wenn dieses Mal nicht der Missbrauch der Auslöser war, sondern im Prinzip der Streit mit einem vollkommen unwichtigen Menschen. Sie hatte sich diesen Eklat so sehr zu Herzen genommen, dass andere Dinge, ihre seelische Labilität, ihre daraus resultierende Arbeitsunfähigkeit, ihr Gefühl der Unzulänglichkeit das ihre dazu taten, sie wieder zusammenbrechen zu lassen. Sie hatte aus meiner Sicht nach unserer Wiedervereinigung recht schnell an Zuversicht, auch an Lebenswillen und Kampfgeist gewonnen, vielleicht zu schnell für ihre Seele. Sie wollte zu viel auf einmal erreichen. Nach all den Jahren des Hinnehmens, des Erduldens, des Schweigens, Verdrängens und Vorgaukelns entwickelte sie scheinbar so rasant Mut und Hoffnung auf eine bessere Zukunft, versicherte mir immer wieder mit einer unglaublichen Vehemenz, dass sie ab jetzt immer da sein würde, für mich, für uns, dass sie ab jetzt auch »auspacken« würde, dass es einfach nicht hat gutgehen können.

Ich sorgte mich um sie, rief oft meinen Schwager an und bat ihn, mich täglich auf dem Laufenden zu halten, aber schon nach vier Tagen konnte ich sie anrufen. Beim ersten Telefonat klang sie noch ein wenig niedergeschlagen, sagte aber, dass sie froh sei, jetzt im Krankenhaus zu sein, weil sie hier ein wenig zur Ruhe kommen könne, und dass sie selbst ihren Zustand als »ganz stabil« bezeichnen würde. In den darauffolgenden Telefongesprächen berichtete sie mir von den »Gestalten«, denen man auf ihrer Station begegnen konnte, von wirklich gruseligen Typen. Sie erzählte mir, dass man sie förmlich mästete, damit sie ein paar Pfund zunähme, und dass das Krankenhauspersonal quasi mit der Waage hinter ihr herlief, um ihr Gewicht zu kontrollieren.

Dass ihr aber das Essen im Krankenhaus sehr gut schmecke und sie sich auch gut fühle bei dem Gedanken, ein wenig zuzunehmen. Sie hatte ja in der Vergangenheit kaum Appetit gehabt, schon der Gedanke an Essen war ihr zuwider gewesen, und getrunken hatte sie auch nicht genügend. Sie fragte, ob die Arbeit an dieser erweiterten Ausgabe des *Flüsterkindes* voranging, ob ich sie nicht brauchte für Gespräche, Informationen, für ihre Meinung und ihre Gedanken. »Doch«, sagte ich ihr, »natürlich brauche ich dich. Aber solange du die Annehmlichkeiten der Krankenhausküche genießen kannst, schreibe ich eben die Dinge auf, für die ich dich nicht *unbedingt* brauche. Du kannst ganz in Ruhe die Merkwürdigkeiten deiner Mitpatienten studieren und wenn du erst wieder zu Hause bist, wird der Ernst des Lebens schon bald genug wieder anfangen.«

Sie lachte darüber. Ein ehrliches Lachen. Und wieder sagte sie mir, dass sie gewillt und entschlossen war, ihr Leben zu ändern, ihr Leben zu *leben*, ihr Leben in ihre eigenen Hände zu nehmen und nicht – *nie* mehr – darüber nachzudenken, wie sie es am unauffälligsten beenden konnte. Denn damit, das machte sie mit wirklicher und greifbarer Entschlossenheit deutlich, würde sie vor Ungeheuern flüchten, die nicht ihr, sondern das Leben des Täters beherrschen sollten. Zum ersten Mal nannte sie ihn den »Täter«. Meine Schwester ereiferte sich nicht, während sie sprach, sie schaukelte sich nicht hoch, sie sprach ruhig, aber entschieden.

Und dieses Mal glaube ich ihr wirklich.

Sie hat eine Wut entwickelt, eine, wie ich meine, gesunde Wut. Eine Wut, die sie aus der Opfer- und Dulderrolle herauskatapultiert, die sie Fragen stellen, sie Forderungen stellen lässt. Nach dem Warum, nach dem Warum *überhaupt*. Nach dem Bist-du-Mensch-genug-um-deine-Schuld-zuzugeben. Nach dem Hast-du-wenigstens-so-viel-Charakter-um-deine-Opfer-um-Vergebung-zu-bitten.

Seit sie aus dem Krankenhaus zurück ist, haben wir unsere Gespräche, unsere Telefonate, wieder aufgenommen. Wir reden wieder über die Vergangenheit, aber Ulla spricht jetzt beinahe jedes Mal auch darüber, was sie sich für die Zukunft wünscht. Für ihre Zukunft, von der sie noch vor kurzer Zeit angenommen hat, dass es sie niemals geben würde. Sie wünscht sich, dass die Erinnerungen an ihre Kindheit verblassen mögen, und daran will sie arbeiten. Sie erwartet nicht, dass sie völlig aus ihrem Kopf verschwinden werden, aber die dunklen Farben, sagt sie, könnten blasser werden und sich in Hellgrau verwandeln. Ihre Kindheit könnte aufhören, sie ständig zu verfolgen, einzuholen und ihr Knüppel zwischen die Beine zu werfen, wenn sie es am wenigsten gebrauchen kann.

Für den Anfang hat sie bescheidene Wünsche: abends ein- und nachts durchzuschlafen und am Morgen ausgeruht und erholt aufzuwachen. Etwas eigentlich völlig Normales und Alltägliches, aber sie muss es erst lernen. Sie muss lernen, dass es auch schöne Einschlafgedanken gibt, und sie muss lernen, sie auch in ihren Kopf zu lassen. Sie sagt, sie habe gerade damit begonnen, sich wieder auf das Aufwachen zu freuen und sich nicht mehr zu fragen, warum sie überhaupt je wieder die Augen öffnen muss. Das Schlafen war schon immer ein großes Thema für sie. Sobald die Bettzeit näher rückte, kamen auch die dunklen Gedanken, die Angst vor dem Nicht-einschlafen-Können und die Panik davor, dass sie es doch könnte, weil sie dann regelmäßig von Albträumen heimgesucht wurde. Außerdem fürchtete sie sich vor der Dunkelheit und schaute im Kleiderschrank und unter dem Bett nach, ob sich dort jemand versteckte, der nur darauf wartete, sie im Schlaf zu überfallen.

So bescheiden sich der Wunsch nach ruhigem Schlaf auch anhören mag, für Ulla wird er sich vielleicht nicht einfach so und auch nicht von heute auf morgen erfüllen lassen. Sie ist trotzdem zuversichtlich und hofft, dass sie irgendwann so weit ist, dass sie sich auf eine erholsame Nacht freut. Und vielleicht gelingt es ihr irgendwann, die jetzt noch schwarzen Erinnerungsfarben in ein helleres Grau zu verwandeln und sogar hier und da einen pastellfarbenen Tupfer zu setzen.

Neulich hat mir Ulla erzählt, dass sie richtig gut geschlafen hat und nicht ein einziges Mal aufgewacht ist. Erstaunlicherweise war das nach einem Gespräch, das wir beide am Nachmittag geführt hatten und in dem es um Einzelheiten des Missbrauchs gegangen war. Sie hatte mir von Dingen erzählt, von denen bisher nur ihre Therapeutin wusste, und ich hatte mich ein wenig gewundert, weil ich den Eindruck hatte, dass es ihr nicht außergewöhnlich schwerfiel, darüber zu sprechen. Ulla selbst glaubt, dass sie gerade deswegen gut geschlafen hat. Weil sie zum ersten Mal den Mut und sogar das Bedürfnis hatte, die Dinge beim Namen zu nennen. Sich nicht nur mitzuteilen, sondern mit mir zu teilen, was in ihren Gedanken vor sich ging. Ein, wie ich denke, unerhört großer Schritt nach vorne, denn bisher hätte sie sich eher in die Zunge gebissen, als auch nur ein Detail des Erlittenen preiszugeben. Ich war froh, dass sie endlich darüber reden konnte, aber für mich war es ein sehr merkwürdiges, unangenehm merkwürdiges Erlebnis, Ulla von Einzelheiten sprechen zu hören. Von Dingen zu hören, die ich selbst auch so oder so ähnlich erlebt habe und die ihr von derselben Person angetan worden waren. Meine eigene Wut, die ich für mich selbst empfand, mein eigener Hass, der sich entwickelt hatte, all das wurde jetzt noch um ein Vielfaches stärker, weil ich hier nun auch noch für meine kleine Schwester wütend wurde und den Kerl zusätzlich für die Dinge hasste, die er ihr getan hatte. Ich war empört, meine Leiden nun auch noch aus ihrem Mund zu hören. Ihre Schilderungen fabrizierten in meinem Kopf sofort die entsprechenden Bilder.

Hätte Ulla schon früher so erzählt, ich glaube, ich hätte mich hingesetzt und den Brief an einem einzigen Tag fertiggeschrieben.

Meine Schwester hat jetzt damit begonnen, ihre Wünsche zu äußern, Wünsche, die nur sie selbst betreffen, und ich höre ihr zu und lasse mir in allen Einzelheiten schildern, was sie gern zukünftig machen würde, und ich freue mich ganz unglaublich über die Dinge, die sie mir erzählt. Sie wünscht sich Dinge, sie hat

Pläne, sie hat etwas vor mit ihrer Zukunft. Das ist neu an ihr und ungewohnt und unglaublich positiv.

Sie möchte gern einmal wieder auf einem Pferd sitzen, sagt sie mir zum Beispiel. So wie vor zwei Jahren, als sie eine psychosomatische Rehabilitation in Hessen gemacht hat wegen eines Burn-out-Syndroms. Dort war sie im Rahmen der Behandlung zum Reiten gegangen, um zu lernen, Körperkontakt wieder zuzulassen und sogar als etwas Schönes zu sehen. Sie erinnert sich so gern daran, wie viel Wärme und Vertrauen das Pferd ihr vermittelt hat, dass sie es sehr gern noch einmal erleben möchte.

Einen Hund hätte sie auch gern, weiß aber nicht genau, wie ihre Katze Mini darauf reagieren würde, wenn sie plötzlich ihre Alleinherrschaft über die Familie in Gefahr sähe. Aber schön würde sie es schon finden. Ein Hund, sinniert Ulla dann, ist so ein Bündel an Liebe und Vertrauen und der würde einen niemals enttäuschen, der schenkt einem alles, was man ihm gibt, tausendfach zurück. Der kommt und schmust einen an, wenn man schlecht drauf ist, ist niemals hinterhältig und man kann sich auf seine Liebe bedingungslos verlassen.

Oder tanzen. Das ist etwas, das sie schon immer können wollte. Sie findet es toll, wenn man sich zur Musik rhythmisch und im Takt bewegen kann, und bewundert Paare, die elegant und im völligen Einklang zusammen über das Tanzparkett schweben. Sie will ihre Pennys sammeln, um sich einen Tanzkurs leisten zu können, und für mich klingt allein das schon wie Musik, wenn ich mich daran erinnere, dass es früher Tabletten waren, die sie gesammelt hat, um ihrem freudlosen Leben ein Ende zu setzen.

Neben den kleinen Wünschen hat sie mir auch von einem großen Wunsch erzählt. Eine Safari in Afrika, da wo es nur wilde Tiere und unendliche Weite gibt und wo die Menschen Respekt vor dem Leben und vor anderen Lebewesen haben. Da wäre sie für eine Zeit lang weit weg und unerreichbar und schon bei der Vorstellung, abends einen Sonnenuntergang in der Steppe zu beobachten, überkäme sie eine vollkommene Ruhe. Aber manche

Wünsche könnten eben nicht erfüllt werden und müssen Träume bleiben, aber – und diese Worte kamen tatsächlich aus dem Mund meiner Schwester – was ist ein Mensch ohne Träume?

In letzter Zeit überrascht sie mich oft mit ihren Aussagen und Bemerkungen und ich bin beinahe schon – zwar noch vorsichtig – euphorisch, weil die alte Ulla, so wie ihre Familie, ihre Freunde und ich sie aus der Vergangenheit kannten, sich in eine schon fast lebenslustige Frau verwandelt hat.

Sie erlebt immer noch Rückschläge und ich denke, die wird sie auch zukünftig noch haben, weil es mir selbst ja nicht anders ergeht, aber sie selbst sagt, dass sie an diesen Rückschlägen wächst, weil sie dann darüber nachdenkt, warum sie eine Situation hat entstehen lassen, die sie zurückwirft in ihre Vergangenheit. Sie erforscht ihre Gedanken, analysiert sie und lässt nicht mehr ohne Weiteres zu, dass ein schlechter Gedanke ihr den ganzen Tag vermiest.

Ullas und meine Gespräche haben auch jetzt noch den Missbrauch als Schwerpunkt. In letzter Zeit ja besonders, weil die erweiterte Ausgabe des *Flüsterkindes* kurz vor der Fertigstellung steht und wir auch darüber sehr viel sprechen. Sie will mir bei der Arbeit daran helfen, will, dass die Menschen jetzt auch von ihr erfahren. Sie will ihren Beitrag dazu leisten, dass andere Betroffene erfahren, dass sie nicht allein sind. Will Mut machen, auch sich selbst. Sie will anderen und sich selbst beweisen, dass sie mutig ist, und nicht zuletzt will sie uns allen zeigen, dass sie mit Riesenschritten auf dem Weg in ein neues Leben ist.

Ulla hat, genau wie ich, sehr lange dazu gebraucht, auch sie ist jetzt über vierzig, aber meine Schwester zeigt einmal mehr, dass es eben wirklich nie zu spät ist, etwas Neues zu beginnen.

Mein Brief, mein Buch, mein Mut haben mir meine Schwester zurückgebracht. Meine Ulla, deren Leben seit vielen Jahren wirklich auf Messers Schneide gestanden hat, von der ich nie wusste, ob ich sie nach einem Besuch, nach einem Telefonat jemals wieder sehen oder sprechen würde.

Meine Schwester hat einen sehr schweren Kampf ausgestanden, um dahin zu kommen, wo sie heute ist. Ich habe auch gekämpft, natürlich, aber für meine Schwester war es ungleich härter. Sie, die von Anfang an die Weichere war, sensibler und empfänglicher für Dinge, die man ihr antat, im Guten wie im Schlechten. Ich habe sie nicht umsonst »meine Elfenschwester« genannt, so fein, so rein, so gutherzig ist sie gewesen und ist es immer noch. Nur dass sie heute gerade dabei ist, die Bedeutung des Wörtchens ICH zu lernen.

Während der letzten Arbeiten an diesem Buch hat Ulla endlich einen Therapieplatz in einer Traumaklinik bekommen, um den sie sich schon lange bemüht hatte. Dort lernt sie in Einzel- und Gruppensitzungen, wie sie mit ihrer Vergangenheit umgeht, wie sie sich selbst motiviert, wenn sie traurig ist oder die Erinnerungen sie wieder überfallen. Es ist keine Traumaaufarbeitung, kein Stochern in der Vergangenheit, sondern ein Nun-erzähl-doch-mal. Es ist Traumabewältigung, und meine Ulla sieht da einen gewaltigen Unterschied. Vor ein paar Tagen hat sie mir erzählt, dass sie diese Therapie vielleicht nicht gemacht hätte, wenn es nur darum ginge, alles wieder und wieder an die Oberfläche zu holen und sich den Gefühlen, die damit einhergehen, zu stellen. Denn das, so Ulla, hat sie in den vergangenen Jahren allzu oft getan. Jetzt will sie einfach nur lernen, damit umzugehen, ohne die Gedanken wieder abschweifen zu lassen in Richtung Lebensende. Denn das hat sie noch lange nicht erreicht.

Sie fühlt sich wohl in der Klinik und wir sind zusammen zuversichtlich, dass es nun nur noch nach vorn gehen kann. Sie hat dort einige Dinge aufgeschrieben. Für dieses Buch, für sich, für uns alle:

Als das Buch meiner Schwester Mona im Handel erschien, wusste ich, dass ich nicht mehr länger alles verdrängen kann. Mona schrieb über die Hölle ihrer Kindheit. Über die Gewalt und den sexuellen Missbrauch durch ihren Stiefvater. Monas Stiefvater ist mein leiblicher Vater. Auch ich wurde von ihm sexuell missbraucht. Unsere Mutter wusste es all die Jahre und hat nichts dagegen unternommen, sie hat uns einfach im Stich gelassen und uns ihm ausgeliefert.

Als ich ungefähr vier Jahre alt war, wurde ich aus meiner Kindheit gerissen. Damals dachte ich noch, ich müsse meinem Vater besonders wichtig sein, weil ich immer auf seinen Schoß durfte. Dieses Gefühl wurde aber spätestens da zerstört, als die Hoppereiterspiele anfingen, unangenehm zu werden! Obwohl mir jedes Mal zum Heulen war, musste ich so tun, als würde es mir Spaß machen. Es wurde von mir verlangt zu lachen. Wenn ich dann doch weinte, wurde ich von allen verspottet. Für die anderen war ich von da an nur noch die Heulsuse.

Es war nicht schwer, mich einzuschüchtern oder mir Angst zu machen. Ich war klein, dünn und zerbrechlich, habe immer getan, was von mir verlangt wurde. Das ideale Opfer eben. Niemand hat mir damals gesagt, dass ich das Recht habe, Nein zu sagen.

Ich erinnere mich, dass Mona oftmals zu mir schaute, aber ich wusste nicht warum. Ich dachte, sie wäre mir böse, weil unser Papa mich lieber hätte als sie und unsere Geschwister. Dass sie die gleichen ekelhaften, unangenehmen Berührungen ertragen musste, ahnte ich damals nicht. Auch nicht, dass sie mich so gern beschützt hätte.

Dass auch Mona genau wie ich missbraucht wurde, erfuhr ich erst Jahre später, da war ich ungefähr zehn Jahre alt. Ich erinnere mich noch genau an die Situation, als sie unserer Mutter in meiner Gegenwart anvertraute, dass ihr Mann mit mir das Gleiche machen würde wie mit ihr. Die Erinnerung an die Reaktion unserer Mutter lässt mich noch heute schaudern. Vorwurfsvoll und mit hasserfüllter Stimme fragte sie mich nur, ob das stimmen würde. Noch immer sehe ich ihre kalten Augen vor mir, mit denen sie mich anblickte. Ich fühlte mich so schuldig und wäre am liebsten im Erdboden versunken. Mir wurde in dem Moment plötzlich bewusst, dass es noch lange nicht vorbei sein würde. Sie würde mich auch jetzt nicht vor ihm beschützen! Von da an zog ich mich komplett zurück. Natürlich gab es Freundinnen, doch ich wusste, dass ich es niemals jemandem erzählen könnte. Schließlich hatte ich das Gefühl, dass ich ja selbst schuld war, dass ich für irgendetwas bestraft werden sollte ...

Die Menschen in unserem Ort damals hatten alle Angst vor unserem Vater. Jeden Tag war er betrunken. Oft prügelte er sich mit irgendwelchen Saufkumpanen. Wenn er dann nach Hause kam, gab es immer Streit. Das war oft so heftig, dass wir uns bei Oma und Opa versteckten. Unser Vater schmiss mit Gegenständen und Möbeln um sich, schlug mit der Axt die Wohnungstür ein und schrie das ganze Haus zusammen. Wenn er sich dann abreagiert hatte, heulte er und bemitleidete sich selbst. In diesem Zustand schnitt er sich dann die Adern an Armen und Beinen auf und kam darauf immer ins Krankenhaus. Wenn wir dann wieder in die Wohnung zurückkamen, versuchte Mona immer noch, die Blutlachen auf dem Boden wegzuwischen. Sie war so mutig! Anders als ich ...

Als ich acht Jahre alt war, zogen wir in ein anderes Dorf. In dem Haus dort gab es viele Zimmer und obwohl ich erst nach Wochen ein eigenes Zimmer bekam, fand mein Vater immer öfter eine Möglichkeit, mich sexuell zu missbrauchen. Er redete immer auf mich ein, niemals irgendjemandem davon zu erzählen. Meine Mutter würde mich hassen und ins Heim stecken. Niemand außer ihm hätte mich lieb, alle würden mir die Schuld geben ...

Er trank auch weiterhin Alkohol und war gewalttätig. Als er dahinterkam, dass meine Mutter eine Affäre mit einem Gastarbeiter aus der in der Nähe liegenden Wohnbaracke hatte, mit dem die beiden sich angefreundet hatten, war er noch öfter betrunken. Obwohl meine Mutter daran nicht unschuldig war, rief sie immer öfter die Polizei. Ich erinnere mich noch daran, wie ich einmal mit ansehen musste, dass zwei Polizisten ihn verprügelten, weil er nicht freiwillig mitkommen wollte. Er kam in eine Ausnüchterungszelle.

Ich kann mich nicht daran erinnern, dass er mich angefasst hat, wenn er betrunken war (hätte er doch nur noch öfter getrunken!). Ungefähr ein Jahr später bekamen wir noch eine kleine Schwester, Nina.

Irgendwann zogen wir ein weiteres Mal im gleichen Dorf um in eine Wohnung in einem Wohnblock. Ich teilte mir ein Zimmer mit meiner ein Jahr älteren Schwester und unserem jüngeren Bruder Paul, Mona musste sich das andere Kinderzimmer mit Antje teilen. Unsere kleine Schwester Nina bekam ihr Kinderbett ins Elternschlafzimmer. Sie war auch der Grund, weshalb ich jetzt immer öfter nachts aus dem Schlaf gerissen wurde. Mein Vater behauptete jedes Mal, sie wäre aufgewacht und würde weinen. Er wollte unsere Mutter nicht wecken müssen und niemand würde die Kleine so gut beruhigen können wie ich. Ich wusste, dass er log!

Wie oft hielt ich einfach die Luft an und stellte mich tot, wenn er zu mir kam. Es interessierte ihn nicht. Er tat, was er schon so oft getan hatte. Und ich fühlte mich immer schmutziger und wünschte mir nichts sehnlicher, als dass es endlich aufhörte. Immer wieder fragte ich mich dasselbe: Warum unternahm unsere Mutter nichts? Es konnte doch nicht sein, dass sie nie etwas mitbekam! Was hatte ich bloß verbrochen, dass sie mich so leiden ließ? Hasste sie mich wirklich so sehr? Mit den Jahren wurde ich immer verschlossener. Ich redete mir ein, dass ich es einfach nicht verdient hätte, geliebt zu werden. Dass ich es nicht wert sei, dass mich einfach mal jemand in den Arm nimmt und mich beschützt. Sollte dies nicht eigentlich die Mutter tun? Wem, wenn nicht ihr sollte ich vertrauen können? Niemandem!

Als ich zwölf oder dreizehn Jahre alt war, zogen wir in die Nähe des Arbeitsplatzes meines Vaters. Es war ein altes, unheimliches Haus mit einem Nebengebäude. Ich bekam ein eigenes Zimmer weit weg von den Zimmern meiner Geschwister. In diesem Raum fühlte ich mich noch einsamer, allem und jedem ausgeliefert. Auch hier fand er genügend Gelegenheiten, seine dreckigen Fantasien zu befriedigen. Immer stärker kamen mir Zweifel, dass er das alles mit mir machen durfte. War das wirklich normal? Warum fühlte ich mich immer schmutziger und wertloser? Durfte ich nicht einfach sagen, ich will das nicht? Warum merkte keiner, wie schlecht es mir ging? Warum tat niemand etwas, damit das alles endlich aufhörte? Mama, Oma, Opa, meine Lehrer, Nachbarn, waren sie denn alle blind und taub? Ich konnte nicht mehr, ich wollte nicht mehr! Ich fragte mich damals und frage mich auch heute noch, warum sie nichts getan haben, ob sie alle Angst hatten. Auch ich hatte Angst, seit meinem vierten Lebensjahr. Jahrelang habe ich alles über mich ergehen lassen, weil er mir einredete, es dürfte und müsste so sein. Wie hätte ich auch daran zweifeln können, dass das so war, wenn alle es zuließen?

Ich weiß nicht mehr genau, wann er damit aufhörte. Eines Tages war ich so verzweifelt, dass ich meine Angst vergaß und ihm damit drohte, alles zu erzählen, wenn er mich jemals wieder anfassen würde, und anschließend würde ich mich umbringen. Er hatte also nichts mehr, mit dem er mich einschüchtern konnte. Da muss er irgendwann abgelassen haben.

Mit sechzehn lernte ich meinen heutigen Mann kennen. Er war zweiundzwanzig und wohnte noch bei seiner Mutter. Als wir uns das erste Mal trafen, erzählte er mir von einem Mädchen, das von ihrem Stiefvater vergewaltigt wurde. Dittmar ging mit ihr zur Polizei und sie zeigte den Täter an, der daraufhin auch verurteilt wurde. Da wusste ich, dass dies der erste Mann war, dem ich vertrauen konnte. Meine Eltern waren natürlich dagegen, dass ich einen Freund hatte. Speziell meine Mutter war eifersüchtig und versuchte lange, uns auseinanderzubringen. Aber trotz allem verlobte ich mich an meinem achtzehnten Geburtstag mit Dittmar.

In kürzester Zeit fanden wir eine Wohnung für uns und endlich konnte ich die zwei Personen, die mich so lange durch die Hölle geschickt hatten, verlassen. Ich glaubte, dass jetzt alles überstanden sei.

Dittmar zeigte mir, wie schön es ist, geliebt zu werden. Er war sehr einfühlsam und zärtlich und ich empfand seine Berührungen als etwas sehr Schönes. Durch ihn konnte ich lange Zeit meine Vergangenheit vergessen. Wir heirateten, als ich neunzehn war, und ein Jahr später kam unser erster Sohn zur Welt, dreieinhalb Jahre danach sein Bruder. Die Geburt meiner Kinder war die schönste Erfahrung meines bisherigen Lebens.

In den kommenden Jahren versuchte ich, meinen Söhnen eine schöne und glückliche Kindheit zu bieten. Ich gab und gebe ihnen meine ganze Liebe, niemals würde ich ihnen absichtlich wehtun oder sie im Stich lassen, sie konnten und können mir immer vertrauen.

Zwischen Mona und mir hat sich in den letzten fünfzehn Jahren eine echte Freundschaft entwickelt. Wir verbrachten viel Zeit miteinander, waren füreinander da. Das war für uns beide etwas, was wir bis dahin nicht gekannt hatten. Irgendwann fing sie an, mit mir über damals zu reden, aber ich blockte ab, es war mir zu unangenehm. Aus reinem Selbstschutz habe ich die Geschehnisse immer wieder für Monate oder auch Jahre verdrängt. Ich redete mir ein, der Vater von damals sei tot und meine Mutter habe vielleicht von alldem nichts gewusst.

Ich brach nie für längere Zeit den Kontakt zu meinen Eltern ab. Ich wollte endlich das Gefühl haben, dass meine Eltern mich liebten, erwartete irgendwie, sie würden mir nun das geben, was sie mir während meiner Kindheit nicht gegeben hatten.

Aber die Erinnerungen kamen immer wieder und irgendwann ertrug ich mein Leben nicht mehr. Ich versuchte, mich umzubringen mit Tabletten, die ich meiner Mutter vorher gestohlen hatte. Ich wollte mich einfach nie wieder erinnern müssen und schon gar nicht darüber reden.

Mona verstand mein Verhalten nicht. Im Gegensatz zu mir wollte sie darüber sprechen. Ich fühlte mich immer mehr bedrängt von ihr und brach schließlich den Kontakt zu ihr völlig ab. Sie war drauf und dran gewesen, mir klarzumachen, dass ich nicht länger so tun dürfe, als wäre das alles niemals wirklich geschehen. Und ich wollte einfach nicht wahrhaben, dass sie meine Gefühle und Gedanken genauestens kannte.

Wie gern hätte ich ihr zugehört und beigestanden, während sie über die Hölle ihrer Kindheit sprach und sich alles von der Seele redete. Doch die Angst, mir eingestehen zu müssen, dass ich diese Hölle auch durchlebt habe, war einfach zu groß.

Erst als ich ihr Buch in den Händen hielt und die ersten Seiten gelesen hatte, wusste ich, dass ich mich bald wieder bei ihr melden würde. Mir wurde klar, dass ich sie zu lange mit der Vergangenheit allein gelassen habe, mit UNSERER Vergangenheit.

Während ich das »Flüsterkind« las, wurde ich wieder zur kleinen Ulla. Obwohl ich zwischendurch mehrmals von Weinkrämpfen geschüttelt wurde, konnte ich es einfach nicht aus der Hand legen. Mona schrieb sich all die Qualen, Demütigungen und Erinnerungen von der Seele. Ich bekam das Gefühl, dass sie noch viel mehr gelitten haben musste als ich. Auf einmal fühlte ich mich schuldig.

Erst da wurde mir klar, dass sie all die Jahre recht gehabt hatte. Diese Eltern sind es nicht wert, dass wir sie so nennen. Sie haben es nicht verdient, dass ich weiterhin den Kontakt zu ihnen aufrechterhalte und alles verdränge, was sie uns angetan haben. Sie haben uns die wichtigste Zeit in unserem Leben geraubt. Sie haben nicht das Recht, ihre grausamen Taten zu vergessen oder gar zu erwarten, dass wir sie vergessen oder ihnen verzeihen.

Richtig wachgerüttelt hat mich die Reaktion unserer Mutter auf Monas Buch. Sie behauptete wiederholt, es sei alles eine Lüge. Sie beschimpfte und bepöbelte Mona und sprach Drohungen gegen sie aus.

Das war der Zeitpunkt, wo mir endgültig klar wurde, dass sie immer noch die Mutter von damals ist. Sie denkt nur an sich, benutzt alle, damit es ihr gut geht. Immer sind nur andere schuld. Wenn jemand anderer Meinung ist oder anders als erwartet reagiert, wird er verstoßen und oft genug für tot erklärt. Ich habe mich deswegen entschlossen, den Kontakt zu ihr und meinem Vater abzubrechen.

Leider haben die anderen Geschwister sie noch nicht durchschaut, auch jetzt noch verehren sie ihre Eltern und decken deren Taten. Auch von ihnen wurden wir beleidigt und als Lügner beschimpft. Nur Nina lässt sich nicht von ihnen beeinflussen. Mit ihr verstehe ich mich weiterhin sehr gut.

In den vielen Situationen, in denen meine Erinnerungen mich einholten, habe ich einige Male versucht, mir das Leben zu nehmen. Ich fühlte mich immer noch schuldig und schämte mich.

Weil ich niemandem vertraute, sprach ich auch nicht darüber. Ich habe mich selbst so sehr gehasst, dass in mir eine regelrechte Todessehnsucht wuchs. Ich hatte zwei kleine Kinder und kam mit meinem Leben nicht zurecht. Ich glaubte, ich wäre für alle eine Belastung, würde zu viele Fehler machen und einfach nicht richtig funktionieren. Ich wollte so gern, dass sich meine Söhne bei mir sicher und geborgen fühlten, und hatte doch große Angst, so zu werden wie meine Mutter.

Als ich fünfundzwanzig war, ging es mir so schlecht, dass ich mich in eine Klinik für psychosomatische Erkrankungen einweisen ließ. Ich musste lernen, mich so zu mögen, wie ich bin, mich selbst als wertvollen Menschen zu begreifen. Wie sollte es meinen Kindern und meinem Mann gut gehen, wenn es mir selbst so schlecht ging? Das wollte ich unbedingt ändern.

Ich verbrachte drei Monate in der Klinik und dachte, es würde mir jetzt endlich gut gehen. Eine Zeit lang fühlte ich mich stark, aber die Erinnerungen waren immer noch da. Ich begann, mich vor allem um die Probleme anderer zu kümmern und so viel wie möglich zu arbeiten, um mich vom Nachdenken abzuhalten. Das Resultat waren körperliche und seelische Zusammenbrüche. Ich begab mich erneut in Behandlung, war aber immer noch unfähig, über meine Kindheit zu sprechen.

Erst in den letzten anderthalb Jahren ist es mir endlich gelungen, das Erlebte auch in Gesprächen zu verarbeiten. Ich mache eine ambulante Therapie und Fachkräfte helfen mir dabei, mich intensiv mit der Vergangenheit auseinanderzusetzen.

Momentan bin ich einer Traumaklinik. Es war sehr schwierig und hat lange gedauert, bis ich den Platz hier endlich bekommen habe, aber das Warten hat sich gelohnt. Ich lerne hier zusammen mit anderen Patienten oder auch in Einzelsitzungen, wie ich die Erinnerungsschübe besser bewältigen kann. Ich fühle mich endlich stark genug, mit meiner Vergangenheit und dem Missbrauch umzugehen.

Heute, als ich schon beinahe dachte, dass es für mich zu spät ist, ist mir endlich klar geworden, dass ich nicht mehr allein bin. Durch professionelle Hilfe und die Unterstützung von lieben Menschen, denen ich vertrauen kann, gelingt es mir endlich, positiv in die Zukunft zu sehen. Ich werde auch wieder Lebensfreude empfinden! Nach all den Jahren fühle ich mich endlich sicher und gut aufgehoben. Ich bin endlich wichtig und darf mir das Recht nehmen, jetzt nur mal an mich zu denken.

Ich weiß, dass ich noch einen langen Weg vor mir habe, aber ich muss ihn ja nicht allein gehen.

Ich bin auf dem Weg zum Ziel, und meine Schritte dahin werden größer.

Ich werde glücklich sein und sagen können »Danke, dass ich leben darf!«.

Es gibt nicht mehr Mona oder Ulla, es gibt jetzt Mona UND Ulla!

Ich bin Mona unendlich dankbar dafür, dass sie nicht zugelassen hat, dass ich dieses schreckliche Geheimnis vorzeitig mit ins Grab nehme.

Und auch ich bin glücklich darüber, dass meine Ulla und ich wieder zusammengefunden haben. Meine Leserin, mein Leser, jeder, der diese Ausgabe des *Flüsterkindes* jetzt liest, mag sein Lesezeichen an die Stelle setzen, an der wir zusammen jetzt gerade angekommen sind, das Buch für einen Moment zuschlagen und meiner

Schwester Ulla in die Augen sehen. Das, was Du da auf dem Buchumschlag siehst, sind Kinderaugen. Und auf merkwürdige Weise gleichzeitig die Augen einer alten Frau. Sind es nicht Elfenaugen?

Einspruch! Suggestivfrage!

Schau sie an und bilde Dir selbst ein Urteil.

Die Frau, die Du auf dem Buchumschlag neben mir siehst, das ist meine Schwester.

Sie bedeutet mir genauso viel wie meine Söhne und mein Mann, sie ist meine Familie.

Wir haben uns dazu entschieden, für dieses Buch nicht nur unsere Geschichte, unser Schicksal, unsere Gedanken zu offenbaren, sondern auch unsere Gesichter zu zeigen.

Keine Frage mehr danach, ob das richtig ist, ob wir es *wirklich* tun sollten.

Hier ist unsere Geschichte und hier sind unsere Gesichter.

Wir fragen nicht mehr danach, ob das, was wir tun, richtig ist. Wir ducken uns nicht mehr vorsorglich unter den Schlägen, die vielleicht auf unsere Körper niederprasseln könnten, wir stellen nicht mehr das Wohlergehen eines Kinderschänders über unser eigenes. Unser Schweigen ist vorbei.

Hier sind unsere Stimmen und hier sind unsere Gesichter.

Zum Schluss

Liebe Leserin, lieber Leser, nachdem Ihr alle mich bis hierher begleitet habt, möchte ich Euch zum Schluss noch ein paar Worte sagen, die mir sehr am Herzen liegen.

Der Brief, der eigentlich meine Mutter erreichen sollte, ist mittlerweile von vielen Tausend Menschen gelesen worden.

Mein Brief, der zu dem Buch *Flüsterkind* geworden ist, hat nicht nur unendlich viele Leser erreicht, er ist auch beantwortet worden. Von anderen Flüsterkindern, von direkt oder indirekt Betroffenen, und auch von ganz, ganz vielen, die beim Lesen einfach mit der kleinen Mona mitfühlten und dem in Form von Briefen und E-Mails Ausdruck verleihen wollten.

Ihr habt das auf verschiedene Arten getan.

Ich war betroffen zu erfahren, wie vielen Menschen es ähnlich wie mir ergangen ist.

Ich war erschüttert, dass sich in diesem Punkt die Zeiten nicht geändert haben und Opfern noch immer mit den gleichen Mitteln gedroht wird, die Täter sie noch immer mit den gleichen Maschen unter Druck setzen, quälen und demütigen.

Ich war bestürzt und schockiert darüber, *wie* viele von uns es noch immer gibt.

Erschrocken zu erfahren, wie viele von uns bereit sind, dieses grauenvolle Geheimnis bis ans Ende ihrer Tage zu hüten.

Aber gleichzeitig, und das möchte ich hier besonders betonen, haben mich die vielen Zuschriften auch getröstet, ermutigt und bestärkt. War ich am Anfang noch oft unsicher, ob ich wirklich das Richtige getan habe, so haben mir Eure Reaktionen auf das *Flüsterkind* den letzten Zweifel daran genommen.

Wildfremde Menschen, nicht nur Opfer, haben mir geschrieben, wie stolz sie auf mich sind. Auf meine Stärke, das alles niederzuschreiben, auf meinen Mut, damit an die Öffentlichkeit zu gehen, und nicht zuletzt auf meinen Kampfgeist, der es mir ermöglicht, mich jetzt, spät, aber immerhin, auf die Hinterbeine zu stellen und den Verantwortlichen zu zeigen, dass ich weder genoch zerbrochen bin. Dass sie mich besser ab sofort wieder auf dem Zettel haben und dass sie sich nicht weiterhin in Sicherheit wiegen können. Dass ich eben *nicht* auch noch den verbleibenden Rest meines Lebens schweigen und so die Täter vor Entdeckung schützen werde.

Euch allen, die mir beigestanden haben, sei es durch Gespräche, durch Briefe, durch E-Mails oder durch Stellungnahmen zu meinem Buch im Internet, möchte ich heute danken.

Danke für all die echten und virtuellen Umarmungen, für Euren Trost und für Eure aufmunternden Worte. Danke für die Belastung, die Ihr durch das Lesen des Buches auf Euch genommen habt. So habt Ihr mir das Gefühl gegeben, mein Schicksal und mein Leid ein ganzes Stück weit zu teilen. Danke dafür, dass Ihr mich immer wieder habt wissen lassen, dass ich mit meiner Geschichte und meinem Schicksal nicht allein dastehe, dass es so viele gibt, die dasselbe oder ähnliches erlebt haben.

Und besonders möchte ich denjenigen danken, die mir so sehr vertraut haben, dass sie mir ihre ganz persönliche Geschichte offenbarten.

Ihr anderen Flüsterkinder habt mir, manchmal bis ins Detail, von Eurem Schicksal erzählt. Und oft genug war ich die Erste, die davon überhaupt erfahren hat.

Für einige von Euch war ich tatsächlich der Impuls, der Anstoß, das allererste Mal von Eurem Leid zu erzählen. Ich war die erste Anlaufstelle für Euch.

Vielleicht weil Ihr Euch in meiner Geschichte wiedergefunden habt, vielleicht, weil Ihr wusstet, dass ich Euch verstehen würde. Vielleicht auch, weil ich Euch durch mein Buch eine Art Vertraute war. Und vielleicht auch, weil Ihr auf diese Art »darüber« sprechen, aber gleichzeitig auch anonym bleiben konntet. Das Warum ist auch im Prinzip nicht weiter wichtig. Wichtig ist mir, *dass* Ihr Euch gemeldet habt!

Ihr seid über Euren Schatten gesprungen, habt Euer Schweigen gebrochen und mir Dinge anvertraut, die vielleicht noch nicht einmal Eure Freunde über Euch wussten.

Ihr habt Euch nicht nur überwunden, das Buch zu lesen, was für einige von Euch sicher schon schwer genug war, weil es Erinnerungen hervorrief und alte Wunden wieder aufriss, Ihr habt Euch auch getraut, von Euren eigenen Erfahrungen zu berichten. Ihr habt den immens schwierigen, aber auch wichtigen Schritt gemacht und jemandem von Eurem Schicksal erzählt. Dieser Jemand war ich.

Ich fühle mich sehr geehrt durch Euer großes Vertrauen, ich danke Euch dafür und ich möchte Euch ermuntern, anstupsen, auffordern, das Schweigen Schritt für Schritt ganz zu brechen.

Diesen Schritt der Veröffentlichung zu gehen war schwer für mich, gar keine Frage. Auch für diejenigen unter Euch, die sich gerade getraut haben, über den Missbrauch, der ihnen widerfahren ist, zu sprechen, oder für die, die es sich bald trauen, wird es nicht leicht werden, auch daran besteht kein Zweifel. Das Schicksal Missbrauch zu verarbeiten ist wahrhaftig kein Spaziergang, es ist ein ausgesprochen schmerzhafter Prozess, der nur sehr langsam vonstattengeht. Aber wisst Ihr was: Hauptsache, er geht *überhaupt* vonstatten!

Ihr seid so stark gewesen, das Schicksal Missbrauch nicht nur zu ertragen, sondern auch zu überleben. Was und wer sollte Euch jetzt daran hindern, diesem Schicksal Missbrauch ein neues Kapitel hinzuzufügen und es *Zukunft* zu nennen?

Ich möchte Euch bitten, Euch anflehen, es Euch mit Herzblut auf einen Zettel schreiben: *Traut Euch!* Ihr könnt nur gewinnen! Ich habe das erkannt und Ihr könnt das auch!

Ich möchte Euch jetzt gern noch weitergeben, was ich persönlich vor, während und nach der Veröffentlichung meines Buches *Flüsterkind* gelernt habe:

Ihr seid nicht schuld an dem, was Euch passiert oder passiert ist!
Ganz egal, was der Täter Euch eingeredet hat, schuld ist *ausschließlich* er! Ihr tragt noch nicht einmal die kleinste Mitschuld, weil Ihr über Euch ergehen ließet, was Ihr ohnehin nicht hättet ändern können. *Schuld ist ein Wort, das in Eurem Kopf nichts zu suchen hat!*

Ihr habt keinen Grund, Euch zu schämen!
Schämt Euch nicht für etwas, das Euch ohne Euer Wollen und Zutun geschieht. Schämt Euch nicht für jemanden, der Euch etwas so Scham*loses* antut. *Scham ist ein Wort, das in Eurem Herzen keinen Platz haben darf.*

Ihr braucht keine Angst zu haben!
Sobald Ihr Euch entschlossen habt, Euch zu öffnen und zu erzählen, was man Euch angetan hat, wird man sich aus vielen verschiedenen Richtungen um Euch kümmern. Wenn Ihr minderjährig seid, werden das Jugendamt und die Polizei dafür sorgen, dass Euch Euer Peiniger nicht noch einmal vor die Augen tritt. Wenn Ihr schon erwachsen seid, wird man Euch verschiedene Therapien anbieten können, die Euch dabei helfen, das Erlebte besser zu verarbeiten. *Angst ist ein Wort, das aus Eurer Seele verschwinden muss!*

Ihr alle, die Ihr diese Zeilen lest, die vom Missbrauch direkt oder indirekt betroffen sind, alles, was Ihr braucht, ist Trotz und Mut für den ersten Schritt.

Das ist nicht einfach so dahingesagt – ich *weiß* es!

Es wird Euch nicht sofort besser gehen, es wird harte Arbeit sein, aber es wird sich lohnen! Versprochen!

Ihr habt den Rest Eures Lebens vor Euch und es ist an Euch zu entscheiden, wie Ihr den gestalten wollt: Wollt Ihre Eure verbleibende Zeit auch noch dem Täter widmen, indem Ihr weiterhin leidet und *sein* Geheimnis hütet, *seine* Schandtaten deckt? Indem Ihr alle Eure Gedanken an ihn verschwendet, zulasst, dass er Euch bis in Euren Schlaf heimsucht?

Oder wollt Ihr daran arbeiten, dass der Rest Eures Lebens *Euch* gehört, dass Ihr selbst über Eure Gedanken bestimmt, dass Ihr Platz macht für die schönen Dinge des Lebens, die es auch und gerade für Euch geben wird?

Schwer ist es.

So oder so.

Aber ein von schlimmen Erinnerungen, hilfloser Traurigkeit und Resignation unterdrücktes Leben ist mit Sicherheit sehr viel schwerer zu ertragen als die bestimmt manchmal schmerzhafte Arbeit an Besserung, an Zukunft, an etwas, das die Bezeichnung *Leben* wirklich verdient hat.

Den ersten Schritt, den schwersten, den müsst Ihr allein gehen. Aber bei allen weiteren werdet Ihr an die Hand genommen und gestützt.

Euch anderen Betroffenen, Euch anderen Flüsterkindern, Euch Schwestern und Brüdern im Geiste, Euch allen soll diese erweiterte Ausgabe meines Buches gewidmet sein.

Eure Mona Michaelsen

Danksagung von Mona Michaelsen

Ich möchte den Menschen danken, die mich unterstützt und mir geholfen haben. Meinem Mann Michael, der mich gedrängt hat, diesen Brief zu Ende zu schreiben und ihn zu veröffentlichen. Meiner Freundin Renate Büttner, die mein Manuskript als Erste gelesen hat, die mit mir gelitten und mich beraten hat. Meiner Literaturagentur Kossack, insbesondere Annette Wolf, die immer an mein Projekt geglaubt hat. Und nicht zuletzt Jennifer Hirte und Nadine Landeck aus meinem Verlag. Sie haben mich ermutigt, mich mit Ratschlägen unterstützt und waren immer für mich da.

Danksagung von Ulla Michaelsen

Dass die erweiterte Ausgabe des *Flüsterkindes* in dieser Form entstanden ist, verdanke ich meiner Schwester Mona. Durch ihre Unterstützung und ihren Mut habe auch ich endlich die Kraft gefunden, mein Schweigen über meine Kindheit in der Hölle zu brechen. Durch sie bekam ich meine Selbstachtung wieder. Ohne sie hätte ich dieses Geheimnis mit ins Grab genommen: Danke, Mona, ohne dich hätte ich es nicht geschafft! Auch meinem Mann bin ich unendlich dankbar, dass er immer noch an meiner Seite ist und mich nicht aufgegeben hat. Allen Mitarbeitern des Schwarzkopf & Schwarzkopf Verlages danke ich von ganzem Herzen für ihr Interesse, ihr Vertrauen, ihre Anerkennung, ihre Unterstützung und ganz besonders dafür, dass sie es möglich machen, dass mir endlich jemand zuhört. Danke an alle, die hinter mir stehen.

Anlauf-, Informations-, und Beratungsstellen für Opfer sexuellen Missbrauchs

Hier möchte ich euch einen kleinen Überblick über Beratungs- und Hilfsangebote geben. Diese Liste ist natürlich keinesfalls vollständig, es gibt wirklich zahlreiche Beratungsstellen. Hilfsvereine wie Wildwasser haben zum Beispiel in jeder größeren Stadt eine Dienststelle, und eine davon wird für eine persönliche Beratung sicher auch in Eurem Gebiet zu finden sein. Alle genannten Vereine und Organisationen erreicht ihr telefonisch zu den genannten Zeiten und natürlich auch im Internet. Einige bieten sogar anonyme Beratungen an, falls Euch das für den Anfang oder überhaupt lieber ist. Natürlich könnt Ihr Euch auch immer und jederzeit an die Polizei oder das Jugendamt wenden.

Kinder- und Jugendtelefon
Telefon: 0800-111 0 333
Montag bis Samstag 14–20 Uhr
Diese Nummer gilt für ganz Deutschland und ist kostenlos, auch vom Handy.
www.nummergegenkummer.de

Frauen- und Mädchen-Notruf
C1,4
68159 Mannheim
Telefon: 0621-1000 33
Montag und Mittwoch 9–12 Uhr
Dienstag 16–18 Uhr
Donnerstag 14–16 Uhr
team@maedchennotruf.de
www.maedchennotruf.de

Power-Child e.V.
Adalbertstr. 28
80799 München
Telefon: 089-38 666 888
Montag bis Freitag 9–12 Uhr und 13–18 Uhr
info@power-child.de
www.power-child.de

Allerleirauh e.V.
Menckesallee 13
22089 Hamburg
Telefon: 040-298 344 83
Montag und Freitag 9.30–13 Uhr
Dienstag und Mittwoch 9.30–13 Uhr, 14–17 Uhr
Donnerstag 14–18 Uhr
info@allerleirauh.de
www.allerleirauh.de

Dunkelziffer e.V.
Hilfe für sexuell missbrauchte Kinder
Albert-Einstein-Ring 15
22761 Hamburg
Telefon: 040-4210 700 10
Dienstag und Donnerstag 10–13 Uhr
info@dunkelziffer.de
www.dunkelziffer.de

Deutsche Gesellschaft für Prävention und Intervention bei Kindesmisshandlung und -vernachlässigung e.V. (DGfPI e.V.)
Sternstr. 58
40479 Düsseldorf
Telefon: 0211- 4976 800
info@dgfpi.de
www.dgfpi.de

Schattenriss – Beratungsstelle gegen sexuellen Missbrauch an Mädchen e.V.
Waltjenstr. 140
28237 Bremen
Telefon: 0421-617 188
Montag, Mittwoch, Freitag 11–13 Uhr
Dienstag 14–16 Uhr
info@schattenriss.de
www.schattenriss.de

Wildwasser – Gegen sexuelle Gewalt!
Wildwasser-Beratungsstellen gibt es in vielen Städten.
info@wildwasser.de
www.wildwasser.de

Zornröschen e.V. – Kontakt- und Informationsstelle gegen sexuellen Missbrauch an Mädchen
Telefon: 02161-20 8886
Montag, Mittwoch und Freitag 9–11 Uhr
Montag, Dienstag und Donnerstag 15–17 Uhr
info@zornroeschen.de
www.zornroeschen.de

ZornRot e.V. – Für Betroffene sexueller Gewalt und deren Angehörige
Vierlandenstr. 38
21029 Hamburg
Telefon: 040-721 7363
Montag bis Freitag 10–12 Uhr
Freitags 16–17 Uhr
www.zornrot.de

MumM e.V. – Manche unterschätzen meinen Mut
Postfach 1331
53867 Euskirchen
Telefon: 02251-92 1717
Mobil: 0170 - 315 81 57
info@mumm-ev.de
www.mumm-ev.de

Tauwetter – Anlaufstelle für Männer und Jungen, die sexuell missbraucht wurden
Gneisenaustr. 2a
10961 Berlin
Telefon: 030-693 8007
Dienstag 17–18 Uhr und Donnerstag 17–19 Uhr
mail@tauwetter.de
www.tauwetter.de

überleben.

missbraucht. gefallen. wieder aufgestanden:
Die erschütternde Geschichte eines Mädchens,
das jahrelang missbraucht wurde

Im Alter von sechs Jahren gerät Anne in die Hände des pädophilen Vaters ihrer Freundin. Aus Angst vor dem Täter und aus der Befürchtung heraus, von der eigenen Familie verstoßen zu werden, erduldet sie ein jahrelanges Martyrium. Als sie ihrem Peiniger endlich entkommen kann, geschieht das Unvorstellbare: Ein Verwandter entdeckt das Mädchen für sich und die Hölle fängt von vorn an. Erst mit 14 Jahren vertraut Anne sich jemandem an. Über das Internet lernt sie Freunde kennen, mit deren Hilfe sie es endlich schafft, die beiden Männer anzuzeigen. Doch selbst dann muss sie weiter Angst vor Übergriffen haben: Der zweite Täter geht bei ihrer Familie weiterhin ein und aus.

Die 23-jährige Anne erzählt in ihrem Buch *überleben.* von ihrem erschütternden Schicksal. Es ist ein Überlebenskampf, an dem sie täglich zu zerbrechen drohte. Trotzdem gelang es ihr irgendwie, die Hoffnung nicht aufzugeben. Anhand ihrer eigenen Geschichte prangert sie auch an, wie die Gesellschaft mit Missbrauchsopfern umgeht.

überleben. ist die berührende Geschichte einer jungen Frau, die sich nach Jahren des Schweigens entschlossen hat, ihre Geschichte aufzuschreiben. Ihr Buch ist ein mutiger Befreiungsschlag und gleichzeitig der Versuch, die Gesellschaft für das Thema Kindesmissbrauch zu sensibilisieren.

Anne Elisabeth Dobbs
ÜBERLEBEN.
missbraucht. gefallen. wieder aufgestanden.
meine geschichte.
ca. 350 Seiten | Taschenbuch
ISBN 978-3-86265-066-8 | 9,95 EUR (D)
Erscheint am 1. November 2011

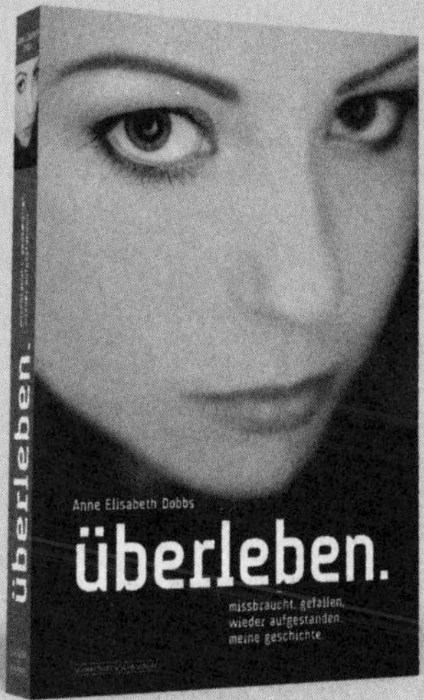

»Missbraucht. Gedemütigt. Gefallen. Zerbrochen. Wieder aufgestanden. Gekämpft. Und am Ende gewonnen? Vielleicht.

Dies ist keine Autobiografie. Zumindest nicht im klassischen Sinne. Dies ist die Geschichte eines Lebens – meines Lebens –, die ich bewusst nicht ›Lebensgeschichte‹ nenne. Vielleicht wäre das mit 23 Jahren zu früh. Und doch gibt es einiges, das es zu sagen gibt, das anzuklagen ist und das erzählt werden muss. Die Frage ist nicht, wo die Geschichte beginnt, sondern wo sie enden wird. Auch ich werde mich davon überraschen lassen.

Nur um es vorweg zu nehmen: Eine detaillierte Beschreibung dessen, was ich in meiner Kindheit erlebt habe, wird es hier nicht geben. Viel wichtiger soll der Kampf sein, den ich – selbstverständlich – gegen die Täter, aber auch – und dies ist weniger selbstverständlich – gegen staatliche Bürokratie und unterlassene Hilfeleistung, gegen Ignoranz und übertriebenes Mitleid und nicht zuletzt gegen mich selbst gekämpft habe. Die Frage ist schließlich nicht, ob man Opfer geworden ist. Sondern ob man es bleiben will. Und ich will es nicht. Nicht mehr.«

Anne Elisabeth Dobbs

DIE AUTORINNEN

Mona Michaelsen wurde 1964 in Niedersachsen geboren. Mit ihrem jetzigen Mann und ihren zwei erwachsenen Söhnen lebt sie in einer Kleinstadt in Schleswig-Holstein. Sie ist ausgebildete Seminarleiterin und Pädagogin für Entspannungsverfahren.

Ulla Michaelsen ist heute 43 Jahre alt. Sie lebt mit ihrem Mann und ihren beiden Söhnen in einer Ortschaft im Kehdinger Land. Wegen des Missbrauchs befindet sie sich noch heute in Therapie.

Mona Michaelsen & Ulla Michaelsen
FLÜSTERKINDER
Dein Mann hat uns missbraucht – Ein Brief an unsere Mutter
Erweiterte Neuausgabe

ISBN 978-3-86265-039-2

Dieses Werk wurde vermittelt durch die Literarische Agentur Kossack GbR, Cäcilienstr. 14, 22301 Hamburg
Lektorat: Nadine Landeck | Coverfotos: Foto Mona Michaelsen (links): © Nico Klein-Allermann | Foto Ulla Michaelsen (rechts): privat

KATALOG

Wir senden Ihnen gern kostenlos unseren Katalog
Schwarzkopf & Schwarzkopf Verlag GmbH / Abt. Service
Kastanienallee 32 | 10435 Berlin
Telefon: 030 – 44 33 63 00 | Fax: 030 – 44 33 63 044

INTERNET | E-MAIL

www.schwarzkopf-schwarzkopf.de
info@schwarzkopf-schwarzkopf.de